パラドクスとしての薬害エイズ

医師のエートスと医療進歩の呪縛

種田博之 著

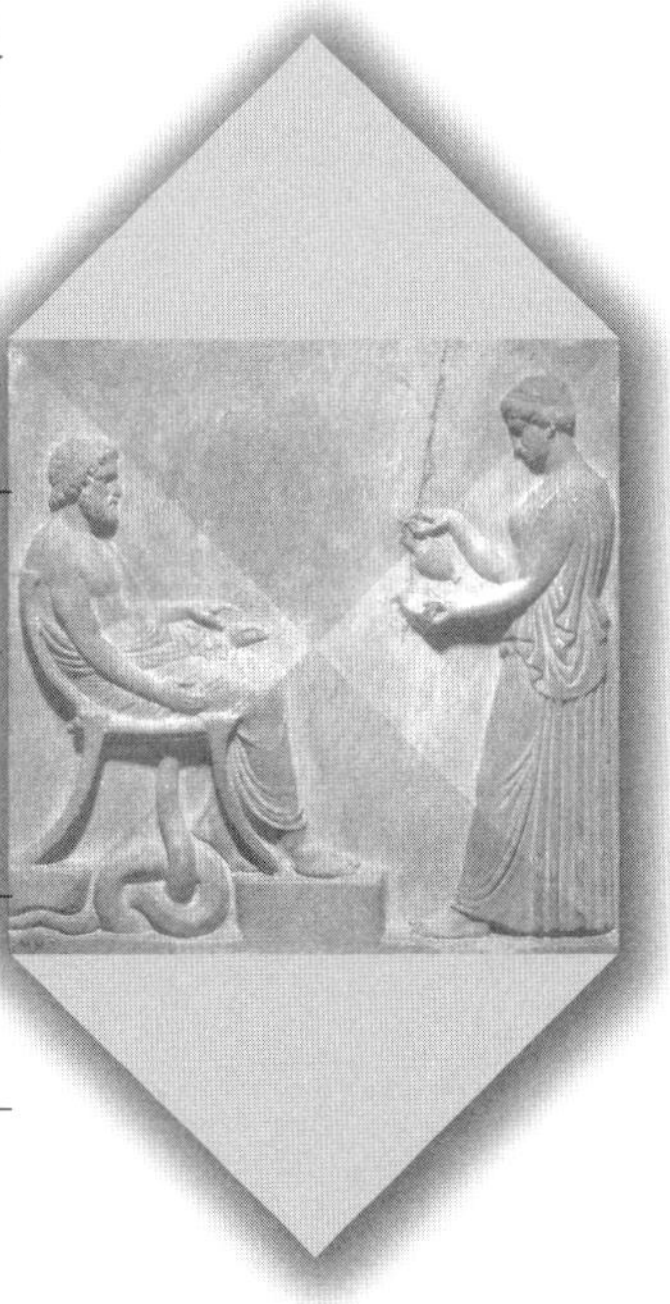

新曜社

はじめに

１９８０年代前半、汚染された輸入非加熱血液製剤の使用によって、１５００人を超える血友病患者がＨＩＶに感染してしまった。いわゆる「薬害エイズ」である。その「薬害エイズ」において、製薬企業、旧厚生省、そして学界（医師）の三者はＨＩＶ感染被害をもたらした「加害者」として非難された。そして、血友病患者は「被害者」として位置づけられた。すなわち、「被害－加害」という二元論的図式によって、「薬害エイズ」は捉えられることになった。これまで筆者は、とくに当該製剤を使用し患者をＨＩＶ感染させてしまった「医師（血友病治療に携っていた医師）」の行為を中心に、社会学的視点から考察してきた。そうした考察をまとめたのが本書である。筆者の考察は、ある意味で、ポレミックな内容をともなっているかもしれない。本書をお読みいただくに先立って、誤解をできるだけ防ぐために、筆者の「立場」を明らかにしておく。

筆者は、「薬害エイズ」の大阪原告団関係者によって設立された「ネットワーク〈医療と人権〉ＭＥＲＳ」と、もう20年近くのつきあいがある。このように書くと、読者には、筆者は被害－加害図式から医師を非難しようとする原告団（被害者）側の人間に映るかもしれない。他方で、これまでの筆者の考察は、被害者側にシンパシーを持っている人から、「救いがない」などと評されたことがある（ＨＩＶ感染はしかたがなかったことであると、筆者が考えているように思ったようである）。また、その正義感から「薬害エイズ」は許せないと思っている人――被害者のかたではない――から、筆者の考察は「誤っている」と責められたこともある（筆者の考察を論駁できるデータ・資料を使っての批判ではなく、あくまでも感情的な詰問であった）。そうした人たちにとっては、筆者は医師を擁護する加害者側の人間に見えるようである。筆者がMERSと関係していなければ、もっと強い非難を浴びたのかもしれない。筆者は、被害者側にも加害者側にも、立ってはいない。かといって、「中立」を標榜するつもりもまったくない。中立とは、被害と加害ということを前提として立ち現われてくる位置である。筆者は、被害‐加害図式から、「薬害エイズ」ないし医師の行為を見てはいない。あくまでも社会学的視点から、医師の行為を捉えようとしているのにすぎない。補足すると、社会学的には当該図式自体が考察対象でもある。つまり、このことは、当該図式とは違う次元に社会学はそもそも立っていることを、意味する。

　人間は「ある知識」を判断基準として行為をおこなう。宗教教団の信者を例にして考えるとわかりやすい。信者は、当該教団の教義（知識）を判断基準とし、行為をおこなう。たとえば、「〇〇は食べてはいけない」とする教義があるならば、まさに口にしないことになる。その知識を捉えること、またそれがいかなる経験を通して構成されてきているのかを捉えることなどが、社会学における考察となる。このとき、社会学者（筆者）が、当該教団の教義や信者の行為を、「誤り」とみなすことはない。逆に言えば、「正しい」と考えてもいない。[1]「（社会的）事実」として、そこに在る（存在する）としか見ていない。そして、その在る事実を考察の俎上に載せて、社会学的な解明をおこなう（そのうえで、あらためて是非などを論ずることはありうる）。当然、医師もまた、「ある知識」を判断基準として行為をおこなう存在である。上述したことは、医師についての社会学的考察においても同様である。すなわち、当該知識などをあくまでも在る事実として措定し、その社会学的含意を考察によって明らかにする。それが本書の目的である。

筆者は強く「価値自由であろう」としている。[2] 価値自由とは、事実についての科学的認識に価値判断を入れてはならないというようなナイーブな議論ではない。価値自由について端的に言うとすれば、科学的認識には価値（判断）がかかわっており、そのことの自覚化である（大林 1993）。言い換えれば、当該価値の自覚によって、それとは相いれない不都合なことの見落とし可能性を想像しうるのである。以下、もう少し説明を加えておこう。

科学的認識には大きく二つのかたちで価値（判断）がかかわっている。まず一つ目の関与について見ていこう。たとえばある事実を社会学という科学から考察しようとするならば、当然のことであるけれども、社会学的視点から捉えられることしか、明らかにならない。これは他の科学においても同様である。各々の科学では捉えられない何かが残っている（同じ考察結果になることもありうるけども）。こうしたことから、あらゆる科学的認識は「「知るに値する」という意味でつねにある観点からの一面的な認識であ」（大林 1993: 152–153）ると言える。つまり、ある科学から事実を解明しようとすることには、その科学の「光」によって照らされているところを、まさに見ようとする価値がかかわっているのである（ある事象を「事実」とみなすこと自体に、当該科学の価値がかかわっているとも言える）。

次に二つ目の関与についてである。事実を社会学という科学を「選択」して考察しようとすることにも、価値がかかわる。言い換えれば、べつに他の科学を選択して考察してもかまわないということである。これは、選択ということからわかるように、研究者側の価値である。ここから、科学的認識自体の価値ではないという議論も可能ではある。ただ、以下のことにも留意しておきたい。第一の科学における価値と第二の研究者のそれは、当該科学の価値が研究者を引き寄せうるし、研究者の価値によって当該科学が選ばれうるということから、極めて親和的関係にある。いわば、それらは渾然一体であると言えもする。

以上のように、まさに科学的認識には価値がかかわっている。であるから、価値自由が研究者に対して要請されるのである。すなわち、科学的認識の「一面性を一面性として自覚すること」(大林 1993: 153)、そこにはいかなる価値がかかわっているのかを知ること、そして研究者自身の価値がいかなるものであるのかを知ることが、研究者に求められる。そして、価値の自覚のために、知的誠実性(intellektuelle Rechtschaffenheit)が研究者の義務となる。知的誠実性とは、「何よりもまず自分にとっての不都合な事実(persönlich unbequeme Tatsachen)を承認することであり、しかもその事実の確定とそれに対する評価的決定を区別すること」(同上: 205)である。筆者は、価値自由であろうと、そして知的誠実性であろうとしてきた。手前味噌になってしまうけれども、その成果として本書を位置づけたい。

筆者は、価値自由の要請と知的誠実性の義務にしたがってきたつもりである。しかしながら、あくまでもつもりでしかないので、できていないことが当然ありうる。読者に対してお願いがある。読者にとって、本書がとくに不都合な事実であるとするならば、知的誠実性の義務にしたがって、自らの価値を一度点検してほしい。そのうえで、自身がいかなる価値から見ているのかを挙示するかたちで、筆者にとって不都合な事実となりうることを示してほしい。筆者が知的誠実性の義務にしたがっているかぎり、それは筆者の価値の自覚化をさらに深めてくれるものとなるはずである。

価値自由の要請と知的誠実性の義務は、自らの立ち位置を切り崩しかねない危うさをともなってもいる。願わくば(自信はないけれども)、それらを貫徹できる強い意志を持ちたいものである。

本書における「基本的用語」の意味

AIDS（Acquired Immunodeficiency Syndrome）：後天性免疫不全症候群

ＨＩＶに感染したことで免疫不全に陥り、「通常では発症しない弱い病原体による日和見感染症や、悪性腫瘍を併発した状態」（岡編 2006: 12）のことを指す。感染から発症まで、約10年かかる。今日、多剤併用療法などによってＡＩＤＳの発症を抑えることができる。日本において多剤併用療法が承認されたのは１９９７年である。

CD（Cluster of Differentiation）4

細胞表面に存在する分子（表面抗原）の１つであり、とくにヘルパーT細胞（抗体の産生を助ける細胞）に見ることができる。ＨＩＶの領域では、とくに断りがない限り、ＣＤ４＝ヘルパーT細胞とされる。また、ＣＤ８はサプレッサーT細胞（抗体の産生を抑制する細胞）において見られ、ＣＤ８＝サプレッサーT細胞とされる。

HIV（Human Immunodeficiency Virus）：ヒト免疫不全ウイルス

ＣＤ４、とくにヘルパーT細胞に取りつき壊してしまうウイルスである（１９８３年に発見された）。感染すると、治療をおこなわなければ、約10年で免疫不全の状態に陥る（ＡＩＤＳを発症する）。

血友病

血友病とは、簡単に言えば、出血が止まらなかったり、止まりにくい疾患である。通常、出血は凝固メカニズムが作動することで止血する。凝固メカニズムが動くためには、約12種類の凝固因子が必要となる。血友病は先天的にその凝固因子を欠いていたり、不足している疾患である。凝固因子の第Ⅷ因子を欠く場合が血友病A、第Ⅸ因子を欠く場合は血友病Bと分類される。血友病A患者とB患者の比率はおおよそ5対1である。1980年代、日本において約5000人の患者がいたと推測されている。そして、その3～4割にあたる約1500人が治療薬である血液製剤によってHIVに感染した。

臨床的症状として頻発する出血は、外出血よりも、内出血、とくに関節内出血や筋肉内出血である。また、関節内出血を繰り返すと、当該の関節が壊れてしまう。そのため、十分な血友病治療を受けることができなかった中高年の血友病患者は、体のどこかに何かしらの障がいを抱えている人が多い。

血液製剤

本書における血液製剤とは、凝固因子製剤（血漿から凝固因子を分離精製した製剤）のことを指すものとする。また、血液製剤を上位概念とし、文脈に応じて下位概念――クリオ製剤、非加熱製剤、加熱製剤、第Ⅷ因子製剤、第Ⅸ因子製剤――を用いることにする。

血漿から凝固因子などの特定のたんぱく質を分離精製することを血漿分画という（凝固因子製剤は血漿分画製剤とも呼ばれる）。血漿分画にはエタノール（アルコール）が用いられる。

最初の第Ⅷ因子製剤はコーン分画Ⅰ製剤であった（日本では1967年に承認された）。その名前は、血漿分画の第一工程で精製されていたことに由来する。

凍結させた血漿をゆっくりと溶解させると、上澄みと沈殿物に分かれる。その沈殿物がクリオプレシピテート（第Ⅷ因子などの凝固因子を含有）である。この方法は1964年に発見された。エタノールを使わずとも容易に凝固因子を取り出すことができたので、当該の方法（工程）が、第一工程（コーン分画Ⅰ製剤を精製する工程）の前に組み入れられた。含有する凝固因子量もほぼ同じだったので、コーン分画Ⅰ製剤からクリオプレシピテート＝クリオ製剤へと、第Ⅷ因子製剤は切り替わることになった（クリオ製剤は日本では1969年に承認された）。クリオ製剤には、クリオプレシピテートを、そのまま袋詰めにして凍結させた「凍結クリオ」と、凍結乾燥によって粉末化した「乾燥クリオ」があった。前者は日本赤十字社によって製造供給され、後者は製薬企業によって製造販売されていた。

含有する凝固因子の量は、第Ⅷ因子製剤の場合、クリオ製剤は血漿2倍、非加熱製剤は25倍であった。ただし、非加熱製剤は数千から万単位の人間の血漿をひとまとめ（プール血漿）にして造っていたので、ヒト血液由来の感染症に対するリスクが高かった（それに対し、クリオ製剤は最低2名の血漿から造ることができたので、供血者数を限定すればリスクは低かった）。したがって、ＨＩＶや肝炎（Ｂ型・Ｃ型）などを多重感染している血友病患者は多い。

血友病治療

出血は欠いている凝固因子を血中に補うことで止まる。したがって、「補充療法」と呼ばれる（点滴、もしくは静脈注射で輸注する）。血液製剤がなかった1960年代後半ぐらいまでは、新鮮血液・血漿の輸注が主たる治療方法であった。

血友病Ａについては、1960年代後半に最初の血液製剤が現れた。治療（血液製剤）の変遷としては、新鮮血液・血漿→コーン分画Ⅰ製剤（1967年）→クリオ製剤（1969年）→非加熱製剤（1978年）→加熱製剤（1985年）である。

血友病Bの場合、新鮮血液・血漿→非加熱製剤（1972年）→加熱製剤（1985年）である。

1983年2月、自己注射療法（家庭療法）――患者自身で血液製剤を輸注できる――に対し、健康保険が適用された。これをもって、血友病治療は軌道にのることになった。

不確実性

医学の「不確実性」とは、「医学知識そのものにもなお多くの空白が存在し、医学的な理解や有効性に限界がある」（Fox 2003=2003: 49）ということを意味する。

リスク

基本的に「危険（性）」と同義である（ナイーブな使い方をしている）。

略語表

AIDS　Acquired Immunodeficiency Syndrome：後天性免疫不全症候群。
AHF　Anti-hemophilic Factor：抗血友病薬（クリオ製剤）。
AHG　Anti-hemophilic Globulin：抗血友病薬（コーン分画Ⅰ製剤）。
ATL　Adult T-Cell Leukemia：成人Ｔ細胞白血病〔これは日本における表記で、海外ではＨＴＬＶ－Ⅰ（ヒトＴ細胞白血病）と言う〕。
CD4　Cluster of Differentiation 4：ヘルパーＴ細胞の表面にある分子である。ＣＤ分類規格が作られる以前は、Ｔ４やＯＫＴ４などと言い表されていた。
CD8　Cluster of Differentiation 8：サプレッサーＴ細胞の表面にある分子である。ＣＤ分類規格が作られる以前は、Ｔ８やＯＫＴ８などと言い表されていた。
CDC　Centers for Disease Control and Prevention：アメリカ合衆国の疾病対策予防センター。
DDAVP　1-deamino-8 D-arginine vasopressin：非血液製剤系（凝固因子を含有していない）の抗血友病薬（デスモプレシアンアセテート）。
FDA　Food and Drug Administration：アメリカ合衆国の食品医薬品局。
HIV　Human Immunodeficiency Virus：ヒト免疫不全ウイルス。
HPV　Human Papillomavirus：ヒトパピローマウイルス。
HTLV-Ⅲ　Human T-Cell Lymphotropic Virus-Ⅲ：ヒトＴリンパ球向性ウイルスⅢ型（１９８６年に

ＨＩＶと名称統一される以前、主としてアメリカ合衆国におけるＨＩＶ名称）。

HTLV-I　Human T-Cell Leukemia Virus-I：ヒトT細胞白血病ウイルス。

IOM　Institute of Medicine：医学研究所（アメリカ合衆国の科学アカデミーの下部組織）。

LAV　Lymphadenopathy Associated Virus：リンパ節腫脹関連ウイルス（１９８６年にＨＩＶ名称統一される以前、主としてフランスにおけるＨＩＶ名称）。

MERS：日本の特定非営利活動法人ネットワーク〈医療と人権〉ＭＥＲＳ。

MMWR　Morbidity and Mortality Weekly Report：疾病死亡週報〔ＣＤＣ（疾病対策予防センター）の機関紙〕。

MR　Medical Representative：製薬企業の医薬情報担当者。

NAS　National Academy of Science：アメリカ合衆国の科学アカデミー。

NHF　National Hemophilia Foundation：全国血友病協会（アメリカ合衆国の血友病患者団体）。

NIH　National Institute of Health：アメリカ合衆国の国立衛生研究所。

NRC　National Research Council：アメリカ合衆国の研究審議会。

WFH　World Federation of Hemophilia：世界血友病連盟（血友病患者ならびに血友病治療に携っている医師の世界的団体）。

WHO　World Health Organization：世界保健機関。

凡　例

■引用文献の挙示は、原則として、『社会学評論スタイルガイド』に準拠している。ただし、以下の例外がある。

▼一つの文において、同一文献から複数箇所を引用する場合、当該文末に一括挙示する。

例　たとえばEd医師は、「クリオってね、入手できると僕知らんかったんですよ」、「全国ほとんど誰も知りません」と語っていたりする（輸入血液製剤によるHIV感染問題調査研究委員会編 2009b: 496）。

例　若生治友によると、日本における血友病治療は時期として「クリオ以前（－1970年まで）」、「クリオから非加熱濃縮製剤（1970－1985年）」、「血友病治療製剤の技術革新（1985年以降－）」の大きく3つに分かれる（若生 2003: 86-87）。

▼同一段落内において、ある文での引用を上記凡例に従って挙示したあと、べつの文で同一文献から単複数箇所を引用する場合、（同上：○○）――出版年省略、○○は頁数を示す――と当該文末に一括挙示する。

例　第二期の「クリオから非加熱濃縮製剤（1970－1985年）」において、「血友病治療は格段に進歩することになる」（若生 2003: 87）。「1960年代後半にクリオ製剤（クリオプレシピテート）が、最初の血液凝固因子製剤として商品化され」た（同上：87）。

▼引用内の括弧〔 〕は、文脈を理解しやすくするため・前出の言葉の意味を説明するために、筆者が補足したものである。

例 「がんを発症するのは〔HPV感染者の〕0・15%」（中原 2010: 50）という記述からもわかるように、

▼引用文献に明らかな誤字脱字がある場合には、適宜、訂正した。

■インタヴュー・トランスクリプトの凡例

▼原則として、輸入血液製剤によるHIV感染問題調査研究委員会編（2009b: 9）に準拠している。本書で引用したインタヴュー・トランスクリプトに関係がない凡例については、挙示を省略した。また、新たに追加した凡例もある。語り手の氏名はいうまでもなく、語りのなかに登場する人名、病院、大学などの施設名、患者会などの団体名、地域名は、原則として匿名化しアルファベットで表記した。ただし、一部については○○、△△、□□などで表記したものもある。なお、著名な人名は実名のまま表記してある。

▼語り手の匿名記号は、アルファベット2文字で表記した。①医師＝□d ②患者＝□p（□にアルファベットが入る）。

▼＊＊は聞き手を表す。一つのインタヴュー・トランスクリプトのなかに複数の聞き手がいる場合でも、すべて同じ表記とした。

▼笑いは、個人の笑いとインタビューの場にいる全員の笑いを区別せずに、一括して（笑い）と表記した。

▼輸入血液製剤によるHIV感染問題調査研究委員会編などのインタヴュー・トランスクリプトにおいては、（ ）、〔 〕、［ ］といった複数の括弧が使用されている。それら括弧の凡例は原版において

も挙示されているものの、一貫性を欠くところが少なからずある。本書では、原版で使用されている版で使用されている括弧を（　）に集約した。したがって（　）には四つの使用法がある。本書では、原

①文脈を理解しやすくするために編者が補ったもの。

例「当時は、〔陽性がどういう意味か〕わからなかったんだ」

②前出の言葉の意味を説明したもの。

例「あれ（CD4）の数値が高くてねえ」

③語りが重なった同時発話の場合。

例「Cd：（略）と聞いております（＊＊：そうそう）が、それは（略）」

④語り手の声が小さかったなどの理由で、聞き取り〔逐語化〕不能箇所は、（□？）で表している（□は空白を意味する）。

例「Cd：日薬のクリオ一点張りで、しかも注射器が（　？）ガラスの注射器で。」

▼〔　〕は、引用箇所（ならびに上の①②）と同様、文脈を理解しやすくするため・前出の言葉の意味を説明するために、本書において筆者が補足したものである。

例「Gd：いや、あとになるほどですね、もういい、みんなはやく治験しなさい。厚生省なんかからも〔と言われた〕」

▼明らかに誤字脱字とわかる場合には、適宜、訂正した。

パラドクスとしての薬害エイズ　◉　目次

終章　「ＨＩＶ感染問題」から学びうること……187

装幀＝新曜社デザイン室

序論

1　いわゆる「薬害エイズ」と医師に対する非難

1980年代前半、汚染された輸入非加熱血液製剤（以下、非加熱製剤と略して記す）が治療に使用されたことで、HIVに感染しまうという被害――痛ましい「薬害」――が起こった。いわゆる「薬害エイズ」である。HIV感染を主に被ったのは、非加熱製剤を治療薬としていた血友病患者であった。HIVを不活性化した加熱製剤に切り替えられるまでの間に、血友病患者の約3割（1500人を超える）がHIVに感染してしまった。1989年、被害者の血友病患者らが国（旧厚生省）と製薬企業を訴え、1996年になんとか「和解」に至った。補足として記しておけば、HIV治療が軌道にのる1990年代末までに感染被害を受けた多くの血友病患者が、AIDSを発症するなどして亡くなった[1]。

1980年代末以降（とくに1996年の「和解」の前後）、「汚染された非加熱製剤によるHIV感染問題（以下、「HIV感染問題」と記す）」は「薬害エイズ」という社会問題として表象された。その「薬害エイズ」における記述（言説）は、製薬企業（産業界）、旧厚生省（官僚ないし行政）、そして学界――医師、とくに血友病治療に携っていた医師――を非常に強く非難した[2]。医師に関して限定すると、その非難は大きく二つの点からなされていた（非難言説のより詳しい検討は第2章でおこなっているので、ここではごく簡単な言及にとどめる）[3]。第一は非加熱製剤の使用に対する非難であり、第二は告知の遅れ（ないし告知がなされなかったこと）に対するそれである。前者の非加熱製剤の使用については、「薬価差益」によって利益をむさぼるためと答えられた。東京ＨＩＶ訴訟の弁護士であった清水勉は、以下のようにも非難する。

血友病患者にＱＯＬを口実に、「エイズの心配などいらない」と根拠のない無責任な説明をして安心させ、膨大な利益を生む非加熱濃縮製剤を「売りつけ」ていた。彼らのしていたことは治療ではなく、商売だった。（清水 2001: 220）

後者の告知の遅れ（ないし告知がなされなかったこと）については、たとえばジャーナリストの広河隆一が以下のように述べている。

安部〔いわゆる血友病専門医の権威とされた安部英のことを指す〕だけでなく、血友病専門医たちはほとんど患者の感染を隠した。それにしても、これだけ大幅な人権侵害が、全国の病院でくりひろげられたのは、どういうことなのだろうか。そこには血友病専門医たちの間で同意事項があったはずだ、と保田行雄〔血友病患者かつ東京ＨＩＶ訴訟の弁護士〕は見ている。「医者は口裏を合わせたかのように『全員が感染していると思ってそれに対処する、それが医者側の姿勢だ』と、はっきり明言していました」と保田は言う。「医者の姿勢というより責任追及を免れるための、保身のための共同謀議ではないだろう

か」と保田は言う。（広河 1993: 240–241）

告知の遅れたことを、医師の身勝手なふるまい――「責任追及を免れるため」、「保身のため」――から説明し、そして非難している。

「薬害エイズ」の言説においては、医師はいわば「モラル」を欠く存在として説明されてきたと言えるだろう。そして、こうした捉え方で十分に説明されたとみなされ、これまでそれ以上の考察がなされてこなかったようにも思われる。非難することがあたり前になってしまい、そのあたり前から外れたことを語ったり、記述することがタブーとなってしまっていたとも言えるのかもしれない[4]。実際、マスメディアによる連日の大量な非難報道のなかで、沈黙せざるをえなかったということを語ってくれた医師もいる[5]。本書は、医師、とくに血友病治療に携っていた医師に焦点を絞り、その行為（認識）――非難の対象となった「非加熱製剤の使用」に考察を限定して――を明らかにすることを目的とする[6]。

2　分析のための視点――医学の「不確実性」と「価値と規範の複合体《エートス》」

２０１６年現在、「ＨＩＶ感染問題」の発生から30数年以上、「和解」から20年の時間が経過した。いわゆる「薬害」は「ＨＩＶ感染問題」だけでなく、その前後で、たとえば「スモン」や「薬害Ｃ型肝炎」などの健康被害があった。「スモン」とは、胃腸薬として使用されたキノホルムの有害作用を原因とする薬害である。運動麻痺や視覚障害などの健康被害を、被害者は負った。「薬害Ｃ型肝炎」は、血液凝固因子製剤によるＣ型肝炎ウイルスの感染（ならびに発症による肝硬変・肝がん）被害である。こうした薬害が起こるたびに、「医薬品副作用被害救済制度」や「薬事法の改正」などの様々な安全対策が整備されてきた（財団法人日本公定書協会 2011）。したがって、今日においては薬害は起こりにくくなってきているとは思われる。しかし、安全対策が不十分であったことに（ならびに上述した医師のモラル欠如に）、とくに「ＨＩＶ感染問題」の原因を還元してしまうと、重要な論点を見落としてしまうことになる。その重要な論点とは、医学における「不確実性」と「価値と規範の複合体《エートス》」＝「常識」である。

医学における「不確実性」

まず、医学における「不確実性」について述べよう。本書における医学の「不確実性」とは、Ｒ・Ｃ・フォックスに依拠し、「医学知識そのものにもなお多くの空白が存在し、医学的な理解や有効性に限界がある」（Fox 2003＝2003: 49）という意味で用いることにする。

「ＨＩＶ感染問題」の場合（詳しくは後章で述べているように）、１９８０年代前半、医学においてＨＩＶ／ＡＩＤＳについての正確な知識を欠いていて、「不確実」そのものであった（言い換えれば、時間の経過とともに、つねに更新されていたということである）。不確実な状況のもとでは、既存の安全対策がどれだけ有効かわからない。「ＨＩＶ感染問題」においては、ＨＩＶが既存の対策をすり抜けてしまったのである[7]。ところで、「ＨＩＶ感染問題」が起こった１９８０年代、インフォームド・コンセントはまだ制度化（導入）されていなかった[8]。かりにあったとしたならば、医師はどのような情報を患者に伝えるのかという難問にぶつかることになったと思われる[9]。なぜならば、ＨＩＶ／ＡＩＤＳについての正確な知識が空白であったからである。つまり、「ＨＩＶ感染問題」は、不確実な状況のもとでの意思決定という問題でもあったと言うことができる。

こうした不確実な状況のもとでの意思決定という「問題」は、今日においても重要な論点である。それは、２０１６年より不幸にも裁判係争にいたってしまったＨＰＶ（子宮頸がん）ワクチン接種による健康被害あるいは有害事象の問題からもわかる。原告は記憶障害や四肢の麻痺などをワクチンの副反応による「健康被害」であるとし、国と製薬企業を訴えている。それに対し、医療者は「有害事象」として見ている。有害事象とは、因果関係の有無を問わず、医療行為の後に生じた好ましくない徴候を意味する。すなわち、確かに記憶障害などはワクチン接種後に起こったけれども、その因果関係は不明であるとする。当初（２０１３年4月）、厚労省は、ＨＰＶ（子宮頸がん）ワクチンを「定期接種」に組み込み、積極的に勧めようとしていた[10]（厚生労働省 2013a）。その矢先（２０１３年6月）、ワクチン接種後に全身への持続的な疼痛などの重篤な副反応が見られた約30数例のケースが報告され、積極的な勧奨を差し控える方向に舵を切り直した（厚生労働省 2013b）。厚労省は、副反応について研究班を設置し、原因の究明にあたらせた。２０１４年1月、当該の研究班は、とりあえず副反応による健康被害・有害事象の原因を接種者の心身の反応――「接種時の痛みや不安感が症状として現れた」（厚生労働省 2014）――とした。しかしながら、十分な解明にはいたっていないため、厚労省は引き続き原因を探らせている。つまり、ワクチン接種後に起こった健康被害・有害事象の原因は、いまだ不確実ということである。したがって、厚労省は、とりあえず今すぐにワクチン接種を「勧奨」する方針へと再び戻るつもりはないようである。ただ、日本産婦人科学会などの学会やＷＨＯは勧めている（そして、厚労省に対して、「勧奨」の方針へと戻すよう働きかけている）。ワクチン接種をおこなうか否かは、「現場まかせ」となってしまっている（ワクチン被接種者――被接種者は未成年の子どもであり、両親の考え方がキーとなる――の「判断」と、ワクチン接種に対する医師の「方針」から、決められていると思われる）。

このような事態は、筆者からすると、「ＨＩＶ感染問題」においてなされた意思決定と重なって見えてしまう。異なるのは、インフォームド・コンセントの制度化によって、ワクチン被接種者の「意志」が強く反映されることになったことだろう。しかし、不確かな状況で、医師はいかなる情報を被接種者に伝えているのだろうか（あるいは、被接種者はどのような情報を伝えられているのだろうか）。確かにインフォームド・コンセントの有無という差異はあるけれども、不確実な状況のもとでの意思決定という点では、「ＨＩＶ感染問題」とＨＰＶ（子宮頸がん）ワクチン問題は同じであると考えることができよう。この点で、「ＨＩＶ感染問題」における不確実な状況のもとでの意思決定に、しっかりと光をあてることは重要な、かつ必要なこととなる。というのは、不確実な状況のもとでの医師の意思決定（ないしふるまい方）について、「ＨＩＶ感染問題」はまさに格好の例となるからである。

医学のエートス＝「価値と規範の複合体」＝医師の「常識」

「ＨＩＶ感染問題」、とくに「薬害エイズ」の言説においては、医師は「モラル」を欠く存在であった。ところで、社会学の先行調査・研究は、科学者ないし医師がある「規範」にしたがって行為していることを明らかにしてきている。例えば、Ｒ・Ｋ・マートンは一連の科学社会学の研究のなかで、科学においてもその「活動を律する一連の文化的価値とモーレス」（Merton 1973: 268）があり、科学者は「科学のエートス」（同上 268）を構成する「価値と規範の複合体」（同上 269）にしたがって（そって）行為することを明らかにした[11]。このマートンの知見に倣うならば、医学においてもその「活動を律する一連の文化的価値とモーレス」があり、医師は医学のエートスを構成する「価値と規範の複合体」にしたがって（そって）行為するということになるだろう。

ここで、少し言葉（概念）の補足をしておこう。本書における「モラル」とは、「いわゆる」の意味で使用している。すなわち、社会生活を送っていくうえで守らなくてはならない規範の意味で用いている。「モーレス」とは、社会学者のW・G・サムナーによって提唱された概念であり、欲求を充足するための集団の慣習――サムナーはそれを「フォークウェイズ」と呼ぶ――に、「社会の福祉と関係した信念」（大澤他編 2012: 1268）が加わり規範となったものを意味する。また、「エートス」とは、ある集団の人々によって自覚されることなく守られている規範を意味する（濱嶋他編 1997: 41）。つまり、個々の概念で強調点が異なるものの、規範という点では一致している。

医師の行為を主導する「価値と規範の複合体」＝医学のエートスについては、例えばR・C・フォックスらの研究がある（Fox 1959, 1988, 2003＝2003; Fox and Swazey 1974, 1992＝1999）[12]。フォックスらは、移植治療という最先端の医療につきまとう不確実性――医学の限界――に対して、医師（および患者）がいかに対処したのかについて明らかにした。フォックスらが明らかにして見せた医師の規範として典型的な例を一つ挙げるならば、それは彼女たちの本のタイトルとしても用いられている「The Courage to Fail（失敗を恐れない勇気）」である[13]。

先行研究から見えてくるのは、医師の行為はある「価値と規範の複合体」＝医学のエートスによって方向づけられているということである。このように考えると、「ＨＩＶ感染問題」においても、医師が単にモラルを欠いていたというよりも、ある「価値と規範の複合体」――もう少し具体的に言えば、血友病治療のエートス――にしたがって行為（認識）していたとも考えることができる。

医学の「価値と規範の複合体」＝医学のエートスは、対象を捉える認識枠組みとして働く。それは医師にとっていわば「常識」となる。しかしながら、最初から常識であるわけではない。経験――自分自身の経験だけでなく、先達や同僚などの経験――の積み重ねのなかで、いつしか常識になっていくのである。言い換えれば、歴史的なコンテキストを持つということである。[14] 上述したように、たとえば、１９８０年代、インフォームド・コンセントは常識ではなかった。しかし、現在においては常識として位置づけられている（位置づけられつつある）。言い換えれば、今現在も、常識は構成され続けているということである。どのようなことが常識としてあり（その常識を通して、対象はいかに認識されているのか）、そしてその常識はいかにして常識――あたり前のこと――になったのかということが、捉えられなくてはならない。[15]

小括

非加熱製剤の使用によるＨＩＶ感染ならびに感染告知をおこなわなかったこと・遅れたことという「ＨＩＶ感染問題」は、医学における「不確実性」と医師の「常識」＝「価値と規範の複合体《エートス》」との関係で起こったと思われる。本書は、とくにＨＩＶ感染の原因である非加熱製剤の使用に限定して、医師の行為について社会学的な考察をおこなう。

確かに、ＨＩＶ感染は非加熱製剤が使用されたことによって起こった。しかし、「ＨＩＶ／ＡＩＤＳとそのリスクがあったにもかかわらず……」というような「薬害エイズ」についての記述からは、医師のリアリティは見えてこない。見えてこないので、「薬価差益」といった、わかりやすい、ありがちな金銭的誘因を持ち出してきているのかもしれない。[16] 非加熱製剤がなぜ使用されたのかという疑問は、血友病のリスクないし血友病を治療することがどのように観察され説明されてきたのか、そしてその「血友病治療可能感」のなかでＨＩＶ／ＡＩＤＳとそのリスクがどのように観察され説明されたのかということを、考察しなければ見えてこない。

本書の目的は、ＨＩＶ／ＡＩＤＳについての不確実な状況のもとで、医師の「常識」によって血友病とそのリスクおよびＨＩＶ／ＡＩＤＳとそのリスクがいかに捉えられ、医師がどのような行為——意思決定（診断および治療の選択）——にいたったのか、そしてその決定にいたるまでの迷いを、考察することにある。[17]

アメリカ合衆国においても「ＨＩＶ感染問題」は起こった。日本学術会議の基になったとされる組織としてアメリカ合衆国の科学アカデミー（NAS = National Academy of Science）がある。その下部組織の医学研究所（IOM = Institute of Medicine）が「ＨＩＶ感染問題」を調査し、結果を *HIV and the Blood Supply* という報告書（以下、ＩＯＭ報告書と記す）にまとめた（IOM 1995 = 1998）。ＩＯＭ報告書の分析視点は「後視的考察（hindsight）」である。「後視的考察」に対する留意が、以下のように書かれている。

> 本委員会〔アメリカ合衆国における「ＨＩＶ感染問題」の解明にあたった調査委員会のことを指す〕は、後視的考察（hindsight）の危険と利点とを十分に認識したうえで、この課題〔「ＨＩＶ感染問題」のことを指す〕に取り組んだ。後視的考察は、次回にはさらに良い成果を生むための教訓が得られる半面、科学的知識が長らく不十分であった時期に、決断をしなければならなかった人々のあら探しに終始する危険もある。（IOM 1995 = 1998: 4）

本書の考察もまた「後視的考察（hindsight）」である。ＩＯＭ報告書の「後視的考察」への留意は、当然、本書にもあてはまる。ＩＯＭ報告書の留意を箴言として、単なる「あら探しに」に陥らないように注意を払っているつもりではある。しかしながら、あくまでも「つもり」であるので、筆者が気がついていない不十分な点もあると思われる。いたらぬ点など、ご教授をいただければ幸いである。

3　資料について

本書の考察のもととなる資料は、大きく二つある。第一は、医師および患者（家族）に対する聞き取り調査によって得られた資料（データ）である。第二は、医学論文を中心とした文献資料である。それぞれについて、説明をしておく。

医師および患者（家族）に対する聞き取り調査

医師に対する調査は、「HIV感染問題」に対して起こされた民事訴訟の大阪原告団の関係者を中心に結成された「ネットワーク〈医療と人権〉MERS（以下、MERSと記す）」による企画に端を発する。[18]そのMERSの企画に賛同した社会学者が招集され（筆者もそのメンバーの一人である）、医師調査は2001年に始められることになった（患者・家族調査は2003年から始まった）。調査を始めるにあたって、まず「輸入血液製剤によるHIV感染問題調査研究委員会」が立ち上げられた。それは、調査の「中立性」を確保するために、MERSないし大阪原告団から独立しておいたほうがよいという配慮からであった。[19]また調査費などの経費を調査委員会独自でまかなうために、科学研究費補助金を申請し、その申請は受理された。2018年度現在、科学研究費補金は全部で6回にわたって受けた。そして、本書の考察は、そうした助成による成果の一部である。記して謝意を表したい。

MERSは、上述したように、「HIV感染問題」の大阪原告団の関係者を中心に結成されたNPOである。ＭＥＲＳにおける医師調査の意図は、素朴に、医師が当時どのような思いでもって治療にあたっていたのかを知りたいということであった。そのため、私たちは、医師への聞き取り調査を通して、データ（医師の思い）を収集することにした。

聞き取り調査の方法は、とくに定型化された質問項目を作りそれに沿って調査対象者に聞いていく方法ではなく（構造化ないし半構造化されたインタヴュー方法ではなく）、その時々のインタヴューの状況にあわせて医師に自由に話してもらうという方法をとった。[20] 実際の聞き取りは、基本的に社会学者が二人一組となって（4〜6人一組の例もあるけれども）、おこなっている。その成果は、輸入血液製剤によるＨＩＶ感染問題調査研究委員会編（2009b、2009c）、山田他編（2010）、種田編（2013）、そして山田編（2016）としてまとめられ、人物や地域が特定できないように匿名化を施して、誰でも利用可能なように一般に公開されている。[21] なお、インタヴューに応じてくださったものの、人物が特定されることを恐れて報告書への掲載を拒否した方もいる。[22] したがって、実際に話をお聞きした調査対象者の人数とのべ時間はもう少し多い。

聞き取りをおこなうことのできた医師の多くが、血友病患者からの紹介であった。そして、そうして聞き取りに応じていただいた医師から別の医師を紹介していただくというかたちをとった。いわゆる「雪だるま方式」である。[23] その意味で、聞き取りに応じてくださった医師の集団にはある偏りがあるかもしれない。[24] 言い換えれば、今回、調査ができなかった医師の意識や規範＝医師の「常識」には違いがあるかもしれない。しかしながら、語りは語ってくれた医師の「リアリティ」そのものである。これを否定することはできない。医師の語りないし医師の「常識」に差異があるのか、今回の聞き取りで得られた語りは特別なものなのか、そうしたことについては、今後の課題としたい。

筆者もまた調査メンバーの一人である。当然のことながら、筆者一人ではここまでの調査はできなかった。言い換えれば、得られたデータは、共同調査の所産である。ＭＥＲＳのメンバー、「輸入血液製剤によるＨＩＶ感染問題調査研究委員会」委員のメンバー、そして他の社会学のメンバーに感謝したい。なお、データの分析は個々の社会学者の問題関心にしたがっておこなわれた（上述した文献を参照のこと）。本書はとりもなおさず筆者の問題関心による分析の成果である（本書に対する責任はすべて筆者が負うている）。

医師のフェイスシート

本書において、インタヴュー・トランスクリプトが使用されている医師のフェイスシート（特徴）をまとめると、表1のようになる。

表1の項目について、説明をしておこう。「卒業年」とは、医学部の卒業年のことである（これによって、それぞれの医師のおおよその年齢がわかる）。「勤務／開業」は、１９８０年代前半、勤務医であったのか開業医であったのかの区別である。「専門領域」とは、医師が医学ないし医療において何を専門としていたのか（いるのか）ということである。血液の領域といっても多岐にわたる。たとえば白血病もあれば、血友病の場合もある。「血液」は凝固以外の領域（たとえば白血病など）を指すものとし、「凝固」は血液凝固の領域を指すものとする（血液凝固の領域とは、文字通り、血友病を含んでいる）。

表1には、対照ないし比較するため、安部英医師の特徴もあわせて示しておいた。安部医師以外の実名の医師を挙げてしまうと（匿名の医師と実名の医師とをいっしょにしたフェイスシート表を作成してしまうと）、匿名の意味が損なわれる危険性（特定できてしまう可能性）も出てくる。そこで、実名の医師については安部英医師に限定した（あくまでも対照することが目的なので、実名の医師を安部医師に限定すること

表1　医師の特徴

	卒業年	勤務／開業	専門領域	HIV ／ AIDS 情報の入手可能性	抗体検査結果の判明時期
Ａd医師	1968年	勤務	小児科・血液・凝固	有り	1984年末
Ｂd医師	1968年	勤務	小児科・血液・凝固	有り	1985年
Ｃd医師	1954年	勤務	小児科・血液・凝固	有り	1985年
Ｄd医師	1980年	勤務	血液・凝固	有り	1984年末
Ｅd医師	1972年	勤務	血液・内科	有り	1985年
Ｇd医師	1974年	勤務	血液・凝固	最初（1984年半ばまで）、欠いていた	1986年
Ｈd医師	1956年	開業	小児科	弱	1986年
Ｑd医師	1969年	勤務	内科	有り	1985年
安部英	1941年	勤務	血液・凝固	有り	1984年後半

は合目的的であると思われる）。

ところで、表1の医師は、すべて男性である。また今回、私たちが聞き取りをおこなった医師で女性であったのは一人だけであった。しかし、その医師は非加熱製剤の使用や感染告知が問題となった時期には、まだ医師になっていなかった（いわゆる「ポスト薬害」の医師である）。そのため、本書では、その医師のインタヴュー・トランスクリプトを使用していない。

医学論文

医学論文の収集方法について述べておく。医学雑誌のデータベースの一つとして、『医中誌Ｗｅｂ』がある。筆者が「ＨＩＶ感染問題」の調査にかかわったのは、２００１年である。２００１年当時、『医中誌Ｗｅｂ』は１９８３年以降の文献しか検索できなかった（２０１４年11月16日現在、１９７７年までデータベース化された）。そのため、１９８３年以前の論文に関しては、基本的には「雪だるま方式」、すなわち、各論文の参考文献リストを用いて収集した。『小児科』、『小児科臨床』、『小児科診療』、『小児外科・内科』、『臨床血液』、『日本血液学会雑誌』、『奈良医学雑誌』、『血液と脈管』、『Medical Postgraduate』については1960年から1980年まで目次・目録を目視によって検索をし、血友病関係の論文を収集した[25]。1983年以降の論文については『医中誌Web』を利用し収集した（検索語彙は、「血友病」、「HIV」、「AIDS」、「エイズ」である）。本書が参照した医学論文の本数は、1942年から85年までの間で、約340本である（1985年で区切ったのは、本書において光をあてているのが非加熱製剤の使用であり、その代替製剤である加熱製剤は85年に認可されたからである）[26]。こうした収集方法のため、当然のことながら、すべての論文を網羅できているわけではない。

4　本書の構成

最後に、本書の構成ついて述べておく。

第1章では、本書を理解しやすいものとするために、血友病ならびにHIV／AIDSに関する医学的事実、そしてその事実を介して医師（ないし研究者）らがいかなる対応をとってきたのかを概観する。「HIV感染問題」は「薬害エイズ」という「社会問題」として表象されてきた歴史的経緯がある。第2章では、その「薬害エイズ」における言説が何に焦点を絞り、何を記述してきたのかを、逆に言えば、何を等閑視してきたのかをについて見ていく。

第3章から第6章にかけて、「HIV感染問題」の論点の一つである非加熱製剤の使用とその継続について考察していく。1980年代前半の非加熱製剤の使用は、当時の血友病治療の文脈を知っておかなければ、捉えにくい。したがって、第3章では、血友病ないし血友病を治療するということが医師にいかに認識されていたのかを、医学論文を資料として考察する。この考察により、血友病治療における医師の「常識」＝医学における「価値と規範の複合体《エートス》」が、血友病治療の経験を通して構成されてきていたことが明らかとなる。

　１９８０年代前半、医師はＨＩＶ／ＡＩＤＳの情報に初めて触れることになった。医師にとって、ＨＩＶ／ＡＩＤＳのリスクと血友病のリスクとは、どちらか一方のリスクを重視すれば、他方を軽視することになるという二律背反な関係にあった。第４章では、医師が、そうした二律背反状況のなかで、いかにして血友病のリスクを重視することになったのかを考察する。すなわち、血友病のリスクを重視することになった背景に、血友病治療における医師の「常識」――医学における「価値と規範の複合体」＝医学のエートス――が、働いていたことを見ていく。第５章は第４章の考察を補完するために、Ｔ・パーソンズとＲ・Ｃ・フォックスらによる医学の不確実性処理の議論に依拠し、ＨＩＶ／ＡＩＤＳの不確実を医師がどのように処理したのかを考察する。第６章では、第４章に引き続き、加熱製剤の治験をおこなっているとき、また抗体検査の結果が判明したとき、医師はＨＩＶ／ＡＩＤＳのリスクと血友病のリスクの二律背反状況のなかで、いかにして血友病のリスクを重視することになったのかを考察する。

　終章では、本書を締めくくるにあたり、これまでの議論をふまえて、「ＨＩＶ感染問題」から学ぶべきこととして、意思決定のあり方について論じる。

表2　血友病ならびにHIV／AIDSについての重要な出来事

年月	血友病	HIV／AIDS
1970年	クリオ製剤販売開始	
1972年	第Ⅸ因子製剤販売開始	
1978年	非加熱製剤販売開始	
1981年６月		初のエイズ患者報告：**外**
1982年６月		エイズ命名：**外**
1982年７月		毎日新聞がエイズについて報じる 血友病患者がエイズを発症：**外**
1983年１月	血友病患者の免疫能異常（CD４／CD８比など）についての研究報告：クリオ製剤と非加熱製剤を比較し、後者を使用する患者のほうに異常が見られると報告：**外**	CDCは、エイズは血液を媒介して感染する感染症であるとする疫学的証拠が得られたと報告した：**外**
1983年２月	自己注射療法・家庭療法の健康保険適用認可	
1983年３月		加熱製剤（第Ⅷ因子）販売開始：**外**
1983年５月		HIVの発見：**外**
1983年６月	WFH、従来の治療方法の継続を決議：**外**	「エイズの実態把握に関する研究班」発足
1983年７月		帝京大で血友病患者死亡（当時、エイズと判定されず）
1983年夏	全国ヘモフィリア友の会、エイズ対策や製剤の安全性について厚生省に要望書を提出	
1984年２月	加熱製剤（第Ⅷ因子）の治験開始	
1984年３月	「エイズの実態把握に関する研究班」、非加熱製剤の使用継続を容認	「エイズの実態把握に関する研究班」の解散
1984年４月		HIVの抗体検査法の開発：**外**
1984年８月	WFH、従来の治療方法の継続を決議：**外**	
1984年９月		帝京大の血友病患者におけるHIV抗体検査結果が判明 「エイズ調査検討委員会（後のサーベラス委員会）」発足（当初、血友病医を組み込まず） 国際ウィルス学会、エイズの原因をHIVとみなす：**外**
1984年10月		CDC、加熱処理によるHIVの不活化を確認：**外**
1984年11月		帝京大で血友病患者死亡（当時、エイズと判定されず）

表２　血友病ならびにHIV／AIDSについての重要な出来事（つづき）

年月	血友病	HIV／AIDS
1985年３月		厚生省、エイズの第一例認定 あわせて、血友病患者の約３割が抗体陽性であったことも発表
1985年４月		国際エイズ会議にて、抗体陽性は感染性ウイルス陽性として対処するようにと報告：**外**
1985年５月		「エイズ調査検討委員会」、メンバーに血友病医を組みこむ
1985年７月	加熱製剤（第Ⅷ因子）一括承認	
1985年夏	加熱製剤（第Ⅸ因子）の治験開始	
1985年後半		血友病医においても、抗体陽性＝持続感染という認識がもたれるようになる
1985年12月	加熱製剤（第Ⅸ因子）一括承認	

外：海外での出来事

第1章　「ＨＩＶ感染問題」を理解するうえでの予備知識

1　はじめに

本章の目的は、「ＨＩＶ感染問題」——いわゆる「薬害エイズ」——を理解しやすいものとするために、予備知識を概説することにある。[1] 予備知識は大きく二つある。第一は血友病の基本的知識と血友病治療の歴史についての概略である。第二はＨＩＶ／ＡＩＤＳについての基本的知識とＨＩＶ／ＡＩＤＳをめぐる歴史の概略である。

2　血友病についての基本的知識

「ＨＩＶ感染問題」の主たる被害者は血友病患者であった。なぜ、血友病患者が被害を受けなくてはならなかったのかということを理解するためには、血友病について知っておく必要がある。そこで、本節では、血友病についての基本的知識を概説しておく。

血友病とは血液を凝固させる因子を先天的に欠く疾患である。凝固因子は約12種類あり、第Ⅷ因子を欠く場合が血友病A、第Ⅸ因子を欠く場合は血友病Bと分類される。普通の人が血中にもつ凝固因子量を100％と定義して、その凝固因子量が1％より少ない場合は重症、1〜5％の間にある場合は中等症、5％よりも多くある場合は軽症と分類される。数％でも凝固因子を持っていると血友病の症状（すなわち、出血）が顕現しにくく、たとえば軽症の血友病患者のなかには自分が血友病であるということを知らずに人生を全うする人もいるそうである（手術や抜歯時に、凝固因子が少ないために出血が長引くことで、はじめて発見されることもある）。一方、凝固因子量が1％より少ない重症患者では、一度出血すると速やかに凝固因子を含む血液製剤（もしくは血液や血漿）を輸注しなければ止血は困難である。このような凝固因子を輸注する治療方法は「補充療法」と呼ばれる。つまり、血液製剤は血友病の治療にとって不可欠なものであった。そして、その治療に用いられた非加熱製剤の中にＨＩＶが混入していたために、ＨＩＶ感染を被ることになってしまった。

血友病の臨床的症状で「特徴的なことは、体の外への出血（目に見える出血）よりも、どちらかといえば体の内部での出血（目に見えない出血）が多い」（日笠 2004: 18）。血友病患者は、乳幼児期からいつの間にか出血してしまったり、とくに大きくなって立って歩けるようになり、運動量が増えるにしたがって何でもないように思えること（「普通の人」にとってはなんでもない日常の行為によって）で、関節内出血や筋肉内出血をしてしまう。たとえば重症患者が関節内出血を起こしてしまうと、図1の写真のようになってしまう。そして、関節内出血を繰り返すと、関節の構造が破壊され、「関節拘縮（こうしゅく）と呼ばれる関節が動かない状態になって」（同上：18）しまう。その状態は図2の写真を見ればよくわかる。

血友病ＡとＢとでは欠いている凝固因子が異なるので、各々専用の血液製剤で凝固因子を補充することになる。血友病Ａ用の製剤は第Ⅷ因子製剤であり、血友病Ｂ用の製剤は第Ⅸ因子製剤である。第Ⅷ因子製剤は1960年代半ばぐらいから臨床現場に導入され、高濃縮化された製剤は1970年代後半になって現れた。加熱処理された第Ⅷ因子製剤が認可を受けたのは1985年7月のことであった。血友病B用の第Ⅸ因子製剤は1970年代初頭になってやっと導入された。しかしながら、導入された当初から第Ⅸ因子製剤は高濃縮化されていた。加熱処理された第Ⅸ因子製剤の認可は1985年12月まで待たなくてはな

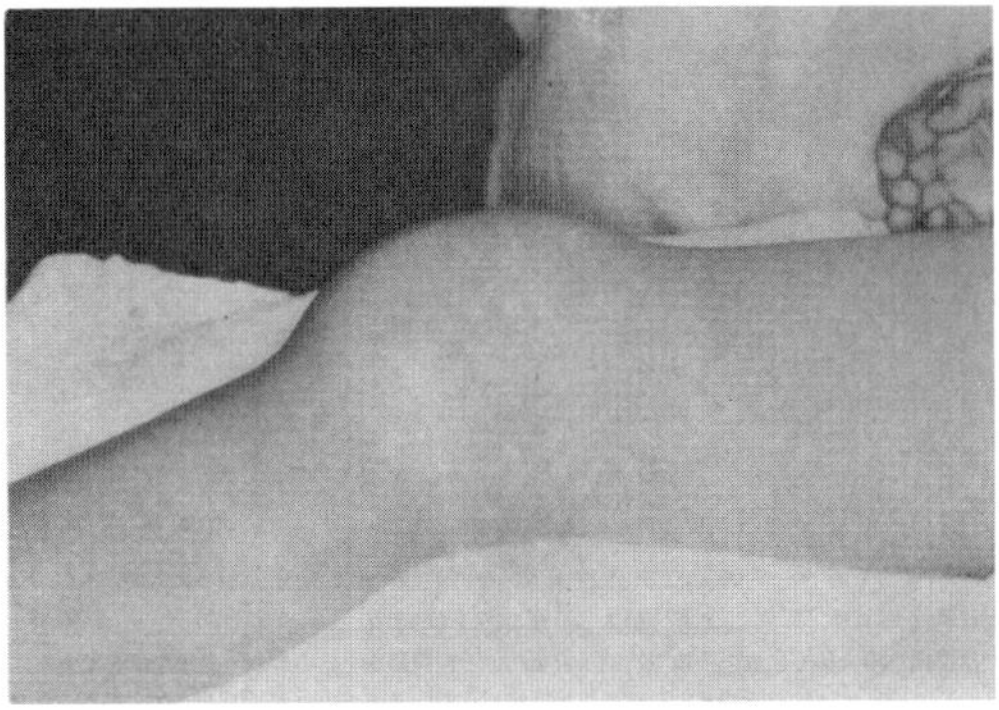

図1 関節内出血（出典 吉田他監 1981: 316）

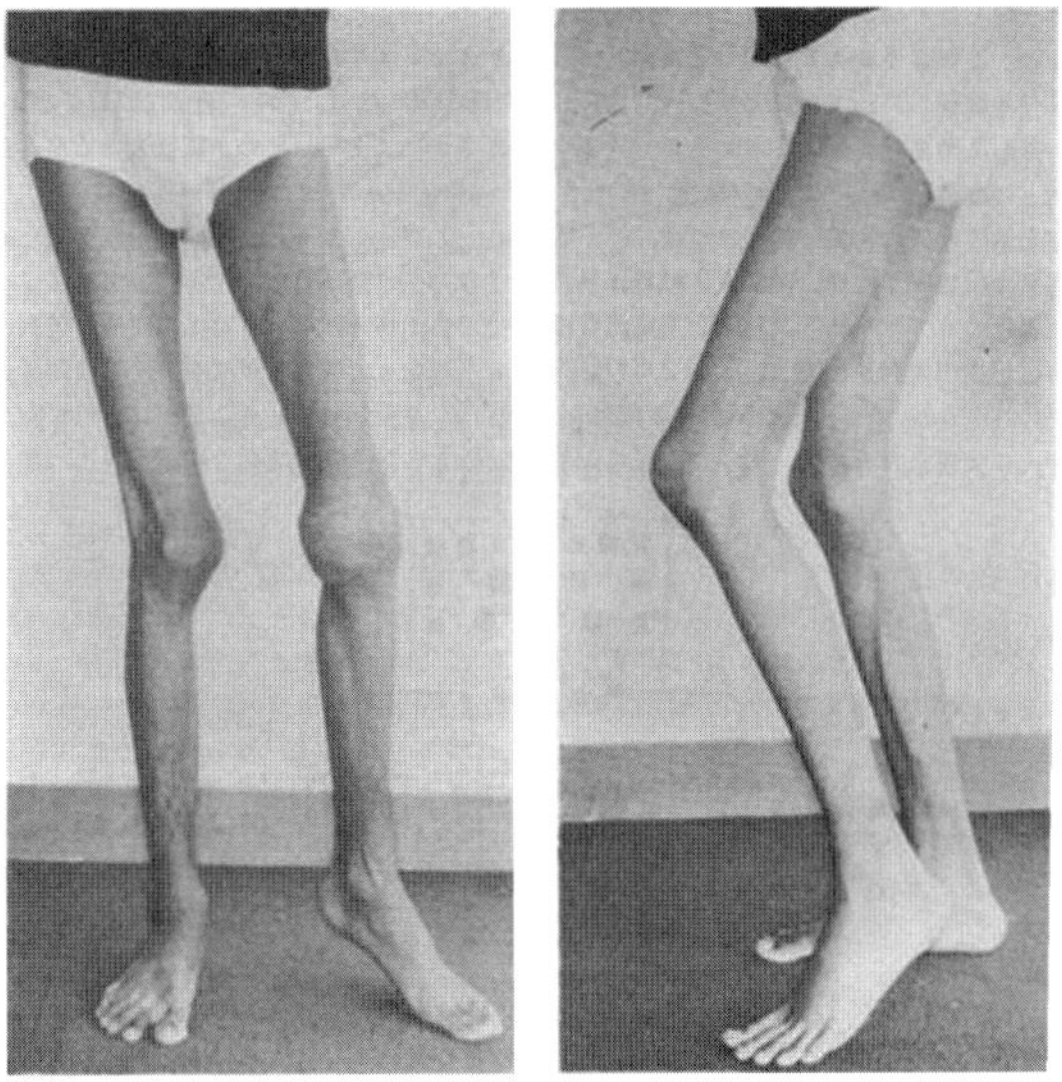

図2 関節拘縮（出典 吉田他監 1981: 317）

らなかった。

血液製剤のなかにどれだけの凝固因子が含有されていたのかについても述べておこう。血漿1㎖あたりに含有される凝固因子量を1単位と定義する。そうすると、製薬企業によって差異はあるけれども、たとえばミドリ十字によって1970年に市販化された「AHF」というクリオ製剤（初期の第Ⅷ因子製剤）の場合、50㎖のなかに100単位の凝固因子が含有されていた。つまり、クリオ製剤には血漿のおよそ2倍の凝固因子が含有されていたということである。また、同社によって1978年に市販化された「コンコエイト」という非加熱製剤の場合は、10㎖のなかに250単位の凝固因子が含有されており、血漿のおよそ25倍であった。どれだけの単位を輸注したらいいのかについては、以下の計算式で導出される。

血友病Aの場合：体重×1／2×必要因子量＝投与量

血友病Bの場合：体重×1×必要因子量＝投与量

たとえば血友病患者が頻発する関節内出血の場合、止血するうえで必要となる血中の凝固因子濃度は20〜40％である。[2] 体重30kgの患者では、上の計算式より（必要因子量を30％とする）、血友病Aの場合は30×1／2×30＝450単位、血友病Bの場合は30×1×30＝900単位となる。すなわち、血友病Aの患者に、血漿は450㎖、クリオ製剤は血漿の1／2の225㎖輸注しなければならなかったのに対し、非加熱製剤は18㎖輸注でかまわなかったということである。[3] このことから、とくに止血ということに関して、少ない輸注量（総輸注量）で高単位の凝固因子を輸注できた点で、すなわち、血友病患者の体の負担を軽減し止血効果を高めた点で、非加熱製剤による治療はそれ以前の治療よりも優れていたと言うことができる。

3　日本における血友病治療の概略史

「ＨＩＶ感染問題」、とくに非加熱製剤の使用とその継続について社会学的に捉えようとするならば、１９８０年代前半までの血友病治療の歴史を知っておかなくてはならない。より詳細な考察は第3章においておこなうので、ここでは血友病治療の大まかな歴史を確認することにとどめておこう。日本における血友病治療の歴史については、血友病患者の若生治友が簡潔にまとめてくれている（若生 2003）。以下、若生の議論を参考にしながら概観する。

若生によると、日本における血友病治療は時期として「クリオ以前（－１９７０年まで）」、「クリオから非加熱濃縮製剤（１９７０－１９８５年）」、「血友病治療製剤の技術革新（１９８５年以降－）」の大きく3つに分かれる（若生 2003: 86-87）。本節の課題は、１９８０年代前半――日本でＨＩＶ／ＡＩＤＳがまだそれほど大きな話題として挙がってもいない頃――までの血友病治療の歴史を捉えることにあるので、「クリオ以前（－１９７０年まで）」と「クリオから非加熱濃縮製剤（１９７０－１９８５年）」の２つの時期に絞って見ていくことにする。

第一期の「クリオ以前（－１９７０年まで）」の血友病治療は、とくに日本において血液製剤はまだ市販されておらず、もっぱら血液や血漿の輸注であった。日本の血友病研究・治療の先端を走っていた（そして現在も走っている）ある医大（大学病院）においてさえも、60年代のなかばまで治療方法の主流は血液や血漿の輸注であった（1950年代の血友病研究は、たとえばどれだけの量の血液や血漿を輸注すれば止血するのか、そしてその止血時間はどのくらい持つのかというようなものであった）[4]。血友病患者に関しての調査によると、患者の平均死亡年齢は1940年から1968年に死亡した患者の場合、「10・9年」（吉田他 1969a: 628）であったことが報告されている。すなわち、この第一期は、血友病患者にとって、ならびに血友病治療に携っていた医師にとって、いわば治療の「夜明け前」であったと言えるのかもしれない。

第二期の「クリオから非加熱濃縮製剤（1970－1985年）」において、「血友病治療は格段に進歩することになる」（若生 2003: 87）。「1960年代後半にクリオ製剤（クリオプレシピテート）が、最初の血液凝固因子製剤として商品化され」た（同上：87）。クリオ製剤とは血友病A患者（第Ⅷ因子を欠く）を治療するために開発された血液製剤である。これによって、「輸血に比べて少量にかつ迅速に処置することができ」るようになった（同上：87）。その後、クリオ製剤は1970年代後半まで血友病A患者を治療するための主たる血液製剤として使用された。血友病B患者用の血液製剤（第Ⅸ因子製剤）は、クリオ製剤より少し遅れて1972年から販売が開始され、この時点で高濃縮化されてもいたので、加熱製剤が認可される1985年末までずっとメインの製剤であった。

1970年代後半、非加熱製剤（第Ⅷ因子製剤）が市販化された。非加熱製剤はクリオ製剤と比較して、第Ⅷ因子の純度が高く、かつ含有する凝固因子量も多かったので、「さらに血友病患者の止血管理を容易にした」（若生 2003: 87）。しかしながら、非加熱製剤は供血者から得られた「数千人から数万人分の血漿をプールし」、それを原料にして作られていた（若生 2003: 87）。そのために、一人でも供血者が何かしらのウイルスに感染していた場合（とくに血液などを媒介して感染してしまうウイルスの場合であれば）、原料であるプールされた血漿全体が当該のウイルスに汚染され、その結果、ウイルスの混入した血液製剤が作られてしまう危険性があった。肝炎の感染やＨＩＶ感染の根源的な問題は非加熱製剤の製造方法にあったということもできる。

上でふれたある医大（大学病院）の場合、１９６０年代後半からコーン分画Ⅰ製剤ないしクリオ製剤が治療に使用されはじめている（コーン分画Ⅰ製剤とはクリオ製剤よりも前に開発された血液製剤である）。そして、70年代前半にはクリオ製剤での治療が主流となる。さらに時間をへて１９７０年代後半には、非加熱製剤の使用が本格化した[5]。

血友病治療において忘れてはならない治療方法として、「予防的投与（療法）：prophylaxis」と「家庭療法（自己注射療法）」がある。予防的投与（療法）と家庭療法の双方とは、これまでの治療方法とは考え方を１８０度異にするとも言えるものである。従来の血友病治療はあくまでも出血した際に止血するために血液製剤を投与することであった。それに対して、予防的投与（療法）とは、出血する前に血液製剤を投与して血中の凝固因子量をある一定量保っておけば、不用意な出血をおさえることができる（大出血にはならない）とする考え方である[6][7]。家庭療法とは、これまでは医師がおこなっていた血液・血漿ないし血液製剤の輸注を、患者や患者の家族などが代わっておこなう（輸注する）治療方法である。家庭療法の考え方の根底には、医療機関がないような地域において、いかに早期に治療するのか（もしくは予防するのか）という問題があり、この問題を解決するために考案された治療方法である。

海外において、予防的投与（療法）は１９６０年代後半ごろから研究がなされはじめた。また家庭療法も１９７０年代前半に研究がはじまり、１９７４年のＷＦＨ（世界血友病連盟）のテーマとして取り上げられるまでになった（１９７５年のＷＦＨにおいて、家庭療法はシンポジウムのテーマにまで格上げされていた）。そうした治療方法を日本にも導入しようとする動きが、70年代なかばから後半にかけて出てくる。予防的投与（療法）の場合、当初、治療費が膨大なものになるため、医師はその導入には慎重であった[8][9]。治療費の公的負担制度の導入により（公的負担をしていたのは地方公共団体であるので、地域によってかなりの違いがあったようである）、しだいに予防的投与（療法）の方向へと舵を切っていくことになった。

また、家庭療法についても、１９７０年代半ばから一部の医師が内々に実験的におこなっていた。内々であったのは、患者本人ないし家族による血液製剤の輸注が医師法に抵触する可能性があったからである（また、法律面の問題だけでなく、一部の医師にとどまっていたのは、治療行為はあくまでも医師がおこなうべきという、いわゆるパターナリスティクな価値観も影響していたからである）。しかしながら、１９７９年９月に、旧厚生省は「自己注射は医師法上の問題はない」という事実上家庭療法を許可する見解を示した[10]。そして、１９８３年には健康保険の適用がなされ、治療方法として軌道にのることになった。

今一度、まとめておこう。血友病治療において１９７０年代は画期的な時期であった。１９６０年代後半から１９７０年初頭にかけて血友病治療の「切り札」とも言うべき血液製剤が臨床現場に現れ使用され始めた。そして、70年代全般にわたって血液製剤は飛躍的に進歩・発展し、それにあわせて血友病治療も進歩・発展していくことになった（とくに止血する・出血をコントロールするという目的において[11]）。

4　ＨＩＶ／ＡＩＤＳについての基本的知識

「ＨＩＶ感染問題」を考察していくうえで、ＨＩＶ／ＡＩＤＳについても、当然、知っておかなくてはならない。したがって、本節ではＨＩＶ／ＡＩＤＳに関する基本的知識を概説する。

ＡＩＤＳとは、ＨＩＶを感染し、「10年程かけて徐々に免疫不全状態に陥り」、「通常では発症しない弱い病原体による日和見感染症や、悪性腫瘍を併発した状態を示す」疾患である（岡編 2006: 12)。ＨＩＶ感染の初期は風邪に似た症状を示し、その症状は１～２週間ぐらいで消失する。その後、数年間にわたって無症状の状態（目に見える形での症状は現れることはないけれども、検査で免疫の異常が見られるようになる）が続き、やがて免疫低下による発熱や下痢を繰り返し、そして上述したような「通常では発症しない弱い病原体による日和見感染症」などが見られるようになる。つまり、ＡＩＤＳとは「ＨＩＶ感染からの長い病気の経過の中で最後の状態」（同上：12）を意味する（ＡＩＤＳはＨＩＶ感染のある一つの局面である)。１９９０年代後半になって多剤併用療法と呼ばれる効果的な治療方法が作りだされて、ＡＩＤＳの発症を抑えることができるようになった。日本においてその治療方法が承認されたのは、１９９７年のことである。その時まで、ＡＩＤＳの致死性は非常に高かった。そのため、一時期、ＡＩＤＳは「現代の黒死病」――「死亡率40％〝現代の黒死病〟が日本男性を狙っている！」（『週刊宝石』１９８３年６月17日号）――と表象されたこともあった。この致死性ゆえか、ＡＩＤＳ患者（発症者）ないしＨＩＶ感染者は差別の対象となった。具体的には、１９８０年代後半には、医療機関における診療拒否なども起こった。

ＨＩＶはレトロウイルス科レンチウイルス亜科に属するウイルスである。レトロウイルスはＲＮＡを遺伝子とするＲＮＡウイルスである。通常、生物は遺伝子としてＤＮＡを持ち、複製の時にはＤＮＡからＲＮＡへと転写をする。それに対して、レトロウイルスの場合は、ＲＮＡからＤＮＡへと逆転写する。つまり、レトロウイルスの「レトロ」とは「逆」ということを意味する。また、レンチウイルスのレンチ（lenti）とは「遅い」という意味であり、感染してから発症にいたるまでの潜伏期間が非常に長期にわたる。ＨＩＶの場合、適切な治療をおこなわなければ、数年から十数年でＡＩＤＳの状態に移行することになる。

HIVは、とくに白血球のなかのリンパ球の一種であるヘルパーT細胞と親和性がある（ヘルパーT細胞の表面にあるCD4に取りつく）。ヘルパーT細胞は抗体の産生を助ける細胞である。HIV感染によって免疫不全に陥ってしまうのは、HIVがヘルパーT細胞に取りつき、破壊してしまうからである。HIVはヘルパーT細胞に取りつくと、自身のRNA遺伝子をDNA遺伝子へと逆転写し、ヘルパーT細胞のDNA遺伝子のなかに入りこむ。通常、ウイルスなどに感染した場合、免疫応答によって、抗体が作られる。抗体とは「外界から侵入した非自己物質（抗原）に対して免疫性を獲得した個体において産生され、抗原特異的に結合し抗原を排除するような生物活性を有するタンパクのこと」（南山堂 2006: 810）を意味する。つまり、抗体についての「基本的理解」において、抗体を持つということは、ある抗原に対して、免疫を持つということである。しかし、HIV抗体はそうした「基本的理解」があてはまらない。HIVは宿主細胞（ヘルパーT細胞）のDNA遺伝子のなかに入り込んでしまうので、抗体はHIVを見つけることができなくなってしまう。またHIVは変異しやすいウイルスでもある。これらの理由から、HIV抗体はHIVを体内から排除することができない。つまり、HIVの場合は、たとえ抗体を持っていたとしても免疫を有しておらず、逆に当該ウイルスへの「持続感染」を意味している。

5　アメリカ合衆国におけるHIV／AIDSをめぐる対応の概略史

HIV／AIDSについての知識ないし理解が、いわゆる「薬害エイズ」の重要な論点である「非加熱製剤の使用とその継続」の問題に影響をおよぼしている。したがって、HIV／AIDSがいかに認識されていたのかという歴史的な概観も知っておく必要がある。本節では、とくにアメリカ合衆国において、１９８０年代前半から半ばにかけて、ＨＩＶ／ＡＩＤＳに関する知識がどのように更新されていったのか、そしていかに対応をしたのか、その歴史をごく簡単に概説する。

ＡＩＤＳは１９８１年にアメリカ合衆国において発見された。もう少し正確に言うとすれば、１９８１年当時、「ＡＩＤＳ」という概念（言葉）はまだなかった。免疫機能が極端に低下しなければ罹らないような疾患（例えばカリニ肺炎など）を示す患者が相次いで見つかり、免疫機能を侵す新たな感染症が現れたのではないかということで、１９８１年にアメリカ合衆国における感染症対策機関であるＣＤＣ（疾病対策予防センター）が監視体制を敷いたのである。１９８２年7月、ＣＤＣは血友病患者にもＡＩＤＳの症状を示す者が現れたことを報告した。こうしたケースによって、ＡＩＤＳの原因は、Ｂ型肝炎と同様に、血液を介して感染するウイルスではないかということが疑われ始めた。そして、１９８３年1月までに、血液を媒介して感染する感染症であるとする疫学的証拠が得られたと、ＣＤＣは捉えた。

アメリカ合衆国におけるＡＩＤＳを発症した血友病患者の疫学データを補足として示しておく。ＣＤＣの調査をまとめると、表3となる。ＡＩＤＳ発症者全数のなかで血友病患者の占める割合は、１９８２年から１９８５年までの間、０・５〜１・０％のあいだを推移していた。そのため、疫学的には血友病という集団にＡＩＤＳ発症が見られると解され、血友病患者は「リスク・グループ」として措定されることになった。

ＣＤＣの報告をうけて、１９８３年3月、ＦＤＡ（食品医薬品局）は供血者のスクリーニングを求める文書を企業などに出すことになった。同年3月のＦＤＡの動きについて補足としておくと、すでにＦＤＡは加熱製剤の認可もしていた。しかし、この時、まだＨＩＶは発見されてもおらず、加熱製剤はＨＩＶ対

表3　アメリカ合衆国におけるAIDS症例数（累積）

日付	症例数（累積）	血友病患者における症例数（累積）	全AIDS症例数中血友病患者の占める割合
1981.6	5	0	0%
1982.9	593	3	0.50%
1983.6	1,641	16	0.97%
1984.6	4,918	49	0.99%
1984.11	6,993	52	0.74%
1985.5	10,000	71	0.71%

（IOM報告書を用いて作成。IOM 1995＝1998: 75–77）

策のためではなく、あくまでも肝炎対策のためであった。加熱処理によってHIVを不活化できるということをCDCが報告したのは、1984年10月になってからであった[12]。また、アメリカ合衆国において、HIVのスクリーニングが開始されたのは、1985年4月からであった。

時間を少し遡る。監視体制が敷かれ免疫機能低下による疾患症例が集められて、1982年9月に「AIDS」という新しい疾患の概念がつくられることになった。AIDSの原因であるHIVはまだ発見されていなかったために、AIDSは臨床的症状と免疫学的診断指針――主として臨床的症状から――とで捉えられていた[13]。1982年のCDCによるAIDSの定義は以下のようなものであった。

「免疫機能の低下、不全を起すことが知られている疾患（先天性免疫不全、癌など）、薬剤投与、放射線療法などの現病歴、既往歴のない60歳未満の人に、T4リンパ球数〔T4リンパ球とはヘルパーT細胞の別名である〕は著しく減少して、細胞性免疫不全を持続し、原虫、真菌、ウイルスなどの日和見感染、カポジ肉腫、悪性リンパ腫などを発症した症候群」を包含しCDCが設定した詳細な定義項目をみたしている患者のみをAIDSと認定していた。（池上 1986: 15–16）

1983年5月、L・モンタニエによってHIVが分離されたことが発表された[14]。しかし、この時点では、HIVはAIDSの数ある「原因説」の一つでしかなかった[15][16][17]。

1984年4月、R・C・ギャロによってHIVの抗体検査法が開発された。レトロウイルスの専門家は、HIV抗体の保有が当該ウイルスへの「持続感染」であることを、明らかにしていった。しかし、当初、とくにレトロウイルスの専門家ではない研究者や臨床医などは、HIV抗体を持つということを抗体についての「基本的理解」から捉え、HIVに対する免疫ができたことの証であると理解していたようである。こうして、HIV抗体の「意味」をめぐって混乱することになった。そのことは、ギャロの以下の証言から窺うことができる[18]。

抗体検査の結果が何を意味しているか、私たちは判っていたが、公衆衛生当局者は、この時、これが何を意味しているか判らないと言っていた。この点は、A博士のために注目すべき重要なことである。多くの米国の公衆衛生当局者は、抗体陽性が何を意味しているか判らず、おそらく保護されているのだろうと未だに議論をしていた。私たちは、最初から、レトロウイルスでは、抗体があることは感染していることであり、ウイルスが複製しつつあり、存在していることを意味すると主張していたが、この時点では、世界の誰もがこれを理解したわけではない。（判例時報社 2001: 56）

研究が進展するなかで、しだいにHIV抗体の「意味」が明確になり（持続感染していることが明らかになっていった）、HIVがAIDSの有力な原因としてみなされるようになっていった。例えば、1985年4月に、第一回の国際エイズ会議が開かれ、以下のような報告がなされた。

抗体陽性者の30％以上が発症するという報告もあるので、本症の場合、抗体陽性者は即、感染性ウイルス陽性として対処しなくてはならないというのが、今次の会議における一致した見解であった。（北村1985a: 29）

国際エイズ会議は、いわゆる研究者による「学術大会」とは性格を異にしていた。確かに最先端の研究報告もなされていたけれども、学際的・国際的な意見交換をおこなってＡＩＤＳについて最小限知っておくべき知識を国家の垣根を越えて共有し、ＡＩＤＳ対策に役立てることに重点を置いた会議であった。その会議において、ＨＩＶ抗体は、抗体についての「基本的理解」におさまっておらず、持続感染をしており、ＡＩＤＳ発症の可能性があるということが必須の知識として確認されたのは非常に重要なことであった。

6　日本におけるＨＩＶ／ＡＩＤＳをめぐる対応の概略史

前節で、アメリカ合衆国において１９８０年代半ばまで、ＨＩＶ／ＡＩＤＳについての知識がどのように更新されていったのか、そしてそれをうけてＨＩＶ／ＡＩＤＳにどのような対応をとったのかを確認した。本節では日本におけるＨＩＶ／ＡＩＤＳへの対応の歴史（１９８０年代半ばまでの）を概観する。

日本においてＨＩＶ／ＡＩＤＳが報じられたのは、１９８２年7月20日の『毎日新聞』によるものが初めてだったらしい。１９８２年当時、この新聞記事がどれだけのインパクトをあたえたのか、よくわからない。しかし、血友病患者のなかにはこの記事を読んで、危機感を覚えた者もいたようである[19]。

ＨＩＶ／ＡＩＤＳについて具体的な動きが見られるようになるのは、１９８３年を待たねばならなかった。１９８３年6月13日、旧厚生省は「エイズの実態把握に関する研究班」を組織した。血液製剤の問題に関して、旧厚生省の頭の中には加熱製剤の緊急輸入ということもあったようである。同年６月までのＣＤＣ（疾病対策予防センター）のＡＩＤＳについての疫学的データでは、累積で、血友病患者において16人のＡＩＤＳ患者数を報告していた。全ＡＩＤＳ患者数は１６４１人であり、全ＡＩＤＳ患者の約１％を血友病患者が占めていた（上述の表3を参照のこと）。疫学的には血友病患者は注視されるべき対象＝「リスク・グループ」であった。ＩＯＭ（米国医学研究所）によると、当時、アメリカ合衆国には１万６００0人の血友病患者がいると推定されていた。その１万６０００人のなかから16人しか、すなわち０・１％しかＡＩＤＳ患者が見られないとするような推察も可能であった[20]。また、同年６月27日～７月１日にかけてストックホルムでおこなわれたＷＦＨ（世界血友病連盟）の会議において、既存の治療方法の継続が決議された。これらのことが影響したのか、加熱製剤の緊急輸入の話は立ち消えていったようである。ＡＩＤＳに対するリスクを血友病患者団体も抱いていて、同年9月、旧厚生省に安全な血液製剤の供給を求めて要望書を提出していた[21]。

１９８４年3月、「エイズの実態把握に関する研究班」はその最終報告書において、「非加熱製剤の使用の容認」とＣＤＣの定義をふまえて作成した「ＡＩＤＳの診断基準（臨床基準と免疫学的診断からの把握）」を報告した。当時の血液製剤に関する動きを補足しておくと、加熱製剤の治験は１９８４年２月から始まっていた。そして、第Ⅷ因子製剤の場合は１９８５年7月に、第Ⅸ因子製剤の場合は１９８５年12月に承認された（ただし、周知のことであると思うけれども、旧厚生省は非加熱製剤の回収命令を製薬企業に出さなかったので、加熱製剤の承認後、速やかに製剤の切り替えがなされたわけではなかった)。後者のＡＩＤＳの診断基準については、この時点(１９８４年3月)では、まだＨＩＶの抗体検査法が開発されていなかったこともあり、ＨＩＶはＡＩＤＳと診断するための指標に組み込まれていなかった。そして、この報告書をもって、「エイズの実態把握に関する研究班」は自然解散したようである。

１９８４年4月にＨＩＶの抗体検査法が開発されると、日本の各医師は自分たちが抱える症例(患者の血清)について抗体検査をしてもらうよう依頼しはじめた。なぜならば、血友病患者のなかでＡＩＤＳの臨床的症状を示す者は極めて少なかったけれども、免疫学的診断においては異常を示す患者が現れていたからであった(血友病患者の免疫状態を調べるためにＣＤ４/ＣＤ8比が計られていた)[22]。そして早い医師であれば、１９８４年の半ば以降、自分の患者(血友病の)の少なくない人数が、抗体陽性を示していることを知ることになった。

１９８４年9月に、旧厚生省はあらためて「エイズ調査検討委員会」を発足させた(１９８６年12月、エイズ調査検討委員会は「エイズサーベランス委員会」に改称した)[23]。しかし、エイズ調査検討委員会は当初ＨＩＶ抗体陽性者の実数などの状況について正確に把握することができていなかったようである。そのエイズ調査検討委員会が、１９８５年3月に日本におけるＡＩＤＳ患者第一号を公式に報告した時、あわせて抗体陽性反応を示す割合(１６３例中47)についても発表した。

上述したように、１９８４年の半ば以降順次、抗体陽性を示している者がいることを医師は知っていった。しかし、抗体を持つことの「意味」をめぐっての混乱があり、当初、ＨＩＶ抗体はＨＩＶに対する免疫を有する証として捉えられもした。そのことは、前節で示したレトロウイルスの専門家であるＲ・Ｃ・ギャロの日本の刑事裁判での証言から、窺うことができる。１９８５年末ぐらいには、ＨＩＶ抗体は持続感染の証として受け入れられることになった。ただし、ＨＩＶ感染の全自然歴はまだ明らかにはされておらず、感染者の大部分がＡＩＤＳを発症することはわかっていなかった。

第2章　「薬害エイズ」という非難言説

1　はじめに

１９８０年代後半から１９９０年代の半ばにかけて（訴訟の時期、とくに「和解」の前後に）、「ＨＩＶ感染問題」は、ジャーナリストなどの手によって「薬害エイズ」として表象され、新聞や一般雑誌をおもな媒体とし、考察された。その内容は、ＨＩＶ感染の原因を医師（血友病治療に携っていた医師）、製薬企業、そして旧厚生省にあるとし、非難するものであった（安部英医師の刑事裁判については２００１年の第一審で無罪となったけれども、その時には無罪とした判決に対して非難の矛先が向けられた）。とくに医師に関して限定するならば、序論で挙示したように、大きく二つの点から非難されてきた。第一は非加熱製剤の使用に対する非難であり、第二は告知の遅れ（ないし告知がなされなかったこと）に対するそれである。本書では、前者についてのみ見ていく。

こうした非難を「非難言説」と呼ぶことにする。非難言説はいわゆる「薬害エイズ」に対する社会的啓発として、ＨＩＶ感染を被った血友病患者への何かしらの支援（訴訟活動などへの後押し）になったと思われる[1]。その点において、非難言説は評価されるべきことではある。しかしながら、マイナスの側面もないわけではない。非難言説からは、「悪辣な医師像」しか見えてこない。[2] 言い換えれば、「薬害エイズ」という非難言説として表象され、そして主要な言説になっていった過程のなかで、何かを単純化してしまったり、あるいは見落としてしまっている可能性もあると思われる。本章では、本書におけるこれからの考察のための補助線として、非難言説について批判検討をおこなう。

2　医師に対する非難の検討

「薬価差益」

序論で見たように、非難言説における医師とは、非加熱製剤の使用によってＨＩＶを感染させてしまうことを知りながらも、自分の利益を優先して、その使用を止めなかった存在であった。それは、端的に言えば、「薬価差益」によって金儲けに走る医師ということである。薬価とは国（厚生労働省）が決めた薬剤の公定価格である。医療機関はこの価格で保険者に請求をおこなう。公定価格は決められているけれども、製薬企業は医療機関に値引きをして納入することがしばしばあるようである。医療機関では、薬剤を薬価よりも安い値段で仕入れることができるので、その分が「薬価差益」となり、儲けとすることができるとされる。

エイズが蔓延した基盤としてもう一つ、患者がいらないという製剤を、医師が無理やりのように渡す、日本独特の医療状況があげられます。これは日本の医療保険制度が、患者を薬づけにすることで病院が巨大な利潤をあげるしくみになっているからです。これを薬価差益といいますが、簡単にいいますと、薬の値段は国が定めているために、安く仕入れたものでも、健康保険で国が定めた定価（薬価）分を国から支払ってもらうことができるわけです。そのため安く仕入れるとその差益＝薬価差益が、病院や医師の膨大な収入になりました。（略）企業は薬の値引き競争をし、病院は患者を薬づけにすることによって、薬価差益による膨大な収入を得ようとしました。このことも前代未聞の薬害が広がった原因になりました。（略）危険を察知した日本の血友病患者が、安全な国内産の製剤に変えてくれと頼んだとき、なぜ医師や病院はそれを無視したかも、薬価差益で説明がつきます。（広河 1995: 30–31）

詳細は第４章で考察しているように、「薬価差益」によって医師が必ずしも儲かったというわけではないことがわかっている[3]。また、湯水のように非加熱製剤を使用できたわけでもないこともわかっている。こうした「金銭的理由」はわかりやすい。わかりやすいがゆえに留意しなければならない[4]。ひょっとしたら、非難言説は「金銭的理由」という「安易な解釈」に陥り、重要な何かを見落としてきているかもしれない。冷静な目でもって「ＨＩＶ感染問題」について見ていく必要があるだろう。

科学的視点

「薬価差益」だけでなく、「科学的視点」でもって非難言説が構成される場合もある。例えば、薬剤の使用に関して批判的活動をおこなっている（警鐘をならしている）医師である浜六郎が、以下のような非難を寄せている。

83年のニューイングランド医学雑誌『NEJM』の二編の論文（Lederman, M. M. 他およびMenitove, J. E. 他）では、非加熱製剤を使用した血友病の患者は、免疫力の目安になる検査の値が、クリオだけを使った患者より低く、エイズはまだ発症していないものの、前兆と言える状態にあることが報告されている。（略）判決は、エイズ抗体について延々と議論しているにもかかわらず、この重要な論文についてはごく簡単にふれるに止まり、論文の肝心の重要な点をあえて避け、全く的外れの批判にならない批判をしているに過ぎない。つまり、Menitoveらは、非加熱製剤を使用した人と、クリオだけ使用した人を、体重あたり同じ程度の量どうしで比較したにもかかわらず、このことに全く触れず、郡司証言を引用して「その後の『NEJM』誌昭和58年5月26日号においては上記の論文及び論説に対して、クリオ製剤と濃縮製剤の投与量の相違を看誤している、統計の手法が誤っているなどの反応が多数掲載された」として、さも「価値のない論文」といわんばかりの扱いしかしていない。（略）判決では、このような点（統計的には有意が出ていること、昭和58年5月26日号における論文や論説へのコメントは批判的なものは二つ、支持するものは三つであったこと）を科学的に検証せず、単に郡司証言のみを根拠としている。非加熱製剤の危険視を指摘した科学者の証言には何かと難癖をつけて否定しているのに、危険性を減ずるのに好都合な証言は、科学的な検証をすることなく採用するという、その典型である。判決が「科学的不正」を自ら侵している極めて明瞭な証拠といえよう。（浜 2001: 100-102）

これは、安部英医師の第一審無罪判決を当時の科学ないし医学論文をふまえながら非難すると同時に、当時の医師の意思決定＝非加熱製剤の使用についても非難したものである。

それに対して、当時の医師の意思決定について、妥当性を主張する言説もある。それを「（医療行為の）

妥当性言説」と呼ぶことにしよう。その妥当性言説として、西田恭治らの論文や安部医師の第一審判決文がある。西田らは「当時の視点に基づく医療行為の比較衡量」（西田他 1996: 53）の必要性、すなわち、医療行為の妥当性は当該社会の医療環境から比較検討されなくてはならないと主張する。

医療行為は、すべからく長所と短所を併せ持っており、ある時点における科学的知見に基づいて推測される両者の確率と重要性を掛け合わせて、その取捨を比較検討しなければならない。（西田他 1996: 54）

そして、当時の視点から医療行為を比較衡量するならば、非加熱製剤の使用はいたしかたがなかったことであるとみなしている。

臨床現場では、日本国内での公式に認定された発症報告がなく、米国からの情報も前述のごとく０・１％以下という発症率の低さであったため、非加熱製剤を使い続けることによるエイズの危険性と非加熱製剤を使わないことによる出血の危険性およびＱＯＬの低下を比較衡量した結果、大半の医師たちが〝当面、十分な止血のためには、非加熱製剤を使い続けることのほうがメリットが大きい〟と判断した。患者に対しても、「安全だ」「心配ない」と説明し、非加熱製剤の使用を継続した。（西田他 1996: 54）

薬害ＨＩＶ訴訟原告団とは関係なしに、独自に当時の医療行為の検証を試みた医師の加沼戒三は、この西田らの低い発症率という解釈について、増加率を考慮に入れていない「非科学的な判断」であると、非難する（加沼 1998: 184-185）。

一年間での患者の増加率が問題で、０・１％なる数値も以後の患者の増加を予想させるだけだ。（略）１９８２年９月の疾病週報は米国に於ける患者の79年以後の発生状況を報告している。このなかで１９７８年の最初の１人から以後半年ごとに６人、１９８０年前半17人、後半26人。１９８１年前半66人、後半１４１人。１９８２年前半２４９人、と６カ月毎に倍々とエイズ患者は増加している。ある時点の患者数で判断出来ないことを前提に、今後の急速な患者増加を憂慮してエイズ対策を立てる必要性をＣＤＣは訴えている。（略）他のハイリスク・グループの発病の増加傾向を、血友病に当てはめてみれば、約３年の遅れで血友病患者に発生し、同じように増大傾向を示している。同性愛者のエイズ患者増加曲線を基に計算すれば、１９８５年には５００名近くの血友病患者がエイズを発症すると予想される。（加沼 1998: 184-185）

しかし、加沼は、医療（医療行為）はシロかクロか簡単には決めることができない「極めて曖昧な世界」ないし「果てしなく灰色の世界」であり、「クロとシロの、薬効・処置の副作用とのメリットやデメリットを秤量しながら」おこなわれるというように、比較衡量の原理自体については非難していない[5][6]（加沼 1998: 179-181）。あくまでも実際の比較が科学的におこなわれたのかどうかについての疑念である。

非難言説、とくに科学をふまえての非難言説は、妥当性言説とは当時の医療行為の科学的妥当性をめぐって、鋭く対立している。本書は、それぞれの言説の科学的妥当性を、すなわち、どちらの主張が科学的に正しいのかということを問題にするつもりはない。そうではなく、それぞれの主張（観察・説明）が何を根拠とし、どのように語られているのかに注意を払う。言い換えれば、それぞれの主張（観察・説明）

の「観察・説明」をおこなうのである。

安部英医師の第一審判決

上で引用した浜六郎論文は、『薬害エイズ「無罪判決」、どうしてですか?』という題名の書籍のなかに収められている論文である。この『薬害エイズ「無罪判決」、どうしてですか?』という書籍は、その題名が示しているように安部英医師の第一審判決を非難するために出版された書籍であると思われる。非難言説は第一審判決を論敵とし論破しようとしている。言説間の争点をはっきりさせるためにも、第一審判決がどのような議論をしているのかを確認しておくことは意味があるだろう。

安部英医師の場合、例えば小林よしのりの漫画などのようにマスメディアなどによってつくりあげられてしまった負のイメージがある（小林 1996）。その負のイメージが予断になってしまっては、これまでと同じことしか見えてこないので留意を必要とする。安部医師の第一審は、例えば「加熱製剤の治験調整疑惑」やその見返りとしての「製薬企業からの献金」といったマスメディアで注目を浴びた安部医師の言動を、問うたわけではない[7]。第一審は、あくまでも１９８５年5月から6月にかけて関節内出血を起こした重症血友病A患者に対する安部医師の部下（医師）による非加熱製剤の投与が、「血友病患者の治療に当たる同内科医師をして、その出血が生命に対する切迫した危険がないものであるときには外国由来の非加熱製剤の投与を控えさせる措置を講じ」（判例時報社 2001: 25）なかったことにあたるのか否か、その業務上過失致死の刑事責任を問うた裁判であった。

もう少し詳しく第一審の争点について言うのであれば、ＨＩＶ／ＡＩＤＳに対するリスクの認識――「（科学的）予見可能性」――の有無を前提として、医療行為における「結果回避義務違反」があったのかどうなのかが問われたのである（非加熱製剤による治療以外の代替治療、例えばクリオ製剤への転換の可能性なども争点の一つであった）。そして、判決は「刑事責任があったものとは認められない」（判例時報社 2001: 194）という無罪として終わった。判決の概略を以下において述べよう。

ＨＩＶ／ＡＩＤＳのリスクについて「予見可能性」を認めつつも、それは検察側が主張するような「高い確率でＨＩＶに感染させた上、その多くにエイズを発症させてこれを死亡させることを予見し得」（判例時報社 2001: 43）たわけではないとした。そして、こうした「予見可能性」を前提として、「結果回避義務違反」を問うことができるのは、「非加熱製剤を投与することによる「治療上の効能、効果」と予見することが可能であった「エイズの危険性」との比較衡量」、「『非加熱製剤の投与』という医療行為と「クリオ製剤による治療等」という他の比較衡量」をおこない、「通常の血友病専門医が本件当時の被告人の立場に置かれれば、およそそのような判断はしないはずであるのに、利益に比して危険の大きい医療行為を選択してしまったような場合」であるとし、当時、安部英は他の大多数の血友病専門医と同様の医療行為をおこなっており、「結果回避義務違反があったと評価することはできない」とした（同上：193–194）。そして、これらの点から「業務上過失致死罪の刑事責任があったものとは認められない」という結論を下した（同上：194）。

とくに「予見可能性」は第一審の主要な争点の一つであったために、判決文のなかでもかなりの分量がさかれ議論されている。その結論は、上述したように、高い確率でもってリスクを予見しえたというわけではない、であった。このことは、多数の医学論文の批判検討を通して、「本件に現れた証拠関係に照らせば、以下のとおり、本件当時においては、被告人よりもエイズやＨＩＶに関する最先端の学問的知識に接し、専門性も高かったとみられる研究者においてすら、こうしたＨＩＶの特殊な性質に対する認識は乏しく、基本的には上記のような通常のウイルス感染症の枠組みで考えていたものと認められ」（判例時報社 2001: 123）るという議論から導かれている。すなわち、当時、ＨＩＶ／ＡＩＤＳについて高い確率でもってリスクを予見しえるだけの学説（理論）はまだ確立できていなかったという理解（観察・説明）である。

これに対して、非難言説は当時の安部英医師（ないし非加熱血液製剤を投与し続けた血友病治療に携わっていた多くの医師）の医療行為の妥当性について、科学的視点から問題にしようとする。このような非難は正しいのかもしれない。しかし、こうした非難で妥当性言説を論破することはできない。非難言説は、第一審判決が証拠として採用した論文を科学的に批判したり、証拠として採用しなかった論文が複数あったことをもって、論破しようとする。しかしながら、このことはＨＩＶ／ＡＩＤＳについて異なる見解があったことを示しているにしかすぎず、当時、ＨＩＶ／ＡＩＤＳに関する学説がすでに確立していたことを示すものではないからである。非難言説が他の論文を持ち出してきて、自らの正当性を主張するという行為自体が、逆説的に、複数の説が乱立していた状況を示す結果になっているとも見ることができる。当時、ＨＩＶ／ＡＩＤＳについてどのように理解されていたのかと問うたとき、こうした医療行為の妥当性をめぐる言説の対立から見えてくることは、ＨＩＶ／ＡＩＤＳについての学説の状況はいわば原因やメカニズムなどの究明期（もしくはいわば論争のただなか）にあって、学説としてはまだ確固として定まっていない不確実な状況にあったということであろう。

当時、ＨＩＶ／ＡＩＤＳに関する学説がまだ確固として定まっていない不確実な状況にあったとするならば、当然、医師にとっても、ＨＩＶ／ＡＩＤＳは不確実であるという認識であったはずである。あるいは、上で引用した西田恭治らの主張からもわかるように、医師の手元にあるデータでは少なくとも低い発症率を示していたため、「非加熱製剤を使い続けることによるエイズの危険性と非加熱製剤を使わないことによる出血の危険性およびQOLの低下を比較衡量」するならば、「非加熱製剤を使い続けることのほうがメリットが大きい」とみなした。つまり、HIV／AIDSは不確実であり、当時手元にあったデータから比較衡量をし、HIV／AIDSによるリスクよりも血友病のリスクのほうを重大であると判断したということである。

しかし、こうした妥当性の主張は、上で見た加沼戒三による非難で反論は可能である。また、HIV／AIDSについては不確実であったからこそ、HIV／AIDSのリスクのほうを重視するべきではなかったのかという主張もできる。例えば、浜六郎は、「まだウイルスが分離されていなかったので、対策をとることができなかったという釈明をよく聞く」と述べてから後、「毒の種類が分るまで汚染された井戸水を飲むのか」と議論を展開させ、HIV／AIDSのリスク見積もりの甘さを非難する（浜 2001: 104）。さらに、東京HIV訴訟の弁護士であった清水勉は、非加熱製剤の使用やHIV／AIDSなどにリスクを抱いていた血友病を専門としない「医師」――大河内一雄（肝炎研究者）――の法廷での証言を活用しながら、HIV／AIDSのリスク見積もりの甘さを非難する。それは以下のような非難である。

血友病専門医でない大河内氏は、クリオによる治療を提案した。法廷で次のように証言している。「危機意識と言っても、自分の危機意識と被告人ら血友病治療医の危機意識とはおそらく同じでないと思う。というのは、血友病患者の止血管理に当たる血友病治療医は、不十分な治療によって生じ得る障害の重さと、非加熱製剤を使用することによって生じ得るHIV感染やエイズ発症の危険とを総合的に考えて判断しなければならないが、自分の立場は、主に感染するかしないかの点のみから危機意識を持つことになるからである。自分は患者を診ていない立場で、文献等の情報に基づき発言したが、仮に患者を診ている立場であれば、同じ情報を持っていても、この人はどう、この人はどうという形で違う判断をしたと思う」。血友病専門医に押し切られたということである。が、「仮に」以下は重要な指摘である。大河内氏は、「この人はどう、この人はどうという形で違う判断をしたと思う」と述べているが、血友病専門医でこのような配慮をしていた者が一体何人いたか。血友病患者に後遺症の恐怖を煽り、非加熱濃縮製剤の利便性を強調し、だれかれ構わずひたすら大量消費を勧めていたのが、当時の大多数の血友病専門医だったのではないか。（清水 2001: 199-200）

また、必ずしも非難することを直截的な目的としていないと思われるけれども、科学社会学の視点からも、非加熱製剤によるＨＩＶ感染についての考察がなされている。[8] 藤垣裕子は、科学者にとっての妥当性境界と公共の妥当性境界の差異・ずれに着目し、考察している（藤垣 2003）。[9] すなわち、藤垣は、たとえば検察側は「科学者共同体がより厳しい根拠を求めて試行錯誤している時は、それを「公共」という接点で扱う医療においては「予防的観点から」、より厳しい基準で安全性判断がおこなわれなくてはならない」（同上：107）という考え方もとりえたのではないかと述べている。しかし、あわせて意思決定を導く妥当性境界の設定の難しさについても指摘している（藤垣の関心は、第一審判決に対しての非難というよりも妥当性境界の差異・ずれの方にあると思われる）。

ＨＩＶ／ＡＩＤＳのリスクを甘く見積もってしまって、非加熱製剤の使用とその継続という意思決定をおこなった医師に対する上述のような非難は、ＨＩＶ／ＡＩＤＳに関しての「リスク予防」という視点からみるならば、確かに妥当なもののように見える。しかし、はたして本当に「予防的観点」は働いていなかったのだろうか。あるいは、血友病の「リスク予防」という視点から見るならば、どのような結論（答え）を導くことができるだろうか。言い換えれば、非難言説ないし科学社会学の考察はＨＩＶ／ＡＩＤＳのリスクに言及するものの、「血友病のリスク」をどのように捉えているのだろうか。たとえば、上で非難言説が大河内証言を用いてＨＩＶ／ＡＩＤＳのリスクに対する甘い見積もりを非難していることを見たけれども、当の大河内は証言のなかで次のようにも述べていた。

自分には血友病の治療経験は全くなく、クリオ製剤に関する知識は原理的なもので、臨床の場でどのように使われており、どういう問題があるのかは知らなかったし、製造量や使用量も全く知らなかった。自己注射療法も、話としては聞いていたが、それが出血を防止するものか、出血をしたときに急いでやるものかということも知らなかった。したがって、エイズ研究班では、危険があることを文献的に発言するしかなく、血友病の現実の場での、いわゆるベネフィットとリスクを総合考慮してこうするべきだというまでのことは言わなかった。（判例時報社 2001: 157）

つまり、大河内は自分が血友病のリスクについてよくは知らなかった、もしくは知っていても文献上で知識でしかなく、未経験であったことを語っているのである。どうやらここには「ＨＩＶ／ＡＩＤＳのリスク　対　血友病のリスク」という難しい問題が潜んでいる（念のために記しておけば、ここで言うＨＩＶ／ＡＩＤＳのリスクとはあくまでも当時想定されていたリスクのことである）。

では、血友病のリスクとはどのようなものであったのだろうか。あるいは、血友病患者はどのような症状で苦しんでいたのだろうか。医師は、血友病のリスクを、血友病患者をどのように見（診）ていたのだろうか。詳細は第3章で述べる。事後的に、HIV／AIDSのリスクについての見積もりの甘さを非難することは簡単である。しかしながら、そうした捉え方では、血友病のリスクを等閑視することになる。HIV／AIDSのリスク見積もりの甘さを単に非難するのではなくて、結果としてHIV／AIDSのリスクよりも血友病のそれを重要視し非加熱製剤の使用とその継続という比較衡量（意思決定）をしてしまった医師の行為（認識）を社会学的に理解しようとするならば、医師がどのように血友病ないし血友病のリスクについて、あるいは血友病患者について認識していたのかを、すなわち、血友病治療の経験から構成された医師の「常識」＝医学の「価値と規範の複合体《エートス》」に注意を払わなくてはならない。

血友病患者という「当事者性」

しかしながら、少し議論を先どりすると、その医師の血友病治療の「常識」に対して、非難言説からの反論は可能である。

> 血友病に精通している者を血友病の専門家と言うのなら、血友病を自己管理している血友病患者も血友病の専門家ではないか。血友病患者の多くは、自分自身のことについては血友病専門医よりも専門家になっているのだ。（略）年齢を経るにしたがって徐々に自分自身の出血状況を把握し、どのような時点でどのような処置をすれば自分にとって合理的かを判断できるようになってゆく。（略）どれくらいの痛みのときにどれくらいの投与が必要かは、血友病患者自身がいちばん知っていると言ってよい。（略）一方、エイズの問題についてみると、血友病患者は素人だが、血友病専門医も結局は素人である。実際には、実際に生命の危険が晒される血友病患者を蚊帳の外において、エイズ問題の素人であり（だれもが素人

だったのだが）、エイズで死ぬことのない血友病専門医が、血友病治療の方針を決めてしまった。（清水 2001: 176–178）

また、血友病患者はまさに自分自身が血友病であるから、自分自身の出血状況は理解できるし、医師は必要以上に「血友病患者に〔関節内出血などによる〕後遺症の恐怖を煽」ったといった具合に。民事裁判における薬害訴訟の原告の証言として、血友病患者自身が医師に血友病の後遺症のことで脅されたということを語っていたようである。そのことを受けて、非難言説は、患者自身は「非加熱濃縮製剤も自己注射も必要としていなかった」にもかかわらず、「非加熱濃縮製剤の危険性が強く疑われるようになっていた時期に、血友病専門医に押し付けられた」（清水 2001: 189–200）と、医師を非難する。すなわち、血友病患者の「当事者性」の視点から、医師の血友病治療の「常識」を非難するのである。

しかし、血友病患者の非加熱製剤やＨＩＶ／ＡＩＤＳのリスクに関する意識は必ずしも一つにまとまっていたわけではない。患者一個人のなかにも微妙な意識の差異も見ることができるし、患者間での差異も見ることができる。個人意識のなかでの差異の例を示そう。血友病の患者会のリーダーを務め、東京ＨＩＶ訴訟の原告の一人でもあった人物で、草伏村生という人がいる。草伏自身、重度の血友病患者であり、血友病治療のために用いられた非加熱製剤によってＨＩＶに感染し、ＡＩＤＳを発症して亡くなった人でもある。草伏は、『冬の銀河』という自伝的手記のなかで自らの血友病とＨＩＶ／ＡＩＤＳ闘病経験を綴っている（草伏 1993）。草伏は、血液・血漿による治療から血液製剤（クリオ製剤、非加熱製剤、加熱製剤）による治療まで、血友病治療が激烈に変化した時期をまさに自分の体でもって経験した人である。草伏は以下のように述べている。

私がＤ内科で一回の関節内出血の治療に２５０単位の濃縮製剤を射っていた１９８３年の秋に、私の町に住む血友病の中学生が、右の足首の関節が踏み立つと痛くて歩けないと訴えてきた。（略）私は10余年にわたって整形外科へ通った経験から、彼は足首に補装具をつけて痛みがとれるまで安静を保つように言われると思っていた。しかし、彼は毎日７５０単位の濃縮製剤を注射するように指示されて戻ってきた。（略）連日７５０単位も射てば、血液中の凝固因子量は健常児と同じレベルを維持することができる。血友病は骨自体に病変を作る病気ではないのだから、出血さえなければ、彼の関節の不調（歯車がきしんでいる感じ）は自然に回復する。それは大量療法による副作用は許容できるというに体験に裏打ちされた治療法だったろうが、私には邪道に思えた。（草伏 1993: 80–81）

予防投与とは血液製剤を連日ないし一週間に三回程度定期的に輸注することで、関節内出血を防ぐという治療法である。出血を繰り返したために関節が炎症を起こしてしまい、いっそう出血が起きやすくなっている患者には、そういう治療が必要になる場合もある。しかし、出血がなくても血液製剤を撃ち続けるという治療は、製剤の浪費でしかない。通常の血友病の関節内出血の治療は、出血に気づいてから血液製剤を注射することで充分間に合うのに、（略）予防投与が（略）拡大適用されていたのだ。（草伏 1993: 81–82）

これらは当時（１９８０年代前半）おこなわれていた血友病治療に対する非難として読むことができる。しかし、他方で、草伏は次のようにも述べている。

会議で「Kヘモフィリア友の会」のWに会った。彼は１０００単位の濃縮製剤を1カ月に20本以上使用するそうだった。あるときは店のシャッターを自分の足の上に落としたが、高単位製剤を複数本連結して注射したらなんともなかったというような話を熱心にしていた。私にはそんな話がうらやましかった。２５０単位注射しただけの私の左臂部の内出血は、まだキリキリと痛んでいて止血していなかったからだ。（草伏 1993: 74-75）

これは血友病治療への評価（肯定的意見）として読むことができるだろう。このように草伏の血友病治療（ないし非加熱製剤）についての意識は両義的である。

また、血友病患者間でも意識に差異を見ることもできる。例えば、１９８３年の夏、血友病患者会の全国組織である全国ヘモフィリア友の会が血液製剤の安全性確保を求める要望書を旧厚生省に提出する（ただし、旧厚生省に出された要望書には、友の会のメンバーが知らないうちに、「治療の後退はさせずに、血液製剤を供給すること」という条項がもりこまれてしまったようである）。このことは血友病患者たちが血液製剤に関して危機感があったということである。しかし、もう一方で、ある血友病患者は１９８３年の初秋に雑誌のなかで次のように述べている。

わが身の問題として、ＡＩＤＳには関心もあり、不安も感じます。でも、日本では、ＡＩＤＳの認定患者が出ていない以上、大騒ぎしてもあまり意味がないのでないでしょうか。それより、わずか5千人から7千人の血友病患者のために、ＡＩＤＳに感染するのはイヤだといって、米国からの血液製剤の輸入禁止を〝健全な第三者〟がいい出すようなことがあればそのほうがよほどおそろしい。とにかく、ＡＩＤＳ騒動を機に、血友病患者という社会的に弱い立場のものを追いつめるような風潮が生まれることに強い不安を感じます。（「安全な血液確保をと血友病患者の会が厚生省にＡＩＤＳ対策を要望」『週刊ポスト』１９８３年9月2日号、54－55頁）

このコメントはどちらかと言えば、非加熱製剤の必要性を説いているとみなすことができるだろう。すなわち、当時、患者同士の間でもＨＩＶ／ＡＩＤＳのリスクについての意識には差異があったのである。確かに「当事者」性をもって医師を非難することは可能ではあろう。そのことは否定できない。しかし、その「当事者」である血友病患者自身の意識にも差異があったことに留意しなくてはならない。

3　むすび

本書のいいたいことは、非難言説が科学的妥当性を持っていないということではない。また、医師の認識（行為）には科学的妥当性があったということを主張したいわけでもない。繰り返しになるけれども、今一度、注意を喚起しておく。

これまでの議論から、「ＨＩＶ感染問題」には医師の「常識」＝医学の「価値と規範の複合体《エートス》」が働いていたのではないかということが見えてきた。以下の後続の章において、そうした医師の「常識」がいかに働いていたのかを明らかにしていく。

第3章　血友病治療に関する医師の認識

1　はじめに

本章の目的は、血友病を治療するということについて医師がどのように認識していたのかを、歴史的・社会的文脈から捉えることにある。この考察によって、1980年代前半、非加熱製剤を用いての血友病治療がどのような意味を持っていたのかも見えてこよう。言い換えれば、「1980年代前半、HIVに感染する危険性があったにもかかわらず、なぜ血友病治療に非加熱製剤が用いられたのか？」という「薬害エイズ」においてしばしば語られた問題を考えるにあたっての補助線を引くことができると思われる。「血友病を治療することがどのように認識されてきたのか」ということを、大きく4つの論点から見ていく。その4つの論点とは、

①「クリオ以前」の血友病治療（時期としては1960年代前半までの治療）、すなわち、血液・血漿の輸注による治療がどのように認識されていたのか。

②血液製剤の臨床現場への導入によって、血友病を治療することが、血液・血漿の輸注によるときと比

較して、どのように捉えなおされたのか。
③新しい血液製剤、すなわち、非加熱製剤が臨床現場に導入されたとき、血友病治療に関する認識が、さらにどのように展開されていくことになったのか。
④血液製剤を使用することにともなう副作用、とくに肝炎への感染がどのように認識されていたのか。

である。以下、それぞれについて見ていく。

2 困難な血友病治療

「クリオ以前」＝1960年代前半まで、血友病の治療は血液・血漿の輸注を主たる方法としていた。しかし、血液・血漿のなかに含有する凝固因子量はごく限られたものであったために、この方法で止血することは容易ではなかった。とくに出血が多い（ひどい）場合、止血するためには大量の血液・血漿を輸注しなくてはいけなかった。しかしながら、止血目的とはいえ、一度に血液・血漿の大量輸注をおこなうことはできなかった。なぜならば、大量輸注は血友病患者の循環系に対して過度の負荷を与えてしまい、逆にそうした輸注によって危険な状況に陥らせることになるからであった。そのため血液・血漿の輸注による止血は困難を極め、「クリオ以前」の医学論文にはしばしばそうした血友病治療の難しさの吐露が記述されていた。

血友病あるいはこれに似た状態のヒトに対する外科的処置を如何にするかということはずっと昔から常

に当事者を悩ました問題であって現在にいたるもまだ確実な方法というべきものはないというのが現状である。すなわち、外科処置をうける血友病患者の発病率ないし死亡率は高く、単なる抜歯からでも重大な出血素因の現れることがある。（略）血友病患者で出血が始り、患者がその部位に膨脹あるいは疼痛を訴えて来たときに、いかにこの出血を止めるべきかと悩み、その効果を上げることの困難さを感得するのは、ただに内科小児科医だけでなく、整形外科医、耳鼻科医などほとんど全科の医者のひとしく経験せられていることであろう。（安部 1960: 504–506）

また、以下のような記述もある。

近年抗血友病性グロブリン又は乾燥血漿、大量の輸血により血液凝固時間の短縮をはかり血友病患者の外傷、炎症等に対する手術が行われているが多くは死の転帰をとり中尾はこれはとても効果は一時的であり、患者により血液中に抗凝血物質が発生する場合があると述べており、結局現在尚血友病に対しては決定的な治療法はなく悲観的である。（木城他 1957: 826）

上の「いかにこの出血を止めるべきかと悩み、その効果を上げることの困難さを感得する」であるとか、「結局現在尚血友病に対しては決定的な治療法はなく悲観的である」といった血友病を治療することの苦悩や難しさを吐露する記述を、裏づけるようなデータがある。

１９３９年（昭和15年）迄に死亡したものを第Ⅰ期として、１９４０年以後１９６８年迄（昭和16－43

年）に死亡したものを第Ⅱ期として、各々の死亡年令別例数を求めると血友病Ａ及びＢにおいて第Ⅰ期8例、第Ⅱ期34例であった。これにより平均死亡年令を求めると第Ⅰ期10・2年、第Ⅱ期10・9年となり、第Ⅱ期において第Ⅰ期と比べほとんど差は見られなかった。（吉田他 1969a: 628）

こうした平均死亡年齢の低さ――「10・2年」ないし「10・9年」――は、当時の血液・血漿による治療効果がいかに限られたものであったのかを垣間見せるものである。つまり、どんなに医師が血友病患者を治療してあげたいと思っていたとしても治療しえないような状況があったことが見えてこよう。

3　血友病治療に関する認識の激変

血液製剤の出現および臨床現場への導入によって、血友病治療に関する医師の認識は一変した。たとえば以下のような記述がある。

これを使用すれば確かに血友病Ａの出血傾向は阻害でき、止血はもとより大きい手術さえも可能となった。古くより血関節およびこれにつづく関節の強直、機能障害は血友病患者にとり最大苦悩の1つであるが、この血関節も本ＡＨＧ液の輸注により関節内出血の採出が可能となり、機能不全の遺る程度も率も低くなって本製品は血友病Ａ患者にとり絶大な福音ともいうべきであろう。（安部他 1967: 2389）

この上の記述で、とくに着目したいのは「絶大な福音」という言葉である。この「絶大な福音」という言葉を、血液製剤によって治療が可能となったことへの高らかな宣言として見てとることができよう。そしてまた、血友病治療において今後取り組むべき課題（たとえば関節内に出血した血液の採出といった治療）にまで踏み込んだ言及がなされている。つまり、「クリオ以前」において血友病の治療は難しいとされていたのに対し、血液製剤の出現および臨床現場への導入によって血友病の治療は可能であるとするほうへと、医師の認識は劇的に変化したのである。

こうして血友病は治療しうるとする認識は、血友病治療における主要な流れとなっていった。そして、一歩踏み込んで、侵襲的な外科的治療でさえもおこなうことができるようになったと認識されるようになっていった。

> 最近では血友病の出血管理も抗血友病グロブリン製剤の進歩により容易になってきた。外科的な治療も現在では、たとえいかなる大手術でも適当な補充療法を行えば、出血の危険を心配することなしに手術が可能となってきている。血友病の手術例は、血友病に由来する関節血腫、頭蓋内出血などの手術のみならず、血友病に併発した疾患の手術、たとえば虫垂炎手術、甲状腺摘出手術、摘脾等もすでに報告されている。（略）補充療法が十分に行われていれば、血友病といえども、外科手術の適応は一般の場合と何ら異ならない。術前、術中、術後にしかるべき補充療法を行えば、いかなる手術も可能である。（山田他 1972: 107-109）

血友病の補充療法が進歩して、外科方面への応用が著しい成果をあげつつある。はじめ整形外科的治療を主体として演題を募集したところ、予想外に演題が集り、これと腹部外科、脳外科の部門に分けて、御演題をお願いすることになった。血友病に対する手術の考え方に相当の転換をもたらすものと信じて疑わない。(吉田 1976: 773)

また、単に止血するだけでなくて、たとえば血友病患者が頻発する臨床的症状の一つである関節障害(関節内出血を繰り返すことで、関節が破壊され強直して生じる)を防ぐために、早期治療の必要性も述べられるようになった。

血友病患者の四肢の関節内出血や筋肉内出血は、欠乏因子の補充療法により、容易にコントロールできるようになったが、これらに伴う関節の拘縮や変形等の機能障害に対しては、欠乏因子の補充療法を主とする出血に対する治療のみでは解決されるものではない。(略)出血の初期から機能障害の予防と、できあがった障害の回復に対する治療計画を立てる必要がある。(略)小児の場合は加令とともに関節や筋肉内出血を経験する回数が多く、それに伴う関節症の grade も高くなる傾向があるために、これらの出血に対しては、迅速な欠乏因子の補充療法による止血と早期からリハビリテーションの立場に立った治療計画がなされる必要があり、そのためには血液内科専門医との協力態勢を確立し、同時に患者および周囲の人たちに対し本症を十分に理解させ治療に協力させるよう指導することが急務であると思われる。(檜山他 1972: 805–806)

ところで、早期治療もまた対処療法であることにはかわらない。早期治療からさらにもう一歩踏み込んで、出血そのものを最小限に防ぐ「予防的投与(療法)」についても記述されるようになった。

凝固第Ⅷあるいは第Ⅸ因子がきわめて少ないか全く欠如している重症血友病に較べて、たとえ正常の数パーセントでも凝固因子を保有する患者は出血の頻度や後遺症の重症度に大きな差が認められ、この生活活動は前者に較べて著しく高い。つまり欠乏因子の血中濃度をこの程度保てるなら補充療法は出血の予防として有効と考えられる。第Ⅷ因子の生体内半減期は約10時間、第Ⅸ因子のそれは30時間であるので、因子濃度を正常の5～1パーセントに保つには週2～3回の補充療法を続けねばならない。血友病Aの患者にこのprophylaxis〔「予防的投与（療法）」〕を1～3年にわたって行なったところ出血頻度の明らかな減少を見（略）とする報告がある。（風間 1972: 161）

これらの記述から、早期治療や予防的投与（療法）の重要性が高まりつつあったことが見えてくる。そして、さらなる展開が起こることになった。早期治療や予防的投与（療法）をより良くおこなうために、家庭療法（自己注射療法）が次の検討課題として持ち上がったのである。家庭療法は、家庭療法に対して肯定的な意見を持つ医師によって、取り入れる動きが出始めた。[1] ただし、血友病患者本人やその家族が輸注をおこなうことは医師法に抵触する恐れがあったために、あくまでも内々であった。１９７８年、旧厚生省は家庭療法に関する研究を認めた（実験的に家庭療法をおこなうことを許可した）。家庭療法の認可へ向けての「地ならし」が始まったと言えるのかもしれない。そのあたりのいきさつについて山田兼雄は次のように述べている。

血友病の患児で出生時に頭蓋内出血を経験し、脳性小児麻痺になっている例で、注射治療をもっとスムースに実施したいという相談をうけた。この患児は2才であるが動くことができず、家族が注射のために患児を病院まで運ぶのに大変苦労していた。この患児は動かないので静注は非常に容易であった。この症例の母親に home infusion を教えて試みた結果、成績は大成功であった。それから、この症例に類似したどうしてもやむをえない例に少しずつこの方法を適用していった。そのうち厚生省の血友病の班研究のテーマにとりあげられてこれを実験的に施行することが公に認められるに至った。(山田 1981: 297)

そして、1979年9月に、旧厚生省は「自己注射は医師法上の問題はない」という事実上家庭療法を許可する見解を出すことになった。また、1983年2月には健康保険の適用もされるようになり、治療方法として軌道にのることになった。

4 「極めて好適な製剤」としての非加熱製剤

1970年代後半、非加熱製剤(第Ⅷ因子製剤)の臨床現場への導入が始まった。非加熱製剤を医師はどのように認識していたのであろうか。たとえば以下のような記述がある。

血友病Aに対して、本邦では従来 cryoprecipitate(CRYOと略)の輸注が行われているのが現状であるが、これには第Ⅷ因子蛋白体以外の蛋白も多量に含まれており、また輸血セットを用いて点滴静注しなければならぬ不便さもある。(略)さらに精製濃縮され、しかも直接静注出来る第Ⅷ因子製剤 factor Ⅷ concentrate といわれるKOATE(Cutter Lab. 社)の試供を受け、若干の基礎的な検討と、(略)血友病Ａの３症例に対する治療効果を観察する機会を得たので報告することにした。（略）ＫＯＡＴＥとＣＲＹＯとを比較するに、第Ⅷ因子活性力価１単位当りの fibrinogen 量は、（略）同一単位の第Ⅷ因子活性力価では、ＫＯＡＴＥ中の fibrinogen 量はＣＲＹＯ中のそれの２／３に過ぎない。しかもＫＯＡＴＥには albumin が殆んど含まれておらず、第Ⅷ因子は極めて高濃度に濃縮されている。加うるにＣＲＹＯは点滴輸注を余儀なくされるのに対して、ＫＯＡＴＥは直接静注による輸注が出来るなど、その利点は極めて大きく、優れた第Ⅷ因子濃縮製剤といえる。（略）ＫＯＡＴＥは直接静注による輸注が可能で、しかも従来の第Ⅷ因子製剤に比べて第Ⅷ因子活性力価が極めて高く、かつ fibrinogen 含量が比較的少いので、第Ⅷ因子補充療法には極めて好適な製剤といえる。（白川他 1977: 3045-3054）

見てわかるように、クリオ製剤のデメリットと非加熱製剤のメリットとが対照的に並べられ、記述されている。[2] 上の記述を補足しながら、クリオ製剤のデメリットと非加熱製剤のメリットについてまとめてみる。

クリオ製剤のデメリット：

①１㎖あたりの第Ⅷ因子量が少ないこと（低単位であること）。

②点滴によって輸注しなければならないこと。[3]

③フィブリノゲンやその他凝固に関係する因子を含有していたので、血流学的・止血学的な問題などがあったこと。[4]

非加熱製剤のメリット：

①１mℓあたりの第Ⅷ因子量が多いこと（高単位であること）。

②１mℓあたりの第Ⅷ因子量が多いことで、輸注する総量が少なくなり、静脈注射で輸注できること。[5]

③他の凝固に関係する因子の含有を少なくしたこと（第Ⅷ因子に純化したことで）で、血流学的・止血学的な支障をきたす危険性が低いこと。

つまり、非加熱製剤はクリオ製剤のデメリットを小さくした（もしくはなくした）、より効能の高い製剤として評価されたのである。反対に、クリオ製剤は使い勝手が悪い過去の製剤という評価を下されることになった。上で見たように、血友病治療における主要な考え方は、血友病を（積極的に）治療すること、とくに血友病特有の症状――たとえば関節障害など――をできるだけ防ぐことであった。非加熱製剤は血友病特有の症状を防ぐのにうってつけの製剤、まさに望んでいた「極めて好適な製剤」であった。非加熱製剤の臨床現場への導入をうけて、１９８０年代前半の血友病治療に関する記述は以下のようになされることになった。

血友病の治療は、血液成分分画製剤、ことに第Ⅷ因子ないし第Ⅸ因子濃縮製剤の開発により、その効果が確実となるとともに奏効の程度も速さも著しく改善された。そしてこれまで困難とされてきた外科的手術や頭蓋内出血に対する治療も容易に行われ、今やこれら血液製剤の合理的な利用は、本治療の中心的課題となるに至った。（安部 1983a: 2331）

あるいは、次のようにも述べられていた。

血友病の治療は高単位濃縮製剤の開発に伴い飛躍的な進歩をとげてきている。予防的投与を含めた家庭治療の導入などにより早期出血管理がなされ、血友病患児の社会への積極的参加が可能となってきた。(三間屋 1983: 830)

これらの記述は1980年代前半の医学論文においてしばしば見ることのできるものである。すなわち、1980年代前半、それだけ非加熱製剤を用いての治療があたり前のことになっていたということである。「極めて好適な製剤」である非加熱製剤の臨床現場への導入と関連していると思われることがらがある。それは、頭蓋内出血治療に関する記述の変化である。頭蓋内出血は中枢部位での出血であり、いわゆる「普通の人」にとっても、危険な出血である。血友病患者の場合、凝固因子を欠くために、治療をおこなううえでも、また予後においても、「普通の人」よりもなおさらやっかいな出血となる。したがって、頭蓋内出血は血友病の出血のなかでももっとも注視されなくてはならない出血の一つであったし、今でもそうである。血友病患者において頭蓋内出血はまれに起こる出血というわけではない。たとえば1980年代初頭における血友病患者の頭蓋内出血頻度について、以下のような記述がある。

血友病における頭蓋内出血の頻度は報告者によって多少の差異はみられるが、全血友病患者の2・2%−13・8%で頭蓋内出血がみられる。小児例を対象に調査したわれわれの結果では、18%に頭蓋内出血がみられ、小児では血友病全体での頻度に比してより高頻度に頭蓋内出血がおこり得ることを示してい

る。（飯塚 1981: 398）

中枢部位からの出血であることから、「外傷例や出血を起こしてから治療開始までの期間の長いものは予後不良」であり、「頭蓋内出血は早期診断早期治療が重要」であった（三間屋他 1982: 279）。実際、１９７０年代後半において、血友病における頭蓋内出血は「わが国の血友病の第一位の死因」（飯塚他 1978: 248）でもあった。

そのような危険な内出血である頭蓋内出血の治療に関する記述として、以下のようなものがある。

この種疾患の死因として頭蓋内出血は看過できない一大要因であり、またその手術成績は血液凝固研究の進歩と共に上昇しつつあるがなお問題が多い。しかしＡＨＧ濃縮製剤の適切な投与と細心の注意の下で積極的に手術を行うことが重要であると考える。（後畠他 1971: 1429）

しかし実際頭蓋内出血を来たした血友病患者に遭遇した場合、その開頭術に踏み切るにはなお問題も多く、その施行に消極的にならざるを得ないことも確かである。しかし手術侵襲を可及的に小さくし、抗血友病性グロブリン濃縮蛋白を駆使し、万全の対策をたてるならば、その開頭術も可能である。（略）適切なＡＨＧ使用方法により、その開頭手術も可能であり、機を逸せず、積極的に手術を行うべきと考える。（宇根岡他 1974: 583–587）

１９７０年代前半の記述においても「積極的」な治療をおこなうべきであることが書かれている。他方で興味深い記述もなされている。その記述とは、血液製剤の「適切な投与と細心の注意の下で」であるとか、「手術侵襲を可及的に小さくし、抗血友病性グロブリン濃縮蛋白を駆使し、万全の対策をたてるならば」というような治療にあたっての留意事項の併記である。このことは、「積極的」な治療をおこなおうとするならば、慎重には慎重を重ね「万全の対策」のもとでなされなくてはならないと認識されていたということであろう。言い換えるならば、血友病患者の頭蓋内出血治療はまだまだ容易にはおこなうことができない危険な治療として認識されていたということである。

しかし、１９７０年代末以降、「万全の対策」をたてることといった治療をおこなう際の留意事項の記述や治療の難しさを吐露するような記述はなくなる。そのかわりに、以下のような記述が見られるようになる。

> 最近は、血液製剤が容易に入手でき、充分な補充療法が可能となり、血友病の頭蓋内出血に対しても積極的な治療がなされている。（略）脳外科手術例の死亡率は約36％と高いが、これは補充療法が充分でなく、止血コントロールがうまくできずに、出血多量または再出血で死亡した例が多いようである。現在では、血液製剤もより簡単に入手でき、充分な補充療法が可能であり、手術の適応は、出血傾向のない症例と同様に考え、積極的に治療すべきであろう。（飯塚他 1978: 248–251）

> 高度濃縮因子製剤等の開発により十分な止血管理が可能な現在、血友病の外科的適応は全く出血傾向のない症例と同様に考えて良いものと思われる。（木下他 1980: 608）

このような記述から、血友病患者における頭蓋内出血治療は、「普通の人」が頭蓋内出血をおこした場合と区別することなく同じようにできるようになったことが窺える。つまり、1970年代末ぐらいに血友病患者の頭蓋内出血治療はほぼ軌道にのり、適正な補充療法をおこないさえすれば治療可能な内出血であるとする認識がかたちをとり始めたのである。こうした認識をかたちづくった要因の1つが、非加熱製剤であったと思われる。上述したように、非加熱製剤は当該の凝固因子の純度が高められ、かつ含有する凝固因子量も高量であったので、非加熱製剤以前の血液製剤に比べて止血管理をより容易にした。上の「高度濃縮因子製剤等の開発により十分な止血管理が可能な現在、血友病の外科的適応は全く出血傾向のない症例と同様に考えて良いものと思われる」という記述のなかに、非加熱製剤が血友病患者に対する外科的治療（頭蓋内出血の治療も含む）にいかに寄与したのかを読みとることができよう。言い換えるならば、それだけ非加熱製剤は血友病治療に不可欠なものとなっていたということでもある。1980年代前半、非加熱製剤を用いて血友病を治療することはあたり前になっていたことが見えてくる。

5 「目をつぶる」べき副作用としての肝炎

血友病患者は、その治療過程のなかで、肝炎――「血清肝炎」、現在のB型肝炎およびC型肝炎（当時、非A非B型肝炎と呼ばれていた）――など血液を媒介にして感染する感染症に罹患することが多かった。たとえば、クリオ製剤による治療期における医学論文の記述には、以下のように記述されていた。

次に避けられないものとして、輸血後肝炎が挙げられる。われわれの血友病A患者では、新しく治療を開始した患者のほぼ全例に肝炎が見られている。しかし殆どが無症状であり、約4カ月以内に改善している。（略）血友病Bについてのデータは少ないが、矢張り肝炎は必発で、発黄する者が血友病Aより多い結果を得ている。出血の重大性から考えて、現段階では、肝炎にも目をつぶり、血液製剤を使用することになろう。一方、出来うる限り供血者の選択を行ない、少しでも危険の少ない製剤を使用するよう努めるべきであろう。（長尾 1974: 967）

見てわかるように、肝炎は「必発」であったけれども、他方でその症状は「殆どが無症状であり、約４カ月以内に改善してい」た。肝炎に感染するからといって、クリオ製剤などの血液製剤が使えないとすれば、かつてのような血友病を治療しえない困難な状況に戻ることになりかねなかった。当然のことながら、供血者が肝炎感染者であれば血液・血漿からでも肝炎に感染しうるわけであり、他の代替する治療方法は無きに等しかった。その意味から、クリオ製剤などの血液製剤は血友病治療に不可欠な製剤となっていた。「殆どが無症状であ」ったとする肝炎の症状と当時の血友病治療の状況とが、もしくは肝炎と血友病治療に対しての認識が、肝炎に対して「目をつぶ」るという姿勢を医師に取らせることになったと思われる[6]。そして、こうした認識のなかで、１９７０年代後半、非加熱製剤が臨床現場に導入されることになった。

非加熱製剤は数千人から数万人分の血漿をプールして作られていた（当時、ウイルスのスクリーニング処理技術や加熱処理技術を欠いていて、ウイルスの不活性化はできていなかった）。つまり、供血者の１人でも何かしらのウイルスに感染していると、当該ウイルスに汚染された製剤が作られる可能性が高かった。クリオ製剤の場合、少数の供血者から作ることが可能であるので、供血者のコントロール（スクリーニング）さえおこなえば、ウイルスに汚染されていない製剤を作ることができた。この違いにより、非加熱製剤は、その製造方法のあり方によって、クリオ製剤よりも肝炎などの感染症に感染する確率が高いというリスクを内包していた。[7] 肝炎に対して本格的に目が向けられるのは１９８０年代に入ってからであった。

わが国では欧米に比べこの問題〔肝炎などの肝疾患〕の解決に対する姿勢が消極的で、現状では回避できない副作用として片づけられる嫌いがある。しかし、血友病患者にとって慢性肝炎は重大な問題であり、今後疫学調査や病態解明に積極的な姿勢が求められよう。特により clean な製剤の開発ならびに非Ａ非Ｂ肝炎ウイルス検査方法の確立が、早急に望まれる次第である。また、血液製剤使用にあたっては頻回治療を要さない軽症型血友病患者や乳幼児などは可能な限り輸血センター製造、あるいは自家製 Cryo を使用すべきである。さらに最近、高単位製剤が開発され実用化に至っているが、それに伴う肝炎の合併率が高まることが考えられ、十分監視する必要がある。そのためにも、ある一定の方針のもとに prospective study を特に新患例においておこなう必要があろう。また今後の対策として、新患例に対し、とりあえずＨＢＶ死菌ワクチン接種の確立がいそがれる。〔麦島他 1980: 1367–1368〕

上の「わが国では欧米に比べこの問題の解決に対する姿勢が消極的で、現状では回避できない副作用として片づけられる嫌いがある」とする記述に、ここでは着目しよう。この記述から、少なくとも１９８０年代に入るまで、肝炎は目をつぶるべきことのままであったと言えるだろう。言い換えるならば、非加熱製剤を用いて血友病を積極的に治療すること、とくに関節障害などの血友病特有の症状をできるだけ防ぐことが、血友病治療において　最優先であったのである。

６　むすび

１９５０年代末からＨＩＶ／ＡＩＤＳがまだ問題とはなっていなかった１９８０年代初頭までのタイムスパンで、血友病を治療するということについて医師がどのように認識してきたのかを、とくに血友病治療における非加熱製剤への評価を、明らかにしてきた。１９８０年代前半にＨＩＶ／ＡＩＤＳが現れるまでの間、血友病治療ないし血液製剤の歴史は「進歩」の歴史であった。その進歩を具現化したものこそが非加熱製剤であった。非加熱製剤は「極めて好適な製剤」として認識された。非加熱製剤が肯定的な評価を受ければ受けるほど、クリオ製剤などの過去の製剤は反比例して否定的な評価――使い勝手が悪い・欠点の多い過去の遺物――を被ることになった。

不運にも、非加熱製剤を使って血友病を治療することがまさにあたり前になった、言い換えれば、過去の製剤を使用することが時代への「逆行」となった１９８０年代前半に、ＨＩＶ／ＡＩＤＳが現れてしまった。非加熱製剤の使用があたり前であったために、結果的に多くの血友病患者をＨＩＶに感染させてしまった。これは単純な見方なのかもしれない。すなわち、非加熱製剤の使用によって血友病患者にＨＩＶの感染が起ころうとしていた時に、ＨＩＶ／ＡＩＤＳについてはどのように認識されていたのかということも明らかにされなくてはならないだろう。後続の章で、そうしたＨＩＶ／ＡＩＤＳに関する認識のありようについて見ていく。

以下、補節として、当時の血友病ないし血友病治療について、医師が聞き取り調査のなかでどのように語っているのかということと、血友病患者が自身の疾患（ないし病い）についてどのように認識していたのかも見ておく。この補節により、血友病ないし血友病治療について、医師がいかなるリアリティを持っていたのかということがさらに明確になると思われる。

補節1　血友病ないし血友病治療についての医師の語り

非加熱製剤は1970年代末に導入された。非加熱製剤によって、血友病治療はより容易となった。非加熱製剤がなく、血液・血漿やクリオ製剤などの凝固因子量が少なく当該の凝固因子以外の他のタンパク質なども含有していた血液製剤で治療をしなければならなかったころの治療について、Ad医師は以下のように語っている。

Ad：いやー印象はね。やっぱり、ほとんどの方が関節症を起こしてましたからね。そして、Hr病院ではもう何十年も歩けないとかね。あるいは歩けなくなった人が来るわけですよ。ね、来てね、そして整形に行くの。われわれもね、結果的に一緒になって診て。補充療法しながらね、どんどんどん歩けるようにしていってね。（略）やはりぼくは非常にね、血友病の患者さん診てて、これは大変だなーと思いましたよ、最初の頃は。つまり高単位濃縮製剤が出るまえの時代でね。AHFっていうのがあるんです。中間濃縮製剤があったんです。（略）要するにAHFの時代ですからね。それでもやっぱりけっこう点滴でね、100ccの点滴入れたり、それから時間かけてやったり、アレルギー反応でたりね、副作用けっこうでてましたよ。けっこう。だから、あー大変だなーと。このごろ家庭治療なんか当然できないし、というようなね。だから、大変な病気だなーと理解してましたよね。（輸入血液

製剤によるＨＩＶ感染問題調査研究委員会編 2009b: 71-72）

止血することが容易ではなかったために、関節内出血によって関節障害が起こってしまい、歩けなくなってしまっていた患者などを診〔見〕て（また、血液製剤の輸注による「アレルギー反応」などの副作用も起こっていたことも見ていた）、Ａｄ医師は血友病が「大変な病気」であることをまさに見知っていた。そして、血液製剤の進歩によって、「どんどんどん歩けるようにしてい」くことも経験していた。Ａｄ医師にとって、非加熱製剤とは歩けなかった患者が歩けるようになることを可能ならしめる治療薬であった。また、非加熱製剤によって、頭蓋内出血に対応できるようになったとも、Ａｄ医師は考えている。

Ａｄ：〔頭蓋内出血の可能性が〕ありますね。だからたとえばね、頭打ったと。で、すぐに製剤を打つわけですね。濃縮製剤。それはでも、起こさなかったかもしれないけど、防いだ可能性もあるんですよね。早期投与。それはあるんですよ。そういうことはね。だからよく、症状がでてからでもいいじゃないかという、特に頭蓋内出血においては、症状がでたらもう手遅れで、治っても後遺症残しますね。ここあんまり議論されなくて。だからそれを全部切り換えてたら、いや、そこで亡くなる人もいたと思うんですよね。でもその数と、エイズで亡くなる人は違うんじゃないかと。それは後で言えることでね。ですよね。で、いまエイズで亡くなる人は少なくなりましたよ、明らかに。発症しなくなりましたよ。発症というか、薬ができて。だから時代時代によって、違ってきますよね。だから、そのときにいかにベストを尽くしたか。そのときの状況のなかで、いかにベストを尽くしたかどうかっていうことを議論すべきであってね。後になって振り返って、あとこうだったから間違いだろうと、もう少し早くすべきじゃなかったかという議論もけっこうありますよね。それ先見性がなかったんだとかね、よく。(輸入血液製剤によるＨＩＶ感染問題調査研究委員会編 2009b: 75)

非加熱製剤の使用がなければ、亡くなっていた血友病患者が何人もいたであろうということが、Ａｄ医師の「実感」である。こうした「実感」をもらしているのはＡｄ医師だけではない。Ｃｄ医師は「血友病の医者のつとめはやっぱりね、関節障害を起こさないとか、それから頭蓋内出血を起こして死んじゃったりとかしないということが、やはりつとめであった」(輸入血液製剤によるＨＩＶ感染問題調査研究委員会編 2009b: 380) と端的に語っている。

Ｂｄ医師は、非加熱製剤の導入によって、単に止血するだけではなく、血友病患者のＱＯＬを重視するという、もう一歩踏み込んだ治療に移行しようとしていたことを語っている (血友病患者のＱＯＬということは他の医師も語っている)。

Ｂｄ：今から考えればうちの方反省しなきゃいけないんですけども、とくにうちの場合には血友病性関節症を悪くしないという、血友病の患者さんというのは大きく出血の痛みだとかそのために休まなけりゃいけないだとかいうこともありますね。それからもうひとつは、関節のなかに出血を繰り返すために、当時の年配の患者さんはほとんどが、重症の血友病の患者さんは、膝がまがんないだとか、血友病の関節症の問題をかかえていてですね、血友病の関節症の問題を、われわれの、なんていうか治療のターゲットにして、それをなんとかしようという。そのためには早めに注射する。時間が経ってから注射した場合には、いったん血液が関節のなかに出てますと、ひくまでには時間がかかりますよね。注射はあくまでそれ以上出血しないようにさせることができても、出てしまった血液には無力なわけですね、自然に吸収されるまでまたないといけないということで、そういったことから、早期輸注ということを強調していた。そうするとやっぱり早期輸注やるには家庭でやるのが非常に便利な方法ですよね。といっても、患者さん自身にしてみると、静脈の中に注射するというのは、非常に恐いですよね。逆にいうと、動機、モチベーションというんですかね、動機付けをするのに、実際に患者さんがやって、こんなにやると楽になりますよ、ということを、サマーキャンプなんかでもって話をしてもらったという意味では、家庭注射を普及させようということに、サマーキャンプを使ったと。それだけの目的で、サマーキャンプをしたわけじゃありませんけども、全部じゃありませんけどね、かなり家庭注射をする人がひろがっていったのは、事実です。（輸入血液製剤によるＨＩＶ感染問題調査研究委員会編 2009b: 245）

血友病患者のＱＯＬを重視する治療の1つとして、家庭療法が考えられていた。その家庭療法によって、より早く止血することや、止血そのものを最小限に食い止めることができるようになった。

Ａｄ：そりゃもちろんそうですね。だからひとつはやはり、いままでの方っていうのは、だいたい家庭治療やってませんと、出血してからですね、時間たって、病院くるまえにひどくなってですね。しかも待ってると。待ってなきゃいけないっていうことになって、結局ものすごくテンポが遅れてくるわけね。だから早期に投与するのが絶対なんですよ、止血させるにはね。それが家庭治療を導入することによって、かなりはやくに、もうできますから、だから頭蓋内出血は明らかに減りましたよね。そ

れはかなりはやく対応しますから。（輸入血液製剤によるＨＩＶ感染問題調査研究委員会編 2009b: 13）

家庭療法は１９８３年2月に保険適用の認可を受けた。肝炎などの問題は残っていたけれども、この時点で血友病治療はほぼ軌道にのったと言うことができる。そのため、医師は「ＨＩＶさえなければ」ということを残念がっている。

＊＊：これはＤｄ先生から聞いたんですけど、そういう製剤がないときは、本当にいつも20歳まで生きられるか、ということを言われたという。そういう感覚からはだいぶ変わった、その当時はもうガラッと変わったわけですね。

Ｂｄ：ぼくらの言葉では、生命予後の問題だけじゃなくて、要するにＱＯＬを、日常生活を、日常生活を正常にする。血友病じゃない、病気をもたない人たちの生活にいかに近づけるかというところにゴールはもう、そのころから、向いてましたですね。目的は。

＊＊：そうすると、ＨＩＶの問題がもしなければ、その後も物凄くうまくいっていた、と。

Ｂｄ：と思いますね。（輸入血液製剤によるＨＩＶ感染問題調査研究委員会編 2009b: 242）

これまで論じてきたことを簡単にまとめておこう。１９８０年代前半、非加熱製剤による血友病治療は患者のＱＯＬを重視するという視点から、あたり前のこととなっていた。ある医師は以下のように語っている。

Ｈｄ：話を聞いたのはね、その前の年なんですよ。トラベノールのＭＲ〔Medical Representative：製薬企業の医薬情報担当者のことを指す〕から話聞いたのは、１９８３年なんですね。そして自己注射が許可されたのが、１９８３年なんですね。だから、１９７９年に高度の濃縮製剤ができたんですよね。そして83年には自己注射というか自宅で全部できるようになったと。こういうのもね、踏み切れないで製剤を使い続けたことというのも、ここらへんもちょっとあるんですけどね。せっかくね、高度濃縮製剤ができて、自己注射ができると。こういうふうになってから、ものすごく患者さんも良くなるのが早いしね。やってるほうもやられているほうも、非常にうまい具合に、これはいいなぁ、というふうに来ていた矢先なもんですからね。なるだけだったら、やめたくないというのがあったんでしょうね、多少。

＊＊：それは実は、他のお医者さんも言われていて。あれは一番いい時期で、ＨＩＶがなかったら、もう万々歳だと。

Ｈｄ：そうなんです。それで無理してでもちょっとやったほうが、というのは、あるかもしれないですねぇ。大体、僕の患者さんは、ここ〔診療所のこと〕で〔注射を〕やっていく人はほとんどいませんからね。製剤持っていって、自分の家でやるんですからね。（輸入血液製剤によるＨＩＶ感染問題調査研究委員会編 2009b: 610）

非加熱製剤を用いた血友病治療によって、まさにより良く治療できていた様が窺える。そして、そのより良く治療できていたという状況のもとに、ＨＩＶ／ＡＩＤＳが現れることになってしまった。

血友病ないし血友病治療について医師がどのように認識している（いた）のか、その語りから見てきた。

医師の語りは、本章で見てきた当時の医学論文の記述内容とほぼ同じである。すなわち、1980年代前半、非加熱製剤を用いた血友病治療が医師にとっていかにあたり前のことであったのかが見えてこよう。

補節2　血友病患者のトラジェクトリー（闘病歴）

草伏村生（1952年生）という血友病患者がいた（草伏 1993）。草伏は、ある地域の血友病患者会のリーダーを務め、また東京HIV訴訟の原告の1人でもあった。草伏自身が重度の血友病患者であり、『冬の銀河』という自伝的手記のなかで自らの血友病ならびにHIV／AIDSの闘病経験を綴っている。この草伏の手記を用いて、血友病の症状、とくに重度の患者が経験する血友病の症状を中心にまとめたものが表4である（表4：第3章章末参照のこと）。

草伏村生は、血液・血漿による治療から血液製剤（クリオ製剤／非加熱製剤／加熱製剤）による治療まで、血友病治療が激烈に変化した時期をまさに自分の体でもって経験した患者である。とくに草伏は血友病特有の症状――関節内出血とそれにともなう関節障害や、筋肉内出血――に悩まされた。関節内出血などの「痛み」について、補足をしておこう。草伏よりも少し年上（1945年生）の血友病患者に、大阪HIV訴訟の第二代原告団長の石田吉明がいる。石田は関節内出血の「痛み」について、以下のように述べている。

記憶は四つか五つくらいからかな。関節の出血でもう常に痛かった。夜中でもぎゃあぎゃあ泣いて、外へ連れていってもらった。どういう痛みかいうと、なかなか理解してもらえんと思うけど、鈍痛ですな、最初にくるのは。鈍痛いうか、重たい……。鈍痛があって、ほてりがきますね。触ったら熱い。脂汗がざーっとくるでしょ。痛み、それが津波なんですよ、だーっと三〇分ぐらいごとに押し寄せてくると、そのあとどんどんどんどん出血の部分が拡がっていく。腫れてもうパンパンですわ。普通の人でいうと、捻挫してガクッとくるでしょ、その捻挫した瞬間は痛いね。けど、一〇秒、二〇秒、三〇秒経ってくるとすーっとひいてくるでしょ。ところがあの痛みが、ぐーっと、永遠と続く。それがもう、ひどいときになると黙っていられなくなる。「痛いよ痛いよ痛いよ、お母ちゃん痛いよ」とか「さすって」とか自然と声がね。寝返りもうてないほどきつくなる。向きを変えるのにそーっとやらないと、ガクッと、ズキッとして、鈍痛のなかにもどーんとくる。うとうとっとしたら、もう一時間も二時間も寝たかと思ったらね、たった一〇分ぐらいしか経っていなかったとかね。それが三日三晩、ひどいときは一週間続きました。（石田他 1993: 25–26）

関節内出血にはものすごい「痛み」がともなっていたことがよくわかる記述である。この「痛み」は今後の議論において重要なポイントとなるので、ぜひ頭に入れておいてほしい。

草伏のトラジェクトリーに戻る。草伏は乳幼児期から入退院を繰り返し、そして度重なる関節内出血によって関節に障害が生じてしまい、もとには戻らないことがわかったときには言いようのないショックをうけている[8]。

九大の整形外科医は私の膝のレントゲン写真を示しながら、「入院をして膝を伸ばせば歩けるようになるが、手遅れで骨が変形しているから関節は元どおりにはならない」と言った。私はこの宣言がショック

で、胸がはちきれそうになっていた。（草伏 1993: 27）

また、草伏は、関節内出血とそれにともなう関節障害、ならびに筋肉内出血によって、自分自身では歩くこともままならないので、たとえば学校へは母親に背負われて登校している。[9] そして、治療入院のため頻繁に欠席せざるをえず、小学6年生のとき――義務教育の小・中学校9年間を通じて、小学6年生のときがもっとも欠席が多い――の出席日数は出席72日／欠席173日であった。草伏は、こうした数字も「小学校の先生たちは、入院中で一日も登校しなかった月にも何日かの登校を計上するといったふうに日数を修飾してくれていたから、実際の欠席日数はもっと多かったはずだ」（草伏 1993: 34）と述懐している。

表4はあくまでも草伏村生個人の血友病闘病歴であり、過剰な一般化は控えなくてはならないことは言うまでもない。ただ、これまで見てきた医師の記述と語りに照らせば、とくに重度の血友病患者（かつ予防的投与法が導入される以前の患者）は症状の点で多かれ少なかれ草伏と同様のトラジェクトリーをたどることが窺える。予防的投与法が導入されて以降の血友病患者は関節障害を持っている人は少なくなるようであり、必ずしも草伏と同様のトラジェクトリーをとらない（近年、出血の予防を目的とした定期投与をおこなっている血友病患者は出血の痛み自体を知らないし、筆者は若い世代で関節障害を持っている患者を見たことがない）[10]。言い換えれば、草伏と同様のトラジェクトリーをたどる血友病患者は、特定のコーホート――経験など共有する集団――に限定される。[11] ただし、予防的投与法をとらなければ、当然、同じように関節内出血や筋肉内出血などの出血を経験することになり、草伏の血友病闘病歴が特別なことであるというわけではない。したがって、表4は草伏個人の血友病闘病歴ではあるけれども、血友病患者がお

かれていた状況、すなわち、血友病のリスクが端的に現れているとみなせる。言い換えれば、草伏が手記を書いた意図は別なところにあったと思われるけれども（東京ＨＩＶ訴訟の原告の１人でもあったわけでもあり、非加熱製剤による予防的投与法を非難する目的もあったと思われる）、皮肉なことに（逆説的に）、医師の血友病のリスクに対する認識の正当性を裏づけ、予防的投与法の重要性をも示すことになってしまっている。[12]

１９８０年代前半（から半ばにかけて）、血友病治療は治療方法としてはほぼ確立し、肝炎などの副作用をいかに克服していくのかということを、次の課題にしようとしていた。そうした治療のあり方があたり前のこととなっていたとする認識は、草伏の記述においても見ることができる。

〔１９８６年当時を振り返っての言及である〕私は依然として地区血友病患者会の事務局長だったが、血友病の患者会の課題は、おおかた解決したと思っていた。会を発足させた当初のように、血液製剤を射ち過ぎると抗体ができると言うような医師はいなくなった。血友病の子供たちは、みんな普通に学校に通っていた。体育の実技も、ほとんど制限なく受けていた。血友病患者会は、新たに生まれてくる血友病の子供をもつ若い両親への教育機関としての役割は残るが、それ以外の患者にとっては、血液製剤の投与が自己管理できるようになれば問題はなくなると感じていた。（草伏 1993: 89–90）

以上のように、血友病患者自身の血友病ないし血友病治療についての認識は、医師のそれとほぼ同じであったことが窺えよう。

表４　草伏村生の血友病闘病歴（草伏［1993］をもとに作成）

年月	主な出来事
1952年	誕生。生後１週間もたたないうちに、耳の後ろに出血斑。生後１カ月頃、左腕に腫れ（筋肉内出血）。その後も風邪をひくと鼻血などの出血を経験。生後半年前後ぐらいから、父親が血友病を疑い記録をし始める。
1953年	生後１年１カ月頃、歩き始めにともなう打ち身による出血斑（腕や足）。
1955年	麻疹による高熱のため鼻血が続き入院。その時、血友病であることがわかる。退院後、近所の病院にかよう。出血の止血には、新鮮血液の輸血がもっとも効果的だった。
1957年	舌を切り入院。右膝関節の腫れ（この時期ぐらいから関節内出血が始まる）。夜、鼻血がとまらなくなり、何度か病院に運び込まれる。関節内出血の場合、痛みをおさえるために父親が氷を買いに走る。
1958年	小学校に入学。
1959年	あごを強打し、顔全体が腫れ、入院（両親からの輸血で治療した）。左足脛を強打し内出血を起こす。当初、湿布薬で治療するも効果なく、入院。
1960年	足首の関節や膝関節への出血が頻繁になる（この頃から、母親に背負われて通学し始める）。
1961年	血尿のため入院。入院中、歯茎出血も起こしたため、入院は１カ月近くになる。右膝関節の内出血を起こし、おさまった後、膝がのびなくなる。
1962年	大学病院の整形外科を受診。骨の変形により、右膝関節が元通りにはならないことを知り、ショックをうける。２カ月間、膝を伸ばす治療をし、コルセットをつければなんとか歩けるようになる。母親に背負われて登校。遠足や修学旅行などの行事には参加できなかった。
1963年	右膝関節内出血のため、膝が伸びなくなる。母親に背負われて登校。入院の理由が書かれていないけれども、１カ月入院。
1964年	中学校に入学（母親が歩いて押す自転車の荷台に乗って通学）。膝を伸ばす治療のために２カ月半入院。この入院時に、AHG（ミドリ十字・100単位・３本）を使用。医師から効いたように感じるかと訊かれ、「わからない」と答える（これ以降、この病院ではAHGを使うことはなかった）。足首や膝だけでなく、肘や肩にも関節内出血が生じ始める。家で氷で冷やしての治療（この頃、冷蔵庫を購入し、便利にはなる）。
1965年	入院なし。関節内出血が頻発する（学校の欠席が続く）。
1966年	関節内出血のため入院。血尿のため、AHFかAHGを使用（３日にわたって、３本）。血尿が止まったという実感はなく、治療の主体にはならず。
1967年	中学校卒業。足首関節の出血のため卒業式に出れず。 小学校の出欠状況　１年　出：155／欠：87、２年　出：137／欠：98、３年　出：155／欠：80、４年出：183／欠：54、５年　出：86／欠：127、６年　出：72／欠：173。 中学校の出欠状況　１年　出：78／欠：167、２年　出：108／欠：137、３年　出：105／欠：120。
1967-68年	入院なし。
1969-71年	入院４回、下肢から臀部にかけての筋肉内出血のため入院（１回あたりの入院期間は１〜３カ月で、治療方法は冷やすことと止血剤の投与）。

表4　草伏村生の血友病闘病歴（草伏［1993］をもとに作成）つづき

年月	主な出来事
1972年	血友病検査のために大学病院に20日ほど入院（これまでの治療でAHFが効かないので、自分が血友病Bではないかと考えたため）。関節内出血の治療に関してアドバイスをうける（出血したらAHFを2本輸注する）。その後、左肩関節内出血、歯茎出血、右肘関節内出血、右足首の内出血、左肩の筋肉内出血、右足首の内出血、口腔の出血などを起こす。AHFをあまり使わず（貴重品のように感じたため）、痛みを我慢する（我慢ができなくなって、輸注）。
1973年	左膝外側筋肉内出血により入院（2週間ほど）。左大腿部筋肉の内出血のため入院（2カ月ほど）。
1974年	右大腿部内出血のため入院（2カ月ほど）。リハビリのため再入院（6カ月）。
1975年	AHF使用量：262本（26200単位）。1月、右腹腔内出血のため入院（翌年の3月に退院）。
1976年	AHF使用量：127本（12700単位）。右大腿部内出血のため入院（4カ月ほど）。
1977年	AHF使用量：117本（11700単位）。血尿は入院ではなく外来で治療。
1978年	AHF67本とクリオプレシピテート・日赤128本（総使用量19500単位）。AHFの供給量が少なく、クリオプレシピテート・日赤に切り替えられた。右大腿部内出血のため入院（2カ月半）。関節内出血。
1979年	右大腿部筋肉内出血のため4週間入院。この時、はじめて非加熱製剤を使う。ただし、製薬企業の試供品だったようで、治療のメインはクリオプレシピテートであった。
1980年	背中の打撲による内出血により入院（1週間ほど）。
1981年	記述無し。
1982年	左大腿部筋肉内出血のため入院（1カ月ほど）。当初、クリオプレシピテートで治療。その後、非加熱製剤に切り替わる。右肘関節内出血を外来で治療。
1983年2月	家庭療法・自己注射療法の健康保険適用認可。
1983年6月	○○医科大学で家庭治療懇談会が開催される。セミナー講師の外国人講師にAIDSについて質問する。このセミナー後、自己注射の練習をかかりつけの病院の外来で始める。
1983年8月	全国ヘモフィリア友の会拡大理事会に出席するために、はじめて自己注射用に非加熱製剤1本を処方してもらう。右臀部からの内出血し、製剤を自分で輸注する。
1984年1月	○○大学からの依頼で、免疫機能を調べるため採血に協力。調査結果は3月25日の講習会で説明される（ただしリンパ球の増減の意味についてはまだわからないと言われた）。後に、この時点ではまだ感染していなかったらしきことがわかる。
1984年7月	加熱製剤の治験に参加。
1984年9月	非加熱製剤の使用を最小限におさえるよう呼びかける。
1985年8月	加熱製剤の治験終了後、引き続き受けることになる。
1987年8月	東京の○○大学付属病院をHIV抗体検査のために受診。
1987年9月	HIV感染判明。

第4章 HIV／AIDS情報とのファースト・コンタクト期における医師の認識とその対応——1983年を中心にして

1 はじめに

第3章で見たように、1980年代前半、血友病を治療するうえで、とくに頭蓋内出血治療や関節障害をできるだけ防ぐなど血友病患者のQOLを考慮するならば、非加熱製剤を用いての治療はあたり前のことであった。そうしたなかで、アメリカ合衆国においてHIV／AIDSが現れ、日本においても医学論文やマスメディアなどで紹介されはじめる。日本の医師、とくに血友病治療に携っていた医師は、HIV／AIDSが現れたとき（あるいは、HIV／AIDS情報について触れたとき）、血友病を治療することについて、言い換えれば、非加熱製剤を使用することについて、そしてHIV／AIDSとそのリスクについて、どのように認識したのであろうか。本章では、1983年から1984年前半（加熱製剤の治験の開始時期）までの時間範囲における医師の認識——血友病治療ならびに、HIV／AIDSとそのリスクについて——の一端を見ていく。

2　HIV／AIDS情報とのファースト・コンタクト

日本におけるHIV／AIDSについての最初の報道は、1982年の『毎日新聞』のものだったと思われる。1980年代前半、当然のことながら、今日のようにほぼリアルタイムにHIV／AIDSの情報を得ることは容易ではなかった。しかしながら、タイムラグはあったものの、情報は個々の医師のもと（臨床現場）に伝えられていたようである。情報伝達の役割を担ったのは、各製薬企業――とくに外資系の製薬企業――のMR（製薬企業の医薬情報担当者）であった。

＊＊：たとえばMMWR〔CDC（疾病対策予防センター）の機関紙を指す〕という、あの雑誌に載った話が、お医者さん全体に行き渡るまでに、ずいぶん時間かかってるわけですよね。で、そのあたりのメカニズムは、いったいどうなってるんですか。誰がまず、その論文を読んでね、広まっていくのか、というのが、もっと早く。まぁ、臨床の方は、ああいう雑誌読まれるわけはないにしても、もっと早く広まっても良かったんじゃないかなっていう話をしてたんですけど、そのあたりは

Ｅｄ：実はですよ、知るべきところには、けっこう早く知れ渡ったと、僕は思ってるんですよ。

＊＊：あの記事の中身が、MMWRの。

＊＊：どの範囲ですか、どういう人が。

Ｅｄ：それは、血友病治療やってる医者のところへはね。たとえば出た翌週に知っときなさいとかね、それはないですよ。だが少なくとも血友病がおかしい、エイズと関係あるぞとわかったのは1982

年じゃないですか。83年にはもう多分、みんな知ってたと思うんです。
＊＊：じゃ、83年のかなり早い段階ですね。夏ごろ。
Ｅｄ：夏か、84年後半までですね。で、何でかっていうと、これ多分トラベノール〔製薬企業〕などが配っていたんですよね。こんなのありましたよって。（輸入血液製剤によるＨＩＶ感染問題調査研究委員会編 2009b: 462-463）

また、１９８０年代前半（１９８２年ごろに）、アメリカ合衆国に留学していたため、ＡＩＤＳという疾患を見知る機会があった医師もいる。こうして、医師はいくつかの経路を通してＨＩＶ／ＡＩＤＳについて知っていくことになった。

日本においてＨＩＶ／ＡＩＤＳに対する取り組みが本格化しはじめたのは、１９８３年からである。同年６月、旧厚生省は「エイズの実態把握に関する研究班」を立ち上げている。また、日本の医学雑誌においてもＡＩＤＳのことを紹介する論文が掲載されはじめだした。

１９８３年当時のＨＩＶ／ＡＩＤＳの状況は、アメリカ合衆国のＣＤＣ（疾病対策予防センター）のＡＩＤＳに関する疫学調査によれば、同年６月の時点で、累積で１６４１人のＡＩＤＳ患者がおり、そのうちの16人が血友病患者であった（第１章表３参照のこと）。すなわち、全ＡＩＤＳ患者のうち、約１％が血友病患者であった。こうした事実から、血友病患者は「リスク・グループ」として注視の対象となっていた。血友病患者を注視する必要性については、日本の医学論文のなかにも書かれていた。たとえば、大野竜三は以下のように述べていた（大野竜三は血友病治療に携っていた医師ではない）。

現在までに報告された血友病患者のAIDSは10数例と多くはないが、12000－15000人といわれるアメリカの血友病患者を母集団としての発生率はけっして低くない。因子製剤の投与を受けている外観上は健康な血友病患者の多くに、helper／suppressor比〔CD4／CD8比の別の言い方である〕の低下ないしは逆転を含む細胞性免疫能の低下をみるとの報告もすでにあり、今後本症がさらに増加する可能性が考えられる。（大野 1983: 650）

また、大野は非加熱製剤を使用することのリスクも表明していた。

とりわけ血友病患者においては、使用されている因子製剤の大半がアメリカ製剤ないしはアメリカ人の血漿よりつくられた製剤であることを勘案すると、AIDS発生の危険性はアメリカ人血友病患者にほぼ匹敵する可能性がある。病因が不明である現時点において、因子製剤中にtransmissible agentが含有されているか否かを証明する手段はまったくないわけであるから、たとえば、日本人の血漿よりつくった因子製剤ないしは個々の供血者よりつくられるクリオプレシピテート製剤を使用するとか、因子製剤使用量を必要最少限に抑えるなどの対策が必要と思われる。（大野 1983: 651）

大野竜三とほぼ同様のことを血友病治療に携わっていた医師である長尾大も、以下のように述べていた。

現在のところ、血友病患者におけるこのようなリンパ球の変化が、濃縮第Ⅷ因子製剤を使用している血友病患者一般に当てはまることなのかどうか不明である。また、本当に、mystery virusの感染によるものかどうかも不明である。しかも、血友病患者におけるこのような検討は、わが国ではまだ報告されていない。しかし、わが国における濃縮第Ⅷ因子製剤は、その製品または原料の大部分をアメリカに依存している。したがって、わが国ではＡＩＤＳの報告がまだなく、ヨーロッパでの報告も少ないとはいえ、警戒を要する問題である。また、血友病患者の免疫状態について早急に検討する必要がある。結論が出るまでの間の血友病患者の治療は、血液製剤の濫用を避け、必要最少限に止めるよう努力する、などの消極的方法しかないであろう。加熱処理した製剤の試みもあるが、わが国ではまだ入手できない。（長尾 1983a: 18）

非加熱製剤の使用に対して、リスクが抱かれていたことがわかる。そして、実際、例えばＡｄ医師はＨＩＶ／ＡＩＤＳのリスクを感じ、日本において加熱製剤の治験が始まる前から、製薬企業に働きかけて、加熱製剤を入手し使用していた（詳細は後述するけれども、そのやっとのことで入手した加熱製剤によって患者が肝炎に感染してしまうということをＡｄ医師は経験していたため、加熱製剤は本当に安全なのだろうかという疑念を持つことになった）。

Ａｄ：治験始める前に、使いましたですね。まだ治験の組織ができる前にですね、というのがたまたまあの、うちは紹介されて新しい患者さんが来ますからね。血友病とわかりますと、やはりある程度リスクがあるものは、もう治験入るまえからわかってたので、だから分けてもらって使いました。（輸入血液製剤によるＨＩＶ感染問題調査研究委員会編 2009b: 26）

また、Ｃd医師は、ＨＩＶ／ＡＩＤＳの情報にふれ、1983年2月に健康保険の適用が認可された「家庭療法」が頓挫してしまうのではないかと感じたと語っている。

＊＊：情報としては、いっぱい、心配なことが入って、

Ｃd：どうしたらいいんだろう、どうしたらいいんだろうと。

＊＊：でも、ご自分の担当の患者には、まだ出てない。やっぱり、そのときどういうふうに思われてました？　いつでるかなあという思いは？

Ｃd：困ったなあ、という。さっき言ったように、ホーム・インフュージョン〔家庭療法のことを指す〕をせっかく軌道にのりかけたのに、これはパーだ。パーにしたくないって気があったね。確かにね。せっかくあれだけ苦労しておきながら。

＊＊：困ったなあと。（輸入血液製剤によるＨＩＶ感染問題調査研究委員会編 2009b: 319）

しかしながら、ＨＩＶ／ＡＩＤＳに対するリスクや非加熱製剤を使用することへのリスクは、まだそれほど明確なかたちをとるまでにはいたってもいなかった。上で見たように、Ａd医師は、ＨＩＶ／ＡＩＤＳについてリスクを感じ、加熱製剤の治験が始まる以前に入手し使用していた。しかしながら、そのＡd医師でさえも、以下のようにＨＩＶ／ＡＩＤＳに対するリスク認識が「希薄」であったことも語っている（また、Ａd医師は、確かに治験が始まる前に加熱製剤を入手して使用していたけれども、非加熱製剤の使用を全面的にやめたというわけではなかった）。

Ａｄ：ですから、それはもう言ってますよ、サマーキャンプでも。その、こういうことがあったと。患者さんも情報が入ってきてますからね、私も流してますから。ただその、そういう意味であんまり危機感がですね。やっぱりその外国、向こうの話いうところがあるんですよ、どうしても。状況が違うんじゃないかと。たとえばねあの頃ね、あの、同性愛者の方の問題とかそういうの、ありましたですよね。だからちょっと病気が違うんじゃないかというね。我々もそういった認識があって、そんなにね、緊迫、ないですから。やっぱり希薄っていう。今から考えたら何でそういうね、危機感がないっていう話になっちゃうんですけどね。（輸入血液製剤によるＨＩＶ感染問題調査研究委員会編 2009b: 29）

こうした「希薄」な「危機感」、すなわち、リスク認識であったことを表明しているのは、Ａｄ医師ばかりではない。たとえばＥｄ医師は以下のように語っている。

Ｅｄ：いやだから充分で正確な情報がどこにもなかった。こんなこともあったよ、こんな知見も出たよと言う時代でしょう。１９８３年のサマーキャンプのときに、僕が言ってることは、なんか新しい病気があるようだけれど、まぁ気をつけながら因子打ちましょうかっていう。気をつけながら因子打ちましょうかって、それどうしたらええんやって、別に患者さんも問い詰めなかったですから。（輸入血液製剤によるＨＩＶ感染問題調査研究委員会編 2009b: 467）

また、次のように語っている。

＊＊：具体的に自分が打ってる薬と関係するとは（思っていなかったと）、
Ｅｄ：普通の患者さんはね。僕たちはありましたよ。アメリカから持ってきてんねんやもん、アメリカの血友病に起こる病気が日本の病気に起こらないわけがなかろうと。（＊＊：あり得るなぁと）だけどいったいどれくらい出るんやいなと。ひとりかふたり、患者さんがおったでって言われたって。アメリカ側の血友病の患者の何千人のなかのひとりかふたりなら、そんなに脅威にならないと思う。いや、最近思うんですけどね、炭疽菌と一緒なんですよ、これ〔この語りは、２００１年、粉末化した炭疽菌芽胞が入った郵便物が送られ、皮膚炭疽や肺炭疽を発症した被害者が出た事件のことを前提として語られている〕。なんで、炭疽菌が出たときに、ひとり死んだときに、じゃあ全郵便ストップしないんだと。アメリカも日本も。アメリカからどんどん来てる郵便物をどうして水際、日本に入る前に焼いて捨てないんだ、という問題と重ねてみると、非常に、答えって見えてきません？（輸入血液製剤によるＨＩＶ感染問題調査研究委員会編 2009b: 467）

Ｅｄ医師は、わかっていたアメリカ合衆国の状況――「アメリカ側の血友病の患者の何千人のなかの、ひとりかふたりなら、そんなに脅威にならないと思う」――から推測して、非加熱製剤の使用を決めたこと、そしてそれが妥当なことであったと考えている。さらに、以下のようにも語っている。

Ｅｄ：感染率が不明だったんです、まずね。発症率も不明なんです。で、死亡率も不明なんです。なんにも不明なときにですよ、なぜトラベノールの加熱製剤を入れないんだとかね。それは極論ですよね。

（輸入血液製剤によるＨＩＶ感染問題調査研究委員会編 2009b: 469）

Ｂｄ医師もまたＨＩＶ／ＡＩＤＳについての知識を持っていなかったことを語っている。したがって、アメリカ合衆国における血友病患者ないし治療の状況をもとにしてという、Ｅｄ医師と似た（同様の）判断をおこなっている。Ｂｄ医師は、そのアメリカ合衆国の状況から、「あんまり心配ない」という情報を受け入れ、そして血友病患者にも伝えて、治療をおこなった。[1]

Bd：実際に83年に始まったと思いますけど、血友病でも、というのは84年以降になると思いますね。そういったときに、患者さんからこういうことが書いてあったけども、大丈夫ですかという質問、当然われわれは受けますよね。出たときに、まあ、ぼくら自身は答えをもってなかったわけですね。で、そうすると実際アメリカでどういうふうになっていて、アメリカの血友病の専門家だとか、患者さんのＷＦＨ（世界血友病連盟）という組織ですね、それがどういう方針をとっているのか、そういう情報をもとに説明するわけですけれども。やっぱり、正直なところ、その薬の、やっぱり止血効果ということがそちらの方が以前と較べるとずっと進歩してきているという。情報というのはほんとうに公平に情報が取れるかっていうと、どうしたって、バイアスがかかりますね、やっぱりね。だから、なんていうか、あんまり心配ないんだという、あるいはほとんど心配ないんだ、という情報の方をより、こう受け入れてそれを患者さんに伝えていた、ということはあったと思います。（輸入血液製剤によるＨＩＶ感染問題調査研究委員会編 2009b: 247-248）

医師はＨＩＶ／ＡＩＤＳにリスクを感じていなかったわけではない。ＨＩＶ／ＡＩＤＳに関する情報に触れてはいたけれども、肝心のＨＩＶ／ＡＩＤＳ研究自体が始まったばかりであり、情報の中身はまだ不確実であった。実際、１９８３年前半、ＨＩＶ／ＡＩＤＳついてわかっていたことと言えば、ごく限られていた。たとえばＡＩＤＳの原因は、どうやらＢ型肝炎と同様に血液を媒介にして感染するウイルスらしいということであった（ＨＩＶは分離されたばかりで、ＡＩＤＳの数ある原因の１つでしかなかった）。ＨＩＶ／ＡＩＤＳを捉えるうえで手がかりとなるのはアメリカ合衆国の状況であった。上述したように、そのアメリカ合衆国においてさえも、１９８３年６月の時点で、血友病患者のＡＩＤＳ患者は累計で16人であった。累計で全ＡＩＤＳ患者１６４１人のうち血友病患者は16人であるので、ＡＩＤＳ患者のなかでの血友病患者の割合は約１％、全血友病患者数を１万６０００人と仮定すると、血友病患者のなかでのＡＩＤＳ患者の割合は０・１％であった。

また、当初、アメリカ合衆国においてＡＩＤＳは男性同性愛者が主として罹患していたことから、日本でも男性同性愛者特有の疾患である——「アメリカで猛威をふるうホモがかかる奇病で死者が続々（『週刊現代』１９８２年10月９日号）」——というようにマスメディアは伝えていた（上で示したＡｄ医師の語りから、ＡＩＤＳは男性同性愛者の疾患であると見ていたことが窺える）。そして、日本においては、各々の医師が受け持つ血友病患者には日和見感染などのＡＩＤＳ特有の臨床的症状はまだ見られないという状況にあった[2]。確かに、ＡＩＤＳの致死性は高かったけれども、血友病患者における患者数・割合（自分の身近にＡＩＤＳの症状を示す血友病患者がいなかったこと）や男性同性愛者特有の疾患という情報から、「そんなに脅威にはならないと思う」といったようにＨＩＶ／ＡＩＤＳのリスクは相殺されてしまったのである（ＨＩＶ／ＡＩＤＳのリスクの相殺については、後で、もう一度検討する）。

そうした１９８３年当時の状況について、血友病医の西田恭治らは以下のようにふりかえっている。

臨床現場では、日本国内での公式に認定された発症報告がなく、米国からの情報も前述のごとく０・１％以下という発症率の低さであったため、非加熱製剤を使い続けることによるエイズの危険性と非加熱製剤を使わないことによる出血の危険性およびＱＯＬの低下を比較衡量した結果、大半の医師たちが〝当面、十分な止血のためには、非加熱製剤でも使い続けることのほうがメリットが大きい〟と判断した。患者に対しても、「安全だ」「心配ない」と説明し、非加熱製剤の使用を継続した。（西田他 1996: 54）

これは、血友病のリスクとＨＩＶ／ＡＩＤＳのリスクを「比較衡量した結果」、血友病患者のなかでのＡＩＤＳ患者の割合は０・１％にすぎなかったので、血友病のリスクを重視して非加熱製剤を使用し続けたという主張である。[3] 実際、第３章で述べたように、医療機関によってばらつきがあったけれども、ある日本の医療機関での血友病患者における頭蓋内出血の頻度は最大で「18％」あった。頭蓋内出血は血友病患者の出血のなかでもっとも注視されなくてはならない内出血であった。Ａd医師は、ＨＩＶ／ＡＩＤＳのリスクと、血友病のリスク（たとえば頭蓋内出血）、言い換えれば非加熱製剤を使用することのベネフィットの関係について、以下のように語っている。

Ａd：〈頭蓋内出血の可能性が〉ありますね。だからたとえばね、頭打ったと。で、すぐに製剤を打つわけですね。濃縮製剤。それはでも、起こさなかったかもしれないけど、防いだ可能性もあるんですよね。早期投与。それはあるんですよ。そういうことはね。だからよく、症状がでてからでもいいじゃないかという、特に頭蓋内出血においては、症状がでたら、もう手遅れで、治っても、後遺症残しますね。ここあんまり議論されなくて、だから、それを全部切り替えてたら、いや、そこで亡くなる人もいたと思うんですよね。でもその数と、エイズで亡くなる人は違うんじゃないかと。それは後で言えることでね。ですよね。で、いまエイズで亡くなる人は少なくなりましたよ、明らかに。発症しなくなりましたよ。発症というか、薬ができて。だから時代時代によって、違ってきますよね。だから、そんときにいかにベストをつくしたか。そんときの状況のなかに、いかにベストをつくしたかどうかっていうことを議論すべきであってね。後になって振り返って、あとこうだったから間違いだろうと、もう少し早くすべきじゃなかったかという議論もけっこうありますよね。それ先見性がなかったんだとかね。よく。（輸入血液製剤によるＨＩＶ感染問題調査研究委員会編 2009b: 75）

非加熱製剤の使用がなければ、亡くなっていた血友病患者が何人もいたかもしれないということが、Ａｄ医師のまさに「実感」である。１９８３年（前半）、血友病のリスク＝頭（脳）などのように重要な部位からの内出血のほうがＨＩＶ／ＡＩＤＳのリスクよりも、医師にとってそれだけ「リアリティ」があったのである。すなわち、それだけ医師の眼前には血友病のリスクがあり、それに対処（治療）しなければならなかったということである。そして、血友病をより良く対処（治療）しようとするならば、非加熱製剤は欠かせないものでもあった。

３　「迷い」のなかでの意思決定

血友病患者の免疫異常（ＣＤ４／ＣＤ８比の低下）

時間を少しだけ戻そう。『ニューイングランド医学雑誌』１９８３年１月13号（Vol. 308 No. 2）に、興味深い論文が掲載されていた[4]。それは、Ｍ・Ｍ・レダーマンらの論文とＪ・Ｅ・マニトーヴラの論文、および彼らの論文に対するＪ・Ｆ・デフォルジェの論評である（Lederman et al. 1983; Menitove et al. 1983; Desforge 1983）。レダーマンらの論文とマニトーヴラの論文は、血友病患者の免疫異常についての報告であった。内容についてごく簡単に述べると、血友病患者、とくに非加熱製剤を使用した患者にＣＤ４／ＣＤ８比の異常が見られたのに対して、クリオ製剤を使用していた患者には異常が見られなかったというものである。そして、デフォルジェは彼らの報告を重く受けとめ、ＡＩＤＳのリスクを回避すべく、既存の血友病治療、とくに自己注射療法の変更を論じていた。第２章の浜六郎による非難言説で見たように、こうしたレダーマンらやマニトーヴラの報告、とくにデフォルジェの論評は、「薬害エイズ」の非難者にとって医師を非難するうえで立脚点（ないし根拠）となっている。すなわち、「薬害エイズ」の非難者は、彼らの主張に依拠して、１９８３年１月の時点で血友病患者の免疫異常に関する重大な報告があり、既存の血友病治療に関して変更の提言がなされていたにもかかわらず、変更しなかったことを非難している。

こうした論文や論評は無視されたわけではないと思われる。とくにレダーマンらとマニトーヴラの調査は、その後、血友病患者のＣＤ４／ＣＤ８比を計るという同様の調査がおこなわれたことからして、当時、他の医師（ないし研究者）にとっても示唆的であったことが窺える（同様の調査をおこなっていた背景には、ＡＩＤＳとの関連を見極めたいというような関心があったからかもしれない）。たとえばＡｄ医師もその一人である。Ａｄ医師は、１９８２年、アメリカ合衆国に留学していた。そのとき、Ａｄ医師は免疫異常を示す血友病患者を見ていた。そのことが自分の患者の免疫能を調べる契機にもなっていた。Ａｄ医師は免疫学的検査について以下のように語っている。

＊＊：先生のところで、お帰りになって、ひょっとしてこのケースは、っていうふうにお感じになったケースは何年くらいですか。

Ａｄ：いや、ですから、はちじゅう、いやそのころまだ、１９８２年はまだあまりよくわかってないんですよね。免疫が落ちるっていうことしかわかってませんから。だからすぐに帰ってきまして、免疫の検査はね、まあＣＤ４っていうのを検査したら、細胞性免疫が明らかに落ちてるっていうことを報告したんですよ。

＊＊：先生の患者さんのなかにも何人かいらっしゃった。

Ａｄ：いましたよ。だから明らかに、ただそれが、たとえば免疫不全といいますか、細胞性免疫は肝疾患の場合にも落ちるんですね。いわゆる肝炎問題は昔からずーっとあったので、やっぱり肝疾患のある方は免疫落ちるんですよ。それとの区別がつかなかったというのがありますね。それがほんとうにＨＩＶによるものなのか、もちろんわからないわけですけど。その時点では。だからもう明らかにそういった患者がいるということがわかったんだ。そういうふうな病気になる可能性やリスクがあるという認識は当然ありましたよね。それがすぐに即血液製剤なのかというところがですね、まだ可能性としてはね、あったと思いますけど、断定するようなものは何もなかったと思いますがね。そういう認識でしたね。ただ今後血友病の患者さんでね、そういう問題が浮上するだろうっていうことはね、それは論文ですでに書きましたからね。（輸入血液製剤によるＨＩＶ感染問題調査研究委員会編 2009b: 25）

また、次のようにも述べている。

Ａｄ：いや、この（ＣＤ４／ＣＤ８比が低い）レベルはですね、中には普通の人もこれくらいの人いるんですよ。０・８とか。今まで調べた正常の人でもいるもんですからね。臨床的には、深刻な状態とは言えないんですね、この最初のレベルでは。ですから確かにここは高いですけれども、正常値は人数少ないでしょ？　確かに大勢やるとここら辺の（値が低い）人がいるんですよ。だから、それをすぐにね。ただ群としては低いということは言える。

＊＊：はい、そうですね。

Ａｄ：それしか言いようがない。この値をもって云々、「免疫が落ちていますよ」とか、そういうことは言いづらい。

＊＊：こんにちの基準でもなかなか説明するというか、落ちていますよと断言も出来ないし、原因もわからないし、対処もわからないということですかね。

Ａｄ：そうですね。（輸入血液製剤によるＨＩＶ感染問題調査研究委員会編 2009b: 194）

Ａｄ医師と同様に、Ｄｄ医師は検査値（ＣＤ４／ＣＤ８比）について「有意差」がなかったことを語っている。[5]

Ｄｄ：あのね、我々のところにおいてはね、プラス〔抗体陽性者〕の人とマイナス〔抗体陰性者〕の人とで、えー、ＣＤ４の比率に、有意差がなかった。（輸入血液製剤によるＨＩＶ感染問題調査研究委員会編 2009b: 417）

調査の結果、日本においても血友病患者に検査値（ＣＤ４／ＣＤ８比）に異常（免疫異常）を示す者がいることがわかった。しかしながら、臨床的にはまだ異常とは言えるような状態にはなかった。また、ＡＩＤＳの臨床的症状を示す患者もいなかった。そのため、ＨＩＶ／ＡＩＤＳ以外の別の原因――例えば肝疾患など――による異常とも考えられ、ＡＩＤＳと血友病患者の免疫異常（検査値の異常）との関係ははっきりしなかった。

医学論文においては、以下のように述べられていた。

ＡＩＤＳの臨床症状は、発熱、体重減少、下痢、リンパ節腫脹を前駆症状として、のちにカポジ肉腫や、カリニ肺炎、そのほかの opportunistic infection を発症する。当院の血友病患者には免疫不全を思わせる症状を有する者はなく、ここで検索した患者のＴ細胞サブセットの異常の臨床的意義は不明である。この異常が即 opportunistic infection の危険性を意味するものではない。血友病患者でカリニ肺炎をおこし致死的となった報告例をみると、ヘルパー／サプレッサーＴ細胞比０・１～０・25ときわめて低値である。ただし、Ｔ細胞サブセットの異常はあくまでも細胞表面マーカーのレベルでのことであり、機能上の異常とはイコールではないので、Ｔ細胞サブセットの検索によってＡＩＤＳ発症を予知できるかどうかは今後の課題である。（略）現在までのところ、ＡＩＤＳを発症した血友病患者の報告例は20例に満たないもので、米国でもきわめてまれといえ、本邦での発症例はまだみられない。したがって、現時点では、現行の高単位濃縮製剤を含む血液凝固因子製剤による治療法の変更をただちに余儀なくさせるほどの根拠はないことを強調したい。（殿内他 1984: 179–180）

血友病患者における免疫異常の「臨床的意義は不明」であり、また免疫異常が即「ＡＩＤＳの前駆状態とはただちにいえな」（福井 1984: 111）かった。こうした記述は、たとえばウイルス学系研究者の論文においても見ることができる。

血友病患者の場合はＡＩＤＳウイルス感染がなくてもＴ４／Ｔ８比〔ＣＤ４／ＣＤ８比の別の言い方である〕は低く、血友病ではこの現象はＡＩＤＳ診断の参考にはならない。（栗村 1985: 1287）

歴史的に見ていくと、「不運」とも言えるような出来事が起こっていた。ＡＩＤＳがクローズアップされるよりも少し前に、血友病患者において血液製剤による免疫異常が見られるという報告がなされていたのである。このことが、その後の血友病患者における免疫異常についての認識にある方向づけをした可能性がある。血液製剤、とくに1万人規模の単位でプールされた血液によって精製された非加熱製剤には数多の抗原が混入している可能性があった（なにもウイルスばかりでなく、血液製剤は他人の血液、言い換えれば、タンパク質によって作られているわけであり、そうした他人のタンパク質もまた抗原になりうるものであった)。そうした血液製剤を血友病患者は繰り返し輸注しなければならないために、「過剰抗原」などによって免疫指標に異常が起こるのではないかとも考えられたのである。

大量の第Ⅷ因子製剤、あるいは、第Ⅸ因子複合体製剤の輸注をうけている一見健康な血友病患児と、輸注をうけていない血友病患児に対し、免疫学的検査を実施した。(略)OKT4/8比〔CD4/CD8比の別の言い方である〕は、血友病A、B治療群19例中15例に比の逆転を認めた。(略)この事は、第Ⅷ因子濃縮製剤、第Ⅸ因子複合体製剤ともに異常を惹起し得る事を示している。しかし、凝固因子製剤中の何が原因であるか不明である。Weintrubらは、その原因として(1)免疫能の低下を惹起する感染因子の輸注(2)度重なる過剰抗原への暴露(3)免疫複合体への慢性的暴露等の可能性を提唱している。(略)大量の凝固因子製剤の輸注をうけた、まったく健康にみえる血友病患児で、反復感染や日和見感染等の既往もなく、理学的所見に異常がないにもかかわらず、検査上の免疫異常が存在する事が明らかとなった。治療をうけたことのない血友病患児には、これらの異常はなく、この検査上の異常は、第Ⅷ因子濃縮製剤、第Ⅸ因子複合体製剤の度重なる輸注による事が明白となった。しかし、第Ⅷ因子濃縮製剤や第Ⅸ因子複合体製剤は、血友病患児の治療に不可欠な製剤である。今後の課題は、この検査上の免疫異常の原因を究明し、原因となる物質を製剤より除去し、より純粋な第Ⅷ、Ⅸ因子製剤の作成が望まれる。しかし、第Ⅷ、Ⅸ因子製剤がいかに純化され、あらゆるウイルスが不活化されたとしても、因子そのものが高分子蛋白であり抗原性を有するものである事より、その因子そのものが原因で検査上の免疫異常が起こる可能性も否定出来ない。いずれにしても、現時点では、これらの製剤を使用している患児では、経時的に免疫学的検査を行い、注意深く経過観察する必要があると思われる〔この論文は１９８４年６月29日に受付されている〕。（橘高 1984: 914-915）

上の引用から、血友病患者における免疫異常には複数の原因が考えられていたことがわかる。確かに、ＡＩＤＳとの関連で血友病患者の免疫異常が注視されもしたけれども、ＡＩＤＳはあくまでもそのいくつもある原因の１つでしかなかったのである。そして、ＡＩＤＳと血友病患者の免疫異常とを強く結びつける確固たる知識（証拠）はまだなかった。たとえば、以下のようにも述べられていた。

我々が検討した血友病患者83症例の中には、リンパ腺腫脹その他ＡＩＤＳと考えられる臨床症状を有する症例が1例もなかった。しかしＴ４／Ｔ８の低下として示されるＴ細胞サブセットの異常を約半数の症例で認められた。Ｔ４／Ｔ８の低下はＦⅧ濃縮製剤の輸注を大量に受けている症例で著しく、特に年間２００００単位以上の輸注を受けている症例で著しかった。（略）これらの成績はLederman、MenitoveやRagriらのアメリカからの報告とよく一致していた。Ｔ４／Ｔ８の低下とＦⅧ製剤の輸注との関係に関しては、ＦⅧ製剤に混入している物質による直接の影響なのか、くり返し輸注される免疫学的異物タンパクの刺激による反応なのか、ＡＩＤＳの原因となり得る感染性物質の影響なのかは全く不明である。（緒方他 1984: 558）

こうして、血友病患者における免疫異常の原因はよくわからなかったので、継続的な調査・研究が必要ということになった。そして、血友病の治療方針として、「現行の高単位濃縮製剤を含む血液凝固因子製剤による治療法の変更をただちに余儀なくさせるほどの根拠はないことを強調したい」、もしくは「今後十分な研究成果が出そろったうえで方針をたてることにして、ここ当分は今まで通りに治療をおこなっていくことが、最も賢明なことであろう。いたずらにＡＩＤＳを恐れるあまりに輸注療法が不十分になることは、血友病の後遺症を増加させ、悔いを残すことになる」（山田他 1984: 621）ということになった。

これは、ＡＩＤＳや血友病患者における免疫異常の原因についてわかっていないから、既存の血友病治療を継続すべきであるという考え方である。しかしながら、ＡＩＤＳや血友病患者における免疫異常の原因についてわかっていないのだから、既存の血友病治療を変更すべきであるという「逆」の考え方をとることも可能であった。では、なぜ後者ではなく、前者の考え方がとられたのだろうか。「いたずらにＡＩＤＳを恐れるあまりに輸注療法が不十分になることは、血友病の後遺症を増加させ、悔いを残すことになる」という記述に、今一度、注意を払うならば、治療方法の変更によるリスクを医師が考えていたことが見えてくる。つまり、既存の血友病治療の継続は、医師にとって、自分たちがより良いと考える血友病治療方法であったのである。第3章で述べたように、１９８０年代前半、より良い血友病治療をおこなうという点で、非加熱製剤を用いての治療はあたり前のことになっていた。したがって、血友病の治療方針が「現行の高単位濃縮製剤を含む血液凝固因子製剤による治療法の変更をただちに余儀なくさせるほどの根拠はないことを強調したい」となったのは、自然なことであった。非加熱製剤の使用があたり前のことであったために、非加熱製剤以前の血液製剤、すなわち、クリオ製剤への切り替えが「逆行」とも捉えられた。

米国の委員会の調査の結果ではクリオのみ使用している患者ではＴ４／Ｔ８が低い値を示すものが少なかった。これはクリオを使用していると濃縮製剤を使用するよりも使用総量が少なくなるためなのか、クリオは少なくとも1バイアルは single donor であり、濃縮製剤は multiple donor よりなるものであるためか、あるいはその他の理由か不明である。しかし自己（家庭）注射治療が実現された今日では今さら量がかさむクリオの使用に逆行することは不可能である。（山田 1984c: 1154）

こうして、非加熱製剤の使用が継続されることになった。

薬価差益

序論や第2章で見たように、「薬害エイズ」の非難言説においては、「薬価差益」を利用して医師が利益をむさぼっていたことが非難されていた。しかしながら、これまでの考察で見えてきたことは、当時（1980年代前半）、非加熱製剤の使用は、血友病をより良く治療するうえで医師にとってあたり前であったということである。非加熱製剤の使用に関して、「リアリティ」がまったく異なっている。薬価差益についいて、医師がどのように認識していた（いる）のかを見ておこう。

＊＊：古いタイプのものと新しいものとで、薬価は、同じなんですか。そのー、何単位だったらいくらっていうな。

Ｃd：同じだと思います。今はね。前はちがったかもしれない。お恥ずかしいですが、知らんで、薬価のことは。

＊＊：あ、そういうことを、

＊＊：気にしないでも、

Ｃｄ：やっぱり、開業してませんから。
＊＊：あ、病院。なるほどね。（輸入血液製剤によるＨＩＶ感染問題調査研究委員会編 2009b: 308–309）

Ｃｄ医師は勤務医である。病院の収益が、直接、自分の給与に反映されるわけではなかった。勤務医であることで（開業医ではないことで）、薬価差益については知らなかったと語っている。また、製薬企業からの売り込みとの関わりで、以下のような語りもある。

＊＊：でも逆に言えば、そういうところで主要な製剤、基本的にまずこれを第一選択にするという製剤を自分の社のものにすることができれば、いっぺんに売り上げが拡大するわけでしょ。そうすると、当時のトップメーカーのミドリ十字なんかだったら、そうとう強力な売込みがあったんじゃないかなという気がするんですけど。それは経験されておられますか？
Ｂｄ：売り込みはありましたけど。強力なというのはなかったし。来たときにコンコエイト〔第Ⅷ因子製剤の製品名である〕も当時置いてあって、患者さんが希望すれば使うというか、あるいは、その製剤をいままで使っていた患者さんが来たら使うけども。ようするにそれ以上のっていうか、ほかの製剤使っていた患者さんにぜひこれがいいからという、実際そんなに根拠はないですから。それと当時はやっぱり病院の値引率の問題がありましてね。病院としてはむしろ値引率の高いやつを使ってほしいっていう、逆に病院のほうからのプレッシャーはありましたけど。少なくともセンターって名がついているところで、製剤の質に差がないのに、そっちあれするのは良くないからというので、それ（病院からの要望）は断ってましたけどね。（輸入血液製剤によるＨＩＶ感染問題調査研究委員会編

2009b: 283-284)

Ｂｄ医師も勤務医である。「病院としてはむしろ値引率の高いやつを使ってほしいっていう、逆に病院のほうからのプレッシャーはありましたけど」と、病院からの薬価差益を利用することの「プレッシャー」があったことは認めている。しかしながら、血友病を専門に診る医療機関であるからには、どの血液製剤も完備しているべきであり、そうした病院からの「プレッシャー」には応じなかったことを語っている。[6]では、開業医の場合はどうだったのだろうか。Ｈｄ医師は興味深い話をしている。

Ｈｄ：ちょっとお見せするとね。こういうのが出てきてね。（薬屋の見積もり書にはさんだメモを取り出す。）ここなんですけどね。こうかいてある。昭和62年なんですけどね。すでに開業していますけど、62年のときに、血友病の製剤、1251万円買ったんですよ。そして、この年、要するにね、血友病に関しては350万ぐらい赤字なんですよ。それはどうしてかというとね、個人病院の場合にはですよ。はじめ個人病院だったんですね。個人病院の場合はですね、総収入に対して税率が変わってくるんですよ。要するに、総収入が上がれば上がるほど税率が高くなるんですよ。だから結局、血液製剤を使えば使うほど、赤字が増えて来るんですよ。1251万円、1年間で買ってるわけですよ。血友病診ていると総収入がものすごく上がるわけですよ。それに対して税率がどーんとかかってくるものだから、結局使えば使うほど赤字になっちゃうんですよ。こういう理屈なんですよね。

＊＊：薬代の収入はあっても、支出も出ますよね。その場合に控除額がいくらという話にならないわけですか。やっぱり総収入だけを見て、経費はみない。

Ｈｄ：みないですね。それでここについている公認会計士がうちに来て、かみさんとぼく、ふたり並べておいてね、血友病の方は、やめてくださいと
＊＊：ほー（びっくりする）
Ｈｄ：血友病は、診たらだめですよ。
＊＊：得にならないですよ、ということですよね。
Ｈｄ：要するにこれで３５０万ぐらい赤字になってんですからね。このままやっていったら、クリニックつぶれますよ、と言ったんですよ。いや、ぼくはびっくりしてさ。どういう理屈なんですか、て言ったら、赤字の説明をして、ぼくはあんまりそっちのことよくわかんないもんだからね、ああそうですかと。そうしたらねえ、あろうことか、かみさんが、公認会計士のいるまえでさ、血友病診ないでくれないかと言いだしてね。びっくりしてね、おまえ何言ってるんだといってね。まあ、あのときは驚いたね。公認会計士と結託してふたりで言うわけ。やめてくれ、というわけ。公認会計士はこのまだったらダメだと。今のうちは、血友病ではない人がまだ十分来ているから穴埋めしていけるけどね、開業してだんだんだん人数というのは減ってくるのが常識だから、必ず落ちてくるから、そのままやってるとつぶれますよ、それでいいですか、て。これが実態なんですよ。そういうこと全然知らないわけなんですね。有名な評論家は。（輸入血液製剤によるＨＩＶ感染問題調査研究委員会編 2009b: 639-640）

血友病治療がまったく儲からず、会計士から血友病治療はおこなわないように（血友病患者を診ないように）というアドバイスまでもらっている。このＨｄ医師の語りが、どこまで一般化できるのかわからな

い。しかし、血友病治療が必ずしも儲かったわけではないことを示す例の１つではある。
また、血友病でＨＩＶ感染を被った将守七十六はその手記のなかで、興味深いエピソードを綴ってくれている。

その療養所には数少ない血友病患者を診察し、必要な場合は手術を行ってくれる、僕たちの間では名の知れた整形医がいたのだ。この先生、最初は奈良医大にいたのだが、血友病患者をたくさん診ている内に、レセプトにクレームがついてしまい、（血友病患者の治療は、高価な血液製剤を使わなければならないので、どうしても高額になってしまう）半ば追い出されるような形で転勤したのだが、患者にとってはある意味拷問である。そもそも奈良医大が近いとは言い難いが、福井まで足を痛めて引きずっている患者に通院しろと？（将守 2006: 45）

この記述で着目したい箇所は、「血友病患者をたくさん診ている内に、レセプトにクレームがついてしまい」、「半ば追い出されるような形で転勤した」というところである。そして、レセプトについて将守は以下のような説明をしている。

〈レセプト〉日本語で言えば「診療報酬明細」のこと。要は患者を診察したときに使う薬や消耗品、診察費など諸々の費用明細のことである。病院はこれを元に社会保険機関にお金を請求するのだが、普段と比べて極端に高額な請求がある場合は、その医療機関に支払いを拒否する場合があるらしい。血友病患者の場合、普段出血がない場合はまったく使用しなくてもいいのだが、脳内出血や手術が必要な場合など大きな怪我をした場合、大量に血液製剤を必要とする。加えて治療に使われる血液製剤の単価が高いので、血友病患者一人当たりの治療費はそのコンディションで大幅に変化する。その結果、血友病患者を診療する医療機関のレセプトに一定の基準を決めてその金額に収めるのははっきりいって無理である。（将守 2006: 51）

血友病患者をより良く治療しようとするならば、「レセプトに一定の基準を決めてその金額に収めるのははっきりいって無理である」。より良い治療をしようとして、それを超えてしまうと、「レセプトにクレームがついてしまい」、そしてそのような治療をおこなった医師は「追い出され」てしまう。どうやら医師ないし医療機関が薬価差益を使って金儲けをしようとして、湯水のように血液製剤を使えたわけではない状況が見えてくる。これらの語りや記述から、「薬害エイズ」の非難言説が主張するような薬価差益を利用しての非加熱製剤の使用という説明には、疑問があることがわかる。

医師の「バイアス」

非加熱製剤が使用され続けることになったのは、1983年6月、ストックホルムで開かれたＷＦＨ（世界血友病連盟）の会議での決議が重要なファクターとして働いたからであるとも思われる。その決議の内容は、「既存の治療方法の継続」であった。[7] Ｃｄ医師はＷＦＨの決議が自分の意思決定にいかに影響を与えたのかについて、以下のように語っている。

Ｃｄ：とにかくねえ、あのう、ええ、やっぱり、ＨＩＶっていう問題が起きて、そのことに対してなんだなんだって、言って、心配がだんだん募ってきて。やっぱりあの、スウェーデンの、あの、話ね。あのう、シンポジウムがありましたね。あの、ストックホルムで。あれの影響っていうのはかなり強かったですね。要するに世界の、血友病のある程度の権威の人が話して、うーん、うーん、まああの、頭蓋内出血なんかを保護するにはしょうがないんじゃないかとか、それから、絶対的に使っちゃいけないとはほんとは言わなかったんですよね。そういうのは、ええ。それはたしかに、とにかく何かを求めている時にああいう会があったんで、それで、それでその権威の人たちが、言ったんだけど、うーーん、だいたいは血友病の人が、その専門家が話したんで、後は、あのうー、ええー、肝臓の先生が、しゃべったんですね。なん、なん、なんだか名前忘れちまいましたけど。そういう人もはっきり言わなかったですね、うん。これ絶対使ったら、もう世界中で捨てて全部ストップしたら、っていうようなことは、言わなかったんですよね、ええ。まあそれで、人のせいにする、するわけじゃないけど、やっぱりそうときに、あの、求めている時に、ちょっと緩い、緩いようなことを言われると、ちょっと飛びついちゃうんですね。それの影響はありました。人のせいにするわけじゃないけど、ええ。

（輸入血液製剤によるＨＩＶ感染問題調査研究委員会編 2009b: 363）

Ｃｄ医師は、ＨＩＶ／ＡＩＤＳによって、せっかく軌道に乗ろうとしていた血友病治療が頓挫しかねないと感じていた（「ホーム・インフュージョンをせっかく軌道にのりかけたのに、これはパーだ。」）。また、頓挫させたくないとも思っていた（「パーにしたくないって気があった。」）。Ｃｄ医師は血友病治療をどのようにおこなっていくべきか、迷った。その迷いの最中に、ＷＦＨが決議をおこなった。そのＷＦＨの決議は、Ｃｄ医師にとっては、迷っている時に――「求めている時に」――、まさに望ましい内容であった。

そのため、Ｃｄ医師はその決議に「飛びつ」くという意思決定をおこなった。上で見たように、同様のことをＢｄ医師も語っている。ストックホルムでの決議を指しているのかどうか不明であるけれども、Ｂｄ医師は、ＷＦＨからの情報に基づきながら治療選択していたこと、そして自分にとって受け入れやすい情報から判断してしまったことを語っている。また、医学論文においてもＷＦＨの決議による非加熱製剤の使用継続への傾きを、見ることができる。

血友病のＡＩＤＳの症例数も世界で12例で、しかも１９８３年になってからその発症例数が減少している傾向がみられることが、昨年6月ストックホルムの世界血友病会議（ＷＦＨ）で報告された。血友病のＡＩＤＳの予防対策として、加熱製剤を使用したほうがよい、あるいは濃縮製剤よりもクリオを使用することを勧めるとの意見もあるが、いまだ科学的な研究資料が十分でない。今後十分な研究成果が出そろったうえで方針をたてることにして、ここ当分は今まで通りに治療をおこなっていくことが、最も賢明なことであろう。いたずらにＡＩＤＳを恐れるあまりに輸注療法が不十分になることは、血友病の後遺症を増加させ、悔いを残すことになる。（山田他 1984: 621）

医師が意思決定をおこなううえで、自分にとって受け入れやすい情報から判断していたかもしれない（ある「バイアス」を通して事柄を捉えていたかもしれない）ということは、Ａｄ医師も語っている。Ａｄ医師の治療方針は、自分の知っている情報を提供して、血友病患者ないしその家族に考えてもらう方法であった。しかし、その自分が提供した情報のなかにＡｄ医師自身の「前提（願望や期待、あるいは「こうでなければならない」とする規範、すなわち、医学の「価値と規範の複合体《エートス》」）」が入り込み、血友病患者やその家族の意思決定に影響を与えた可能性があることを語っている。

Ａｄ：たとえばある方の場合には、ぼくがむこうから帰ってきたときに、クリオを使いましょうか、どうしますか、アメリカにこういうのありますよっていうお話したんですよ。でー、どうしましょうかということで。やはりその、非加熱製剤そのまま使ってくださいっていうことを選択されたんです。本人ではなく、お母様。それであとでやっぱりそのお母様は悔やんでらっしゃって、あの時にやっぱりこういうの使っておけばよかったってよくおっしゃってるんです。それどっかの記事にでてたんですよ。どっかの病院にそう言われたけど、使わなくて、それ新聞に出てましたよね。ああその患者さん私の見た患者さんだなーと思ったんですけどね。それでご自身は責めてるわけです。でもその方は別にクリオに切り替えてても、その前にすでに感染してたんですね。それは振り返ってやってますからね、私どもは。だから感染した時期わかってますので、その方は、１９８１年、２年、１９８２年ですね、２年に感染した方ですから、だからもうすでにその後にね。その話は83年にしたわけですから。そこでクリオに切り替えててもね。

＊＊：そのケースの方はそういう危険だということを知らせられて、でもこのままでいいですっていうことになったんですね。

Ａｄ：うん。危険性をね、どれくらい言うかなんですよね。だからそれによってインパクトが違いますよ、患者さんだって。ぼくも積極的にね、クリオにしなさいって言うわけではないですから。クリオだってそのね、すぐに対応できるわけじゃないですから。て、今、さっき言ったように、いろんな家庭治療によるメリットというのは実感されてるからですからね、やっぱりね。それをまたクリオにもとにもどしてですね。しかもぼくがはっきりこれは絶対と言えないところで、でもクリオがより安全かもしれませんよっていうような言い方をしますので。それはその切り替えていくにもやっぱり勇気がいる。結局、ある程度いままでのとちがってね、なんか非常にやりにくいですしね。一斉に家庭治療ぱっぱっとできるようなものじゃないですから。（輸入血液製剤によるＨＩＶ感染問題調査研究委員会編 2009b: 27-28）

１９８０年代前半、医師の眼前には、一方でＨＩＶ／ＡＩＤＳのリスクが、他方で血友病（による出血）のリスクがあった。しかしながら、ＨＩＶ／ＡＩＤＳとそのリスクについてはまだまだ不確実であったのに対して、血友病のリスクは経験的に（臨床経験を通して）知っていた。そのため、医師はＨＩＶ／ＡＩＤＳに対して漠然としたリスクを感じつつ、そして血友病治療のあり方について迷いながら、既存の血友病治療を継続する、すなわち、非加熱製剤の使用とその継続を選択することになった（この点については、次節の代替治療の箇所で今一度議論をする）。

＊＊：先生がアメリカに、82年に行かれて勉強されて、どうも向こうでＨＩＶっていうのがあってというのをお聞きになられて、それでいち早く日本にその情報を持ってこられたっていう経緯があると思うんですけれども。82、３年ぐらいから85年ぐらいまでの間っていうのは、そこらへんの情報がですね、いろんな情報があって、グレーと言えばグレーな中で、医師として向かわなければならない日々の中で何かこうすごく大変だったんじゃないかっていうか、難しさがあったような気がするんですけれども。

Ａｄ：うん、そうですね、今考えると、加害者意識というのがありますね。そうですね、加害者意識、いくらわかんなくても、さっき言った79年感染した78年にね、感染した人にも、実際に注射をしたのは、指示を出したのは自分だっていうこと。だからたとえ分からなくても、変な言い方かもしれませんが、手を下したといいますかね、それはやっぱり自分なわけだから。そのことに対する責任というかはやっぱりありますよね。責任、そういう意味での。法的にはね、それは分からない。人間分からないでやった後ですので、やった後でわかるということも、あるわけですから。だから、ただね、医者というのは治すためにやってる。だから治療するためにやっている薬がこういうことを起こしてしまったのはやっぱりかなりの衝撃ですよね。たとえ分からなかったとはいえ。

＊＊：それはかなり後になってからの、感じられたことだと思うのですが、その時々といいましょうか、83年ぐらいか85、６年ぐらいまでの間っていうのは非常に

Ａｄ：いや後じゃない、その頃ですよ、もうすでに。そのころもう一切分かったわけだから、そういうリスクがあるってわかったわけだから。ただね、じゃ、それだったらすぐ変えればいいじゃないかって話は、極端な話ね。でもそれはさっき言ったリスクがあってもね、どちらを選ぶかっていう話になってくるから、ある程度分かっていてもね、じゃ他に代替の治療、それからクリオって言われちゃうともうどうしようもないんだけど。重症の人にはクリオは無理ですよ。でもそれが、明らかに、もう、悪いものだということが、今使っているのが全て悪いんだっていうことが分かってれば使うことはないと思うんですけど、既に使ってしまってる部分もあるわけでしょ。ま、乱暴な言い方かもしれませんが。ずっと78年９年から使ってて、そこでぽっとやめたからってね、じゃあどうなのかなというのはありましたよ。僕はそれあんまり言ってないですけど、だからそこでやめたから感染が防げたかと

いうとね、もうすでに感染している人は感染していたわけ。結果論ですから後から言うとね。こういう言い方をすると非常に反発があるとは思いますが。なんでその危ないのにまだ続けていたんだって話になるわけですよね。でも続けていたのはさっき言ったリスクと、今すぐやめることによる血友病そのものの治療がどうか、やっぱり血友病の出血の治療を優先した。（輸入血液製剤によるＨＩＶ感染問題調査研究委員会編 2009b: 119–120）

上の語りから、血友病をより良く治療しなくてはならない、もしくはより良く治療したいという「思い」をもって、医師は治療にあたっていた（あたっている）ことを窺うことができる。こうして、迷いつつも、医師は血友病をより良く治療をする方向へ舵を切ることになった。しかし、その血友病をより良く治療しなくてはならない、より良く治療したいとする「思い」が、逆説の帰結、すなわち、ＨＩＶ感染被害という結果をまねくことになってしまったのである。

4　代替治療に対する医師の認識

「薬害エイズ」にまつわる非難言説は、非加熱製剤に替わる血液製剤――加熱製剤ないしクリオ製剤――への転換が可能であった、そしてそれによってＨＩＶ感染を防ぐことができた、と考えている。[8] 事後的に捉えるならば、非難言説の主張の通り、加熱製剤を緊急輸入したり早期承認しておけば、あるいはクリオ製剤に切り替えておけば、ＨＩＶ感染者をより少なくすることはできたとは思われる。では、当時、血友病治療にあたっていた医師は、代替治療について、とくに加熱製剤とクリオ製剤について、どのように思っていた（いる）のだろうか。本節では代替治療に対する医師の認識について見ていくことにする。まず、代替治療自体ないし一般に関する医師の見解を見てみよう。スモンのとき、旧厚生省はキノホルムを比較的速やかに販売停止にするという対応をとった。それに対して、なぜ非加熱製剤の場合はそうならなかったのかという疑問に対して、医師は以下のように応えている。

＊＊：私、エイズ薬害の前はスモンのことをちょっと調べたことがあるんですが、スモンの時は70年ぐらいだったと思うんですが、Ｈ０６大学のｅｄ先生がキノホルムが怪しいということをおっしゃって、どういうかたちで発表したのか私もう忘れてしまいましたけど、それが出たとたんに厚生省は販売停止にしたんですよね、キノホルムを。その結果としてスモン患者もその時点でもうほぼ出なくなったんですよ。だからあの時にそれができて、70年代の初頭にできて、80年代に。
Cd：キノホルムみたいにははっきりしていないですよね。これさえ断ち切れば大丈夫だっていう。（輸入血液製剤によるＨＩＶ感染問題調査研究委員会編 2009b: 384-385）

また、次のようにも語っている。

Cd：たぶん薬を停止するって言ったら、厚生省です。やっぱり、薬を停止するのは厚生省、キノホルムができた。でも、キノホルムは停止したら、死んじゃう人はいないと、いない。だけど、血液製剤は停止したら、死んじゃう人はでる、ということで、反対したかもしれないね。（輸入血液製剤によるＨＩＶ感染問題調査研究委員会編 2009b: 391）

同様のことをEd医師も語っている。

＊＊：スモンのときに、キノホルムが怪しいっていう方向がでて、厚生省が販売中止にしましたよね。そういうことを考えると非加熱製剤が危ないと言ったときに、同じ事をすることが、今の話だったらありえそうな気がするんですけど、それはできなかっただろうということですよね、先生のご判断は、あのときとは一緒じゃないよっていう。

Ed：キノホルムは別に無かっても困らんでしょう。（輸入血液製剤によるHIV感染問題調査研究委員会編 2009b: 497）

医師は、キノホルムは販売停止にしても困る患者はいなかったけれども、非加熱製剤の場合はそうではなかったと見ている。すなわち、キノホルムの場合、他に代替できる治療薬があったのに対して（キノホルムは整腸剤として使用されていたので、代替治療薬があった）、非加熱製剤の場合、代替治療薬を欠いていたということが医師の認識である。

Cd医師は以下のようにも語っている。

＊＊：たとえばね、航空機なんかフェイルセーフですよね？

Cd：うん。

＊＊：何があっても事故を防ぐためにできることはすると。たとえばちょっとした故障でもすぐに引き

返すわけですよね、飛行場に。
Ｃｄ：そうですね。
＊＊：医学の場合でも、そういう考え方、が、あっても、
Ｃｄ：あってもいいけど、それは、絶対にそれに替わるべきものがあるときだね。
＊＊：替わるべき、それはやっぱり、治療法が他にないと？
Ｃｄ：そうですね。
＊＊：要するに、医師の方としては、何もせずに、見ているというのが一番辛いわけですね？
Ｃｄ：そうですねぇ。（輸入血液製剤によるＨＩＶ感染問題調査研究委員会編 2009b: 392）

このＣｄ医師の語りは医療の本質への言及であるように思われる。医療においては、たんに治療をやめればいいということではない。医療において、治療をやめてしまうことは場合によっては患者の死を意味する。であるから、Ｃｄ医師は、医療においてもフェイルセーフは「あってもいいけど、それは、絶対にそれに替わるべきものがあるとき」と、代替治療の必要性を述べているのである。血友病治療においても、非加熱製剤が使用できないのであれば、それに替わる治療薬を必要とした。しかしながら、当時、そうした代替治療薬を欠いていたとＣｄ医師は認識しているのである。

しかし、上述したように、代替治療薬として加熱製剤やクリオ製剤があったと反論ができないわけではない。そうした血液製剤――加熱製剤やクリオ製剤――について、医師はどのように認識していたのであろうか。次に加熱製剤とクリオ製剤に関する医師の認識について見ていこう。

まず加熱製剤についての医師の認識である。医師は加熱製剤に対して期待をしていなかったわけではな

かった。たとえばＡｄ医師は、上述したように、ＨＩＶ／ＡＩＤＳに対してリスクを感じ、日本において加熱製剤の治験が始まる前から、製薬企業に働きかけて、加熱製剤を入手していた。しかし、ちょうどＨＩＶが同定されたころのことであり、当然のことながら、ＨＩＶはＡＩＤＳの原因であると特定はされていなかった。そのため、加熱製剤への期待は、ひょっとしたらＡＩＤＳにも効くのではないかというような、漠然としたものであった。こうした漠然とした期待であったことは、Ｂｄ医師の語りからも窺うことができる。Ｂｄ医師は、以下のように、加熱製剤によってＨＩＶに感染する危険性が減るかもしれないと思ったことを、語っている。

Ｂｄ：私たちのところは血友病治療の中核施設ということで、加熱製剤の治験の話が、各社のが入ってきたですね。もちろんそれほとんどＲｄ先生通じて参加して欲しいという話だったんですけれども。そういう不安をお持ちの方には加熱製剤ってぇのが、どこまで安全かわかんないけれども、当時まだＨＩＶそのものがはっきりわかっていませんでしたから、いままでの製剤よりはおそらくリスクは減るだろうということで、こういうふうなのをつくるのに参加していってもらうのもひとつの方法かも知れないということで、やっぱり患者さんがじゃあ是非ということであれば、そういう患者さんを優先的に治験にすすめた、ていうか。（輸入血液製剤によるＨＩＶ感染問題調査研究委員会編 2009b: 248）

しかし、Ｂｄ医師は「加熱製剤ってぇのが、どこまで安全かわかんないけれども」と、加熱製剤の安全性について疑念があったことも語っている。この点も留意しなくてはならない。実際、Ａｄ医師は加熱製剤を使用し、その結果、その加熱製剤で血友病患者が肝炎に感染するということを経験した。そのため、加熱製剤が本当に安全なのか、加熱製剤でＨＩＶ／ＡＩＤＳを防ぐことができるかどうかの確信を持てなくなってしまった。

Ａｄ：使った方３人ほどいらっしゃるんです、最初に。全員の方がＣ型肝炎にかかりました。
＊＊：その時点で。
Ａｄ：しばらくたってから。
＊＊：Ｃ型肝炎については効果がない。
Ａｄ：それに関してはそうそう。そのころ、だからでたもんですから、いやこれ使ってもほんとにだいじょうぶかという気持ちはありますよ。まだＨＩＶでるんじゃないかっていうふうに。というのはねカナダでね、やはりでてましたから、加熱製剤でね。ああ、でてました。そのころレポートある。その条件が非常に長い。いまから考えると、加熱条件が非常にあまい。それカナダででてましたから。だからまさにＣ型肝炎もあまかったわけですからね、だからでて、使ったから全員にでましたから。
＊＊：それで、じゃあがっかりされたっていうか、そんなに効果はないんだと思われた。
Ａｄ：いや、それはわかりません。ただほんとうにこのままＨＩＶはだいじょうぶかどうか確信はもてなかったですよね。でも結論から行くと、その方々はＣ型肝炎にはなりましたけど、ＨＩＶはまぬがれてるんです。だからおそらくこれはほかの病院にね、いらっしゃったら感染したんじゃないでしょうか。（輸入血液製剤によるＨＩＶ感染問題調査研究委員会編 2009b: 26）

また、加熱製剤は文字通りタンパク質を加熱処理して作られている。医師は、そうしたタンパク質の加熱処理が、副作用を引き起こすのではないかということも心配していた。

Ｃｄ：ある先生に加熱製剤を使う、それはあぶないよと言われたことがあるんですよ。タンパクが変性して、どんな反応がでるかわからないと言われて、そうかなと思ってね。そんな感じでね。あのとき、加熱が絶対に良い、加熱さえあれば間違いはない、副作用もおこらないとは、誰も思わなかった。（輸入血液製剤によるＨＩＶ感染問題調査研究委員会編 2009b: 350）

こうした加熱製剤が副作用を惹起するのではないかという疑念は、他の医師も語っている。

Ｅｄ：製剤としての信用性は当時わけの分からないＨＩＶの恐怖よりも、蛋白の変性とか、効果が落ちるとかいうことのほうにウェイトが高かったのは、あたりまえだし、当時としては、こっち（蛋白変性、効果など）が重い。それをはっきりさせるために治験をやろうということ自体きわめて正当な判断で。そのときにミドリ十字にちょっと待ってあげたとか、そんなことはあるんでしょうけど。ま、許せるかな、許せないかな。日本中の血友病患者さんの需要に平等に答えるためには、当時のこの病気に対する理解としては。（輸入血液製剤によるＨＩＶ感染問題調査研究委員会編 2009b: 470）

Ｇｄ：ただそのー、あのう、いまでも常識なんですけども、第Ⅷ因子とか、第Ⅸ因子というのは非常にこわれやすいもので、熱するとすぐダメ、変性する。で、変性すると新しい抗原性をもってきて、それでそのいろんなアレルギー反応とかインヒビター〔輸注した凝固因子を中和して、その効果を失わせる物質のことを指す」が出るんじゃないかというのは、あのー、心配しましたね。（略）で、それはもうぼくたちも実験したら簡単にわかりますよ。たとえばその、血漿ありますよね、それを56度の温度にこうやってつけたらですね、ぱあーっと真っ白になりますよ。それはあの、卵がゆで卵になってるみたいな変性が起こりますよ。それー、第Ⅷ因子そんなこととして大丈夫かとみんな思ったですよね、うん。（輸入血液製剤によるＨＩＶ感染問題調査研究委員会編 2009b: 545）

加熱製剤は期待されていなかったわけではないけれども、非加熱製剤にとって替わる治療薬という認識までにはいたっていなかったということである。今一度、Ｃｄ医師の言葉を借りるならば、「あのとき、加熱が絶対に良い、加熱さえあれば間違いはない、副作用もおこらないとは、誰も思わなかった」ということになる。

次にクリオ製剤についてである。クリオ製剤は、血友病をより良く治療しようとするならば、非加熱製剤にはおよばなかった、と医師は見ている。たとえば、上で見たＡｄ医師による血友病患者の頭蓋内出血についての語りのように、非加熱製剤の効能（止血効果が高い）の視点から、クリオ製剤に切り替えてしまった場合、とくに頭蓋内出血によって亡くなるようなことが起こった可能性もあったと思っている。実際、当時、血友病患者の頭蓋内出血の頻度は医療施設によって差異は見られるものの、最大で18％あった。それに対して、上述したように、１９８３年6月の時点でアメリカにおける血友病患者のＡＩＤＳ発症者は０・１％であった。それぞれの発生頻度からして、より安全に血友病を治療しようとするならば、非加熱製剤の選択がベストであったのではないかと医師は考えている（単に発生頻度だけでなく、自分の診ている血友病患者に、一方で頭蓋内出血を起している者を見、他方でＡＩＤＳの臨床的症状を示している者は皆無であったという経験的事実も、非加熱製剤を選択させることになったと思われる）。また、クリオ製剤の副作用や使い勝手が非加熱製剤に比べて悪かったことも語られている。前者の副作用については以下のように語られている。

Ａｄ：それはね、我々もＡＨＦ〔クリオ製剤のことを指す〕の時代も知っていますからね。だけど、まあ、中間製剤みたいなね。あれでよくアレルギー反応を起こしたり、胸が苦しいとかね。それこそ家庭治療をやっていて、ほんとはまだ許可されてなかったんですけど、ま、やってたんです。そういう訴えありましたから、いつもスタンバイしてたと。そういう時代を経てきてますので。高単位濃縮製剤へ切り換えたら副作用も少なくてね。それをまた元に戻すことになるとね。じゃあクリオだけで全部ね、じゃあ今の重症の血友病患者全員ね、対応できるのは無理だと。無理ですよ。だからよほど日赤がね、もう量産体制でやるとかいうことになればね、できるでしょうけど。だからよく、切り換え、切り換えとおっしゃるんだけど、じゃあ、一部の人だけ切り換えて、じゃあ後に残された人はどうなるの、という話に。（輸入血液製剤によるＨＩＶ感染問題調査研究委員会編 2009b: 61）

クリオ製剤の使い勝手の悪さ、とくに輸注のしにくさについては、以下のように語られている。[9]

Ｃｄ：日薬のクリオ一点張りで、しかも注射器が（　？）ガラスの注射器で。ガラスの注射器をあげるわけですよ。いまみたいにディスポーザル〔現在、製剤とプラスチック製の注射器がセットのかたちで販売されており、注射器は使い捨てである〕じゃない。きしんで動かなくなっちゃうことがありま

したね。（輸入血液製剤によるＨＩＶ感染問題調査研究委員会編 2009b: 314）

Ｂd医師もまた、非加熱製剤に比べて、クリオ製剤は使い勝手が悪く（輸注しづらい、輸注量が多くなる）、副作用の点から、非加熱製剤の効能のほうについつい目がいってしまっていたと語っている。

Ｂd：一つはやっぱり、それまでのクリオに比べて濃縮製剤の使い勝手が非常に良かったっていう、格段の差があると思います。（略）昔のガラスの注射器ですと、クリオのような製剤、ほかにタンパクたくさん入ってるわけですから、途中で詰まってしまって、内筒と外筒がくっついて、全然動かなくなっちゃうなんてことは、わりとよくあるんですね。それから注射の液量も多いし、それからフィブリノーゲンが入ってるから、そのためのまたいろんな問題もあるしということで。それに比べると濃縮製剤は量も少なくていい、溶けもいいだとか、いろんなことを考えると、止血という面からいうと、まぁクリオでもいけたじゃないかっていうけど、やっぱり関節症をほんとに予防するという意味ではやっぱり。クリオ、少なくともクリオでとりあえずの止血治療はできるんですけどですね。その差は大きかったと思うんですね。だからそっちのほうについ、目がいってしまった（略）。（輸入血液製剤によるＨＩＶ感染問題調査研究委員会編 2009b: 285）

また、以下のような語りもある。

＊＊：そうすると、ちょっと話変わりますけど、濃縮製剤ができる前は、やっぱり患者さんはどこか痛

くなって病院来られると。クリオなど、点滴ですか。

Ｈｄ：そうなんですね。点滴でやったり、静注する場合もありますけど。早く打って具合悪くなったらだめなんで、ゆっくりやりますけど。そうですね、こういうもの（濃縮製剤）がないときは、大変でしたね。夜中でも何でも、電話かかってくるからね。真冬の夜中に。この地方はもうすごく寒いでしょう。外来でやるもんですからね、冷え切ったところでやるもんだからね。血管も出ないしね、病棟へ走っていって、お湯持ってきて、それで製剤を溶かしてね、ものすごい寒い中でやるんだけど、血管縮んでいてね、いやぁ。だから、こういう製剤できたら、ありがたくてね。（輸入血液製剤によるＨＩＶ感染問題調査研究委員会編 2009b: 611）

Ｈｄ医師の語りは地域性を感じさせるものである。その意味で、どこまで一般化できるのかという問題はあるけれども、クリオ製剤に比べて非加熱製剤が使い勝手が良かったことがまさにわかる語りである。このように、医師は、クリオ製剤が効能や使い勝手の面で非加熱製剤の代替とはなりえないと認識していたことが見えてくる。

しかしながら、クリオ製剤が非加熱製剤の代替とはなりえなかったのは、効能や使い勝手の悪さだけが問題であったわけではなく、供給の点でも疑念が呈されていたからである。クリオ製剤の供給に対して、医師は以下のようにそれぞれ語っている。

＊＊：委員会内〔Ｘｄ医師が座長の小委員会のことを指す〕の大勢が少なくとも新しい患者についてクリオにすべきだということは、もう当時としては濃縮製剤はエイズの危険があるという認識がかなり

あったということですか？

Ｃｄ：あってもですねー、一回やっちゃっている人はもうしょうがないということではないでしょうかという。

＊＊：しかたがない、高度の確率ですでに感染しているだろうというふうに推定しているわけですか？

Ｃｄ：それはわかりませんけど、とにかく、感染するものを与えていた人になにも今更替えることはないだろうとという。そういう、言った人は、言葉で言った人は一人もいませんけど、だいた、まあ、あの、みんなクリオばかり使ったならばなくなっちゃうだろうと。

＊＊：生産量の問題が。

Ｃｄ：あったし、その意味で、妥協として、新しい人には止めようということだけは、ええ。（輸入血液製剤によるＨＩＶ感染問題調査研究委員会編 2009b: 351）

Ｑｄ：ちょうどそのクリオに戻すかどうかって話してんですが。で、Ｘｄ先生が座長の小委員会ですか。それで、その話ではやっぱり、供給量が十分やれるかどうかっていう問題があがってましたね、クリオでね。で、クリオに戻すわけにはいかないんじゃないかって話が大勢を占めたような感じだったんですけども。われわれとしても、効果薄いやつに戻すかどうかって、あとは供給なければどうしようもないですしね。だからやんないで、うん、みるかどうかっていうのは、ちょっと大変な決断だったんじゃないか、もし戻すとすればね。（輸入血液製剤によるＨＩＶ感染問題調査研究委員会編 2009b: 794）

Ｂｄ：やっぱりあそこまでしたら簡単に後戻りはできなかった、ですよね。いや、一部の、ぜひって望む患者さんは、それを使うのはもちろんいいんでしょうけれども。日本全国の誰もがまかなえたっていうけれども、実際はとても、クリオでもって血友病の患者さんの利用をまかなえなかったですよね。（輸入血液製剤によるＨＩＶ感染問題調査研究委員会編 2009b: 292）

Ａｄ：全部クリオに切り換えて、ある地域では替えられたかもしれない。小ちゃな規模ではできるかもしれない。それを全国レベルでやったときにね、なんでやんなかったんだと。それは現実にはできないですよ。で、そういうことは、みなさんあまり考えられないんですよね。そこ替えたんだから、みんな替えていいです。それで、みんながいっしょになって、わーってやったらね、どうなってたかっていうことね。（輸入血液製剤によるＨＩＶ感染問題調査研究委員会編 2009b: 75-76）

クリオ製剤への切り替えによって供給がまかなえたのかどうかということは、本書が明らかにしようとする問題ではない[10]。医師は、クリオ製剤に切り替えた場合、供給をまかなえきれなかったとみなしている。クリオ製剤の供給が止まれば（クリオ製剤への切り替えたうえで）、血液・血漿による治療に戻ることになる[11]。そうなると、血友病治療――止血すること――は極めて難しくなっただろうと、医師は推測しているのである（止血の困難を経験的に知っていた医師もいたであろう）。治療が滞るもしくは滞りかねない事態は、とくに医師からすれば、絶対に避けなければならない。つまり、クリオ製剤への切り替えとは、クリオ製剤そのものの供給を危うくし、そして血友病治療の根幹を揺るがしかねない選択肢であったと医師はみなしていたということである。言い換えれば、それだけ医師は血友病をより良く治療することに重点を置いていたのである。

5　むすび

これまでの考察から、医師にとっては血友病のリスクのほうがＨＩＶ／ＡＩＤＳのリスクよりもリアルであったことが見えてくる。当時、一方で、血友病患者のＡＩＤＳ発症症例は極めて少なかった。そして、ＨＩＶ／ＡＩＤＳに関する知識もまだまだ不確実という状況であった。他方で、血友病患者は何かしらの治療をうけなければ（欠乏する凝固因子を補充しなければ）、血友病のリスクが現実化する可能性がつねにつきまとっていた。実際に、自分の目の前で血友病特有の症状で苦しんでいる患者がいることもあったであろう。患者に対応すること、治療するということは臨床現場にいるまさに医師の役割でもある。

Ｅｄ：誰であれ、あのとき、ああいう行為で有罪をいわれれば。業務上過失致死とまでいわれるのは、つらかろうかな、とは思うけれど。だから僕はいつも言ってるんですけど、結果責任を問われてるわけですから、善意の行為であれ、結果として間違ったら、その責任はとるべきだろうと、僕は思っています。ベストを尽くしたんだけど、結果が悪かったら、そら、結果責任というのは発生するだろうと。思いますけどね。ただ、あの時期ね、さっきも言ったように、そういう治験という仕組みがあって、じゃあその治験の薬が病院にあったんだから、そんな軽い出血できたりするときに、なんで融通してやらなかったんだという議論でしょう。無理ですよ。そんなことやったら、治験そのものがいいかげんになってしまうし。医師免許剥奪みたいなね、事態になりかねないくらいの時代の、行為じゃないですか。なんか、櫻井よしこさんは、軽い関節やったら、シップ貼っておいとけって。そんなものはねぇ、関節の痛みを知らない人間の言うことですよ。こっちにもうすごく良く効く薬があって、で、それは安全か安全でないかでさえ、定かでない時代に、あんた、こんな軽い出血、シップして帰れなんて、そんなこと今やってごらんなさい。患者に訴えられますよ、逆に。（輸入血液製剤によるＨＩＶ感染問題調査研究委員会編 2009b: 471）

血友病は非加熱製剤を使用すればより良く治療することは可能であるし、予防的投与をおこなうならば血友病のリスクを現実化させないことも可能であった。臨床現場にいる医師にとって、それだけ血友病のリスクのほうがよりリアルなことであった。そうした血友病に対する認識は血友病の治療経験を通して培われたものであり、血友病治療における「常識」＝医学の「価値と規範の複合体《エートス》」を構成する。

ひとたび血友病のリスクがリアルと認識され重視されると、加えてＨＩＶ／ＡＩＤＳのリスクが不確実である状況も手伝って、血友病のリスク認識を維持ないし強化するようなメカニズムも作動したであろう。言い換えれば、医師にとって、血友病のリスクをより小さくしようとするならば非加熱製剤による治療は最良の方法であって、その治療方法を維持しようとする限り、血友病のリスクとＨＩＶ／ＡＩＤＳのリスクとは二律背反（ないし共約不可能）な関係にならざるをえなかった。そして、血友病のリスクとＨＩＶ／ＡＩＤＳのリスクのどちらかを選択せざるをえなかったので、医師は血友病のリスクのほうを重視する、すなわち、非加熱製剤の使用を続けるという意思決定をおこなったのである。それは、血友病のリスクをまさによく知っていたがゆえである。言い換えれば、医師は自らの「専門性」に足をとられてしまった――専門性の陥穽にはまってしまった――ということである。

第5章　ＨＩＶ／ＡＩＤＳの不確実性とその処理

1　はじめに

Ｔ・パーソンズは、医学にはどんなに医学が進歩しても本質的に逃れることできない不確実性があると言う（Parsons 1951＝1974）。その医学の不確実性は、「正しい診断をしても、そのときの医学の知識と技術の状態では、もともと治療できない」（Parsons 1951＝1974: 443）ことから生じる。また、パーソンズに倣い、Ｒ・Ｃ・フォックスも、医学における不確実性について、「医学的知識そのものにもなお多くの空白が存在し医学的な理解や有効性に限界がある」（Fox 2003＝2003: 49）と述べている。

医師の責務とは、「患者の、早期の苦痛のない完全な治癒をめざして「可能なあらゆることをすること」」（Parsons 1951＝1974: 445）である。しかし、医学の不確実性はそうした「責務」を果たすことを阻害する。「責務」を果たしえないということは、医師としての存在の「意味」が脅かされるということである。そのため、医学の不確実性は、医師にとって、心理的な負担となる。だから、医学の不確実性を、医師はともすると「擬似科学的要素」をともなう方法を用いてまで何とか処理しようとすることも、パーソンズやフォックスらは明らかにしてきた（Fox 1959, 1988, 2003＝2003; Fox and Swazey 1974, 1992＝

1999)。

1980年代前半、HIV／AIDSはまだまだ未知であり、不確実そのものであった。当然、HIV／AIDSのリスクも不確実であった。HIV／AIDSの不確実ならびにHIV／AIDSリスクのそれといった具合に書いてしまうと表現としてまどろっこしくなるので、本章では以下、HIV／AIDSの不確実性に、HIV／AIDSリスクの不確実性を包含させて使うことにする（HIV／AIDSリスクの不確実性は、HIV／AIDSの不確実が前提としてある)。HIV／AIDSの不確実性は、医師にとって心理的な負担であったとも思われる。医師は、HIV／AIDSの不確実性をどのように処理したのであろうか。

第4章において、HIV／AIDSのリスクと血友病のリスクとは二律背反の関係にあったことを論じた。そして、血友病治療の「常識」の視点からHIV／AIDSのリスクが捉えられ、血友病のリスクを重視して非加熱製剤の使用とその継続という判断（比較衡量）がなされたことも見た。こうした考察結果を、T・パーソンズやR・C・フォックスによる医学における不確実性とその処理に関する知見から再考してみるならば、HIV／AIDSの不確実性が医師によっていかに捉えられたのかということを、より明白にできると思われる（第4章での考察の補完となると思われる)。すなわち、本章では、医学の不確実性処理の視点から、HIV／AIDSの不確実性がどのように捉えられ処理されたのかについて明らかにする。そして、HIV／AIDSの不確実性が処理される過程のなかで、いかにHIV／AIDSのリスクが過小評価されていくことになったのかを見ていく。

2　血友病のリスク

１９６０年代の半ばぐらいまで、血友病の治療、とくに外科的治療や抜歯など侵襲性の高い治療は「絶対的禁忌」であった。それが血液製剤の出現によって治療しうることに変わっていった。しかし、クリオ製剤のような初期の血液製剤では止血しきれないために、より良い製剤が求められた。その到達点として非加熱製剤が１９７０年代末に現れた。非加熱製剤はまさに待ち望まれていた治療薬であり、「好適な製剤」であるとまで認識された。血友病を治療することにおいて、非加熱製剤の使用は、正当なこと、あたり前のことであった。言い換えると、非加熱製剤以前の製剤に戻ることは「逆行」であった（非加熱製剤は、１mℓあたりの凝固因子量がクリオ製剤の10倍以上、血漿の20倍以上多く含有されていたので、短時間で輸注がすることができて便宜性が高かった）。

非加熱製剤の導入によって、血友病治療は単に止血するだけではなく、血友病患者のＱＯＬを重視するという、もう一歩踏み込んだ治療へと移行することになった。たとえば血友病のリスクの一つとして関節内出血がある。関節内出血を繰り返すと、そのうち関節そのものが壊れ、関節障害が生じる。止血が容易なことではなかった時期の血友病患者は、いずれかの関節に障害を持っていた。この障害をなくすことやできるだけ防ぐことが、新たな血友病治療の課題であった。こうした課題を達成していくうえで、非加熱製剤は必要不可欠であった。

医師にとって、血友病のリスクは臨床（治療）場面で必ず出くわすものであり、リアルなものであった。その血友病のリスクは非加熱製剤の使用によってコントロール可能となった。言い換えるならば、もし非加熱製剤を使用しなければ血友病のリスクがいつでも現実化する可能性があったということである。こうした認識が医師の血友病の「リスク感」――血友病のリスクをまさによりリアルなものと認識させることになった――を強化することになった。そして、肝炎などの問題は残っていたけれども、1980年代前半、血友病治療はほぼ確立しようとしていた。その矢先、HIV/AIDSが現れることになった。

3　HIV/AIDSとその不確実性

今一度、1980年代前半、とくに1983年ごろのHIV/AIDSに関する知識状況についても、ごく簡単に確認しておこう。1980年代前半、HIV/AIDSについてわかっていたことは、B型肝炎と同様に血液を介して感染するウイルスである可能性が高いこと、そして発症するとその致死性は高いことというように、ごく限られていた。血液製剤の使用による感染率、感染した場合の潜伏期間やAIDSの発症率は、まだ確定していなかった。たとえば第1章表3のデータも、あくまでの当該時点で数値でしかなく、HIV感染症の感染からAIDS発症にいたる自然歴は、まだわかっていなかった。HIV/AIDSは不確実そのものであった。

血友病のリスクとHIV/AIDSのリスクとは、どちらか一方のリスクを減らそう（回避しよう）としたら他方のリスクが増えるという、二律背反の関係にあった。すなわち、非加熱製剤を使用するならば、血友病のリスクは減る（たとえば関節内出血や頭蓋内出血などの内出血を防ぎうる）けれども、HIVに感染するリスク（とAIDSを発症するリスク）が増えることになった。反対に、非加熱製剤を使用しないならば、血友病のリスクは増える（関節内出血や頭蓋内出血などが現実のものとなる危険性があった）けれども、HIVに感染するリスク（とAIDSを発症するリスク）は減った。また、血友病のリスクは既知であったのに対し、HIV／AIDS自体が不確実であった。医師は非加熱製剤による治療をめぐって、血友病のリスクをとるのか、それともHIV／AIDSのリスクをとるのかという、二者択一の状況に直面することになった。言い換えると、HIV／AIDSのリスク、ないしその前提としてのHIV／AIDSの不確実性は、ほぼ確立しかかっていた当時の血友病治療を無にしかねないもの、血友病治療における非加熱製剤を用いた補充療法の妥当性（正当性）を脅かすものであった。

そうした状況のもとで、自分（医師）の目の前で血友病の出血によって苦しんでいた患者もいたこともあった。医師は患者を治療しようとする志向を持つ。また、血友病は他の疾患よりも医師－患者（および家族）関係は情緒的なものになりやすいと言われる（乳幼児期に発見され、治療が始まり、そして根治療法を欠いているために一生治療し続けなくてはならない疾患であることから）。このことは医師の「責務」、ないしその責務への患者本人や親の期待をより強いものにしうる。こうしてHIV／AIDSの不確実性は、医師にかなりの心理的負担を強いることになったと思われる。医師は、そうしたHIV／AIDSの不確実性をどのように処理したのであろうか。

4　医学の不確実性とその処理

医師がいかにして医学の不確実性を処理するのかについては、T・パーソンズやR・C・フォックスらの先行研究がある。[1] まずは、「積極的治療介入」と「楽観主義」について見ていこう。[2] 前者の「積極的治療介入」ということを端的に言い表すとすれば、「虎穴に入らずんば虎子を得ず」という成句になる。医師は、「単にそこで生起しているものの受動的な観察者ではなく、行為するように訓練され、期待されている」（Parsons 1951＝1974: 459）。医師にとって、治療できないということは自らの存在理由を脅かされることでもある。そのため、たとえ「良好な結果が見込めそうにないとき」（Fox 2003＝2003: 163）においても、「有効だと思われることを一生懸命に「何でも」」（Fox 2003＝2003: 163）しようとする。こうした「「何でも」」しようとする「積極的治療介入」が、不確実性を処理することになる。治療をおこなわなければ、奇跡的に快方に向かうこともあるかもしれないけれども、良くなることはまれか、ほとんどない（あるいは、症状が悪化する）。それに対して、何かしらの治療をおこなえば、（ひょっとしたら）良くなる可能性がありうる（と医師は思う）。つまり、治療がおこなわれることによって、もしくはおこなわれている間は、少なくとも事態が変化するまで一時的に、不確実性について考えなくてすむ（括弧にくくることができる）のである。

後者の「楽観主義」による不確実性処理は、治療の「効果の妥当性を好む」（Parsons 1951＝1974: 461）ことによって働く。この「楽観主義」は「積極的治療介入」と親和的関係にある。すなわち、積極的な治療介入によっておこなわれた治療はきっと効果があり、患者を快方に向かわせるにちがいないと楽観的に思うことで、不確実性を処理するのである。

第三は「確率的思考」による処理である。この方法は不確実性を確率によって把握し、処理しようとする試みである。しかしながら、確率には統計学的問題がつきまとっている。すなわち、確率値はある母集団を前提として得られた値であり、「患者集団には当てはま」（Fox 2003＝2003: 155）るけれども、「個々のケースには当てはまらない」（Fox 2003＝2003: 155）ことがある。そして、確率はあくまでも蓋然性であって、たとえばどんなに高確率ないし低確率であったとしても、当該の確率値通りに本当に生起するかどうか試行してみなければわからない。また、たとえば検定により有意の結果がでたとしても、「一種の過誤」なども起こりうる。つまり、確率には実際に行為してみない限りどうなるかわからない「偶然のかけ（game of chance）」（Fox 2003＝2003: 164）の側面が残っている。そのため、最後には「偶然のかけ」という第四の方法、端的に言い換えるならば、「運にまかせる」ことによって、不確実性を処理することになる。

第五は「決定しないことを決定する」、すなわち、様子を見るという方法である（Bosk 1980）。[3] 患者は、ある症状をおさえるためにおこなった治療で、別の症状がでてしまう（悪化してしまう）といったように、複数の問題を抱えていることがある。また、医師同士の間で治療方法をめぐって意見が一致しないこともありうる。このようなとき、様子を見ることで（問題を先送りにし、「ひとりでに解決するのを待つ」（中川 1996: 159）ことで）、不確実性を処理するのである。この「決定しないことを決定する」という方法は、一見、第一の「積極的治療介入」とは真逆である。医師にとって重要なことは、不確実性の処理である。そのために、いろいろな方法をおこなおうとする。不確実性の処理という実際的・実践的問題から見るならば、こうした様々な方法がなされること自体が、合目的的であると思われる。

第六は「協議の要請」という方法である（Bosk 1980）。この方法を端的に言い表すならば、専門家に諮ることである。すなわち、自分よりも当該領域について詳しい専門家（研究者など）に訊き、自分の知らないこと（不確実性）を処理するのである。ただし、専門家の間でも意見の相違などがあったりすると、意見集約はなかなかできずに、逆に（逆説的に）不確実性が高まることにもなる。[4][5]

こうした不確実性の処理は、ＨＩＶ／ＡＩＤＳの不確実性に医師が直面したときにおいても見ることができるように思われる。次に、そのことを見ていこう。

5 HIV／AIDSの不確実性処理

比較衡量――「確率的思考」と「偶然への賭け」

医師は、当時（1983年）の医療行為について「比較衡量」という視点から、その妥当性を語る。比較衡量とは、以下のような考え方である。

> 医療行為はすべからく長所と短所を併せ持っており、ある時点における科学的知見に基づいて推測される両者の確率と重要性を掛け合わせて、その取捨を比較検討しなければならない。（西田他 1996: 54）

つまり、比較衡量とは、より良い成果を達成しうる医療行為を「確率的思考」によって選択しようとすることである。その比較衡量の視点より、以下のように議論している。

> 臨床現場では、日本国内での公式に認定された発症報告がなく、米国からの情報も前述のごとく0・1％以下という発症率の低さであったため、非加熱製剤を使い続けることによるエイズの危険性と非加熱製剤を使わないことによる出血の危険性およびQOLの低下を比較衡量した結果、大半の医師たちが〝当面、十分な止血のためには、非加熱製剤でも使い続けることのほうがメリットが大きい〟と判断した。患者に対しても、「安全だ」「心配ない」と説明し、非加熱製剤の使用を継続した。（西田他 1996: 54）

当時、ＨＩＶ／ＡＩＤＳは不確実であった。そうしたＨＩＶ／ＡＩＤＳの不確実性が、わかっていたこと、すなわち、「０・１％以下」という当時わかっていた「頻度」へと変換されている。この変換によって、ＨＩＶ／ＡＩＤＳのリスクは血友病のリスクと比較可能なものとなった。血友病のリスクとして、たとえば頭蓋内出血の頻度は２・２－18％であった。「０・１％以下」と２・２－18％を比較するならば、医師にとっては、後者の血友病のリスクのほうが大きかった。言い換えれば、「非加熱製剤でも使い続けることのほうがメリットが大き」かった。これは、まさに確率的思考によるＨＩＶ／ＡＩＤＳの不確実性処理を意味している。

ところで、確率とは起こりうる可能性である。そのため、本章の第４節で述べたように、確率には、本当に確率通りに生起するのかどうかは、実際に試行してみないとわからない「偶然への賭け」の側面がある。ということは、比較衡量による判断は、この「偶然への賭け」によるＨＩＶ／ＡＩＤＳの不確実性処理でもあったとみなせる。

まして、血友病ＨＩＶ感染者のＡＩＤＳ発症率はたとえば０・１％以下であるということは科学的にはまだ確定していなかった。ＨＩＶ感染症の感染からＡＩＤＳ発症にいたる自然歴が定まるのは、とくに日本においてそれが受容されるのは血友病ＨＩＶ感染者のＡＩＤＳ発症が始まった１９８０年代末のことである。ＨＩＶ／ＡＩＤＳの不確実性は、確率的思考によって、あくまでも一時的に判断停止されていたにしかすぎなかった。当然、不確実性自体がなくなったわけではなかった。であるからこそ、運にまかせるという「偶然への賭け」によって、さらにＨＩＶ／ＡＩＤＳの不確実性が処理されなければならなかった。つまり、まさしく「偶然への賭け」にのった、あるいは、のらなくてはならなかったのである。

実際、不確実な状況のもとでの意思決定の難しさを、またそのことを患者にいかに伝えるのかということとの難しさを、Ａｄ医師は小児白血病の場合を例にして、以下のように語ってくれている。

＊＊：患者さんの方も、〔非加熱製剤を〕もう歓迎していたと。

Ａｄ：うん、そう、そうだと思いますよ。うん、うん。だからこれ、ＨＩＶ問題起きなければ、なにもないんですよ。だから。そりゃそうでしょう。なんかほかの未知のもの、なんかあるかもしれませんよね。可能性から言ってもね。これでいま問題起きた場合ですね。なにか浮上したら、それをいかにキャッチしてね。やっぱりぼくは医学というのはある程度ね、エラーっていいますか、あると思うんですよ。避けられないと思うんですよね。さあ、それをいかにキャッチして、そのときの状況のなかで、どちらを選ぶかっていう話になってきてね。たとえば、白血病もよくなりますよ。今よくなる。ぼくが医者になったころは、もう小児白血病はほとんどもう亡くなってましたね。10パーセントの生存率。いま9割ですよ。その裏にはやっぱり治ったんだけど、心筋障害で亡くなったりね、いるんです。ええ。でもその人数は少ないですけどね。でもやっぱり二次がんを出したりね、逆に。生存される方が増えれば増えるほどそういった問題が浮上してくるわけでしょ。もう早く亡くなってしまうと、そんな問題はないわけですよ。晩期後遺症出てくるまで生きられない。患者さんにしてみれば、なんか、いい、いいって言われたら、そのギャップが大きすぎてね。それでやっぱり反発っていいますかね。それから説明もちゃんと受けてなかったっていうことが、やっぱり大きいんじゃないかなという感じがします。それをちゃんと説明した上でね、そのリスクがあるものを受けてればまだよかったんですね。（輸入血液製剤によるＨＩＶ感染問題調査研究委員会編 2009b: 72-75）

「積極的治療介入」と「楽観主義」

血友病患者は、先天的に特定の凝固因子を欠いているので、「普通の人」にとってはなんでもないようなことで、時に重大な（内）出血を引きおこしてしまう。医師は、臨床現場で出血して苦痛を訴える患者を目の当たりにしたことがままあっただろう。医師の「責務」とは、「患者の、早期の苦痛のない完全な治癒をめざして「可能なあらゆることをすること」」にある。ある医師は、自分の目の前で苦しんでいる患者がいれば、比較衡量をおこない――非加熱製剤のリスクが「安全か安全でないかでさえ、定かでない」のであれば――、非加熱製剤による治療はあたり前のことであったと語っている。

> Ｅｄ：なんか、櫻井さん（櫻井よしこ）は、軽い関節やったら、シップ貼っておいとけって。そんなものはねぇ、関節の痛みを知らない人間の言うことですよ。こっちにもうすごく良く効く薬があって、で、それは安全か安全でないかでさえ、定かでない時代に、あんた、こんな軽い出血、シップして帰れなんて、そんなこと今やってごらんなさい。患者に訴えられますよ、逆に。（輸入血液製剤によるＨＩＶ感染問題調査研究委員会編 2009b: 471）

比較衡量しつつ、臨床現場において「有効だと思われることを一生懸命に「何でも」」しようとした。これはまさしく「積極的治療介入」である。そして、確かに比較衡量もおこなっていただろうけれども、たぶん非加熱製剤は大丈夫なのではないかという「楽観主義」も働いていただろう。できることを何でもしようとしたことによって、結果としてＨＩＶ／ＡＩＤＳの不確実性が処理されることになった――言い換えれば、ＨＩＶ／ＡＩＤＳのリスクが過小評価されることになった――ことが見えてくる。反対に、血友病のリスクが重大視されたということでもある。また、情報収集や患者への伝達時にそうした「バイアス」――HIV／AIDSのリスクを過小評価し、血友病のリスクを重大視する――がかかっていたことも語られている。

Bd：実際アメリカでどういうふうになっていて、アメリカの血友病の専門家だとか、患者さんのWFH（世界血友病連盟）という組織ですね、それがどういう方針をとっているのか、そういう情報をもとに説明するわけですけれども。やっぱり、正直なところ、その薬の、やっぱり止血効果ということがそちらの方が以前と較べるとずっと進歩してきているという。情報というのはほんとうに公平に情報が取れるかっていうと、どうしたって、バイアスがかかりますね、やっぱりね。だから、なんていうか、あんまり心配ないんだという、あるいはほとんど心配ないんだ、という情報の方をより、こう受け入れてそれを患者さんに伝えていた、ということはあったと思います。（輸入血液製剤によるHIV感染問題調査研究委員会編 2009b: 247-248）

1980年代前半、血友病患者のQOLを上げること、具体的にはたとえば関節障害が起こらないようにすることが、血友病治療の課題であった。出血を止めるには適切な量の凝固因子をできるだけ速やかに輸注する必要があった。そのためには、非加熱製剤は必要不可欠な製剤であった。

Bd：とくにうちの場合には血友病性関節症を悪くしないという、血友病の患者さんというのは大きく出血の痛みだとかそのために休まなけりゃいけないだとかいうこともありますね。それからもうひとつは、関節のなかに出血を繰り返すために、当時の年配の患者さんはほとんどが、重症の血友病の患者さんは、膝がまがんないだとか、血友病の関節症の問題をかかえていてですね、血友病の関節症の問題を、われわれの、なんていうか治療のターゲットにして、それをなんとかしようという。そのためには早めに注射する。時間が経ってから注射した場合には、いったん血液が関節のなかに出てますと、ひくまでには時間がかかりますよね。注射はあくまでそれ以上出血しないようにさせることができても、出てしまった血液には無力なわけですね、自然に吸収されるまでまたないといけないということで、そういったことから、早期輸注ということを強調していた。そうするとやっぱり早期輸注やるには家庭でやるのが非常に便利な方法ですよね。（輸入血液製剤によるＨＩＶ感染問題調査研究委員会編 2009b: 245）

＊＊：血友病のなかのある痛みを取り除く、

Ｂｄ：同時に、たとえば膝が曲がらなくなると、走ることも正座することがしんどくなるというそういう日常生活、不便さを起こさないようにするという、これはやっぱり私たちにとっては、かなり大きな目的というようなですね。（輸入血液製剤によるＨＩＶ感染問題調査研究委員会編 2009b: 251–252）

これもまた「有効だと思われることを一生懸命に「何でも」しようとした姿勢を見ることができる。とくに、重篤な出血の場合（たとえば頭蓋内出血のような）、まさに何でもしようとする姿勢に拍車がかかったであろう。

Ａｄ：だからたとえばね、頭打ったと。で、そんときに血友病、だから頭打って、すぐに製剤を打つわけですね。濃縮製剤。それはでも起こさなかったかもしれないけど、防いだ可能性もあるんですよね。早期投与。それはあるんですよ。そういうことはね。だからよく、症状がでてからでもいいじゃないかという、特に頭蓋内出血においては、症状がでたら、もう手遅れで、治っても、後遺症残しますね。ここあんまり議論されなくて、だから、それを全部切り替えてたら、いや、そこで亡くなる人もいたと思うんですよね。でもその数と、エイズで亡くなる人は違うんじゃないかと。それは後で言えることでね。（略）だから、そんときにいかにベストをつくしたか。そんときの状況のなかに、いかにベストをつくしたかどうかっていうことを議論すべきであってね。後になって振り返って、あとこうだったから間違いだろうと、もう少し早くすべきじゃなかったかという議論もけっこうありますよね。それ先見性がなかったんだとかね。よく。（輸入血液製剤によるＨＩＶ感染問題調査研究委員会編 2009b: 75）

痛みが取り除かれたことに対して、患者もしくはその家族は医師に謝意を示す。その謝意は、当然、医師にとって大きな励みとなる。Ｂｄ医師は、「効きます、それは、医者にとって一番それは大きいんですね」（輸入血液製剤によるＨＩＶ感染問題調査研究委員会編 2009b: 287）と語っている。また、痛みが取り除かれたならば、患者やその家族は、この次も医師は治してくれるだろうという期待を抱くようにもなる。こうした患者などによる謝意や期待の積み重ねが、「有効だと思われることを一生懸命に「何でも」」しようとする志向にまたつながっていくことになる。

「決定しないことを決定する（様子を見る）」

議論が前後するけれども、比較衡量による判断には、「確率的思考」と「偶然への賭け」によるＨＩＶ／ＡＩＤＳの不確実性処理だけでなく、「決定しないことを決定する（様子を見る）」による処理も内包している。上の西田恭治らの説明を今一度見て欲しい。彼らは、血友病患者のＡＩＤＳ発症率が０・１％以下であったことから、ＡＩＤＳの危険性は低いと判断している。すなわち、治療方法を変更しなければならないほどの差し迫った状況は現れていなかったので、「様子を見る」ことによって、ＨＩＶ／ＡＩＤＳの不確実性を処理しようとした（一方でＨＩＶ／ＡＩＤＳのリスクを過小評価し、他方で血友病のリスクを重大視することになった）ことが窺える。

ところで、「薬害エイズ」の非難言説が強調する論点として、「クリオ転換論」がある。クリオ転換論とは、１９８３年に作られた「エイズの実態把握に関する研究班」のメンバーの一人でもあった大河内一雄（肝炎ウイルス学系研究者）によってなされた非加熱製剤からクリオ製剤への切り替えの必要性の主張である。第２章で見たように、弁護士の清水勉は、大河内一雄の裁判での証言を用いて、「血友病患者に後遺症の恐怖を煽り、非加熱濃縮製剤の利便性を強調し、だれかれ構わずひたすら大量消費を勧め」（清水 2001: 199–200）た医師を非難していた。確かに、大河内一雄の主張にそってクリオ転換をおこなっていたならば、ＨＩＶ感染を少なくすることができたと思われる。しかしながら、大河内は証言のなかで、以下のように語っていたことにも留意しなければならない。

一般に、従来行なっていた治療法を変えることは、医師にとってはそう簡単なことではない。それまで治療してうまくいっていたことを変えるのは、心配しながら始めることになるからである。先進的な学者や学会が一つの方針を出しても、その新しいものが定着して、いったん決まったものが変わっていくには相当の時間がかかる。（判例時報社 2001: 158）

この大河内の証言から、治療方法の変更にもリスクがともないうることがわかる。当時、血友病治療は非加熱製剤を使用することでうまくいっていた。クリオ製剤への切り替えという血液製剤の変更にはリスクがともなっていた。たとえば、上のＡｄ医師の語りを今一度見て欲しい。血友病患者が頭蓋内出血を起こした場合（その発生頻度は最大で18％あった）、クリオ製剤では対応できなかったであろうというのが、Ａｄ医師のクリオ製剤に対する評価である。山田兼雄らもまた、以下のように述べていた。

血友病のＡＩＤＳの症例数も世界で12例で、しかも１９８３年になってからその発症例数が減少している傾向がみられることが、昨年6月ストックホルムの世界血友病会議（ＷＦＨ）で報告された。血友病のＡＩＤＳの予防対策として、加熱製剤を使用したほうがよい、あるいは濃縮製剤よりもクリオを使用することを勧めるとの意見もあるが、いまだ科学的な研究資料が十分でない。今後十分な研究成果が出そろったうえで方針をたてることにして、ここ当分は今まで通りに治療をおこなっていくことが、最も賢明なことであろう。いたずらにＡＩＤＳを恐れるあまりに輸注療法が不十分になることは、血友病の後遺症を増加させ、悔いを残すことになる。（山田他 1984: 621）

実際、クリオ転換を主張した大河内一雄は血友病治療自体を経験したことがなかった。

自分には血友病の治療経験は全くなく、クリオ製剤に関する知識は原理的なもので、臨床の場でどのように使われており、どういう問題があるのかは知らなかったし、製造量や使用量も全く知らなかった。自己注射療法も、話としては聞いていたが、それが出血を防止するものか、出血をしたときに急いでやるものかということも知らなかった。したがって、エイズ研究班では、危険があることを文献的に発言するしかなく、血友病の現実の場での、いわゆるベネフィットとリスクを総合考慮してこうするべきだというまでのことは言わなかった。（判例時報社 2001: 157）

大河内のクリオ転換の主張は、血友病治療に携っていた医師からすれば、血友病治療を知らない「空論」として映ったのだろう。そして、血友病治療が非加熱製剤を使用することでうまくいっていたという評価と、クリオ製剤に対する評価が、血友病治療に携わっていた医師に状況を見極めさせること――様子を見させること――になった。

では、加熱製剤はどうであっただろうか。加熱製剤については両義的であった。すなわち、医師は加熱製剤に対して一方で漠然とした期待を抱きつつも、他方でその安全性に懸念も抱いていた。

Bd：私たちのところは血友病治療の中核施設ということで、加熱製剤の治験の話が、各社のが入ってきたですね。もちろんそれほとんどＲｄ先生通じて参加して欲しいという話だったんですけれども。そういう不安をお持ちの方には加熱製剤ってぇのが、どこまで安全かわかんないけれども、当時まだＨＩＶそのものがはっきりわかっていませんでしたから、いままでの製剤よりはおそらくリスクは減るだろうということで、こういうふうなのをつくるのに参加していってもらうのもひとつの方法かも知れないということで、やっぱり患者さんがじゃあ是非ということであれば、そういう患者さんを優先的に治験にすすめた、ていうか。（輸入血液製剤によるＨＩＶ感染問題調査研究委員会編 2009b: 248）

また、以下のような語りもある。

Ｃｄ：ある先生に加熱製剤を使う、それはあぶないよと言われたことがあるんですよ。タンパクが変性して、どんな反応がでるかわからないと言われて、そうかなと思ってね。そんな感じでね。あのとき、加熱が絶対に良い、加熱さえあれば間違いはない、副作用もおこらないとは、誰も思わなかった。（輸入血液製剤によるＨＩＶ感染問題調査研究委員会編 2009b: 350）

医師は加熱製剤を是非とも使用したい、もしくは使用しなければならない、とは思っていなかった。この加熱製剤を使用することへの動機づけの弱さが、非加熱製剤による治療がうまくいっていたこともあわさって、様子を見るという現状維持、すなわち、非加熱製剤の使用とその継続へと流れさせてしまうことになった。

加熱製剤の治験が始まると、医師はＨＩＶ／ＡＩＤＳのリスクを少しでも回避すべく、血友病患者を加熱製剤の治験に組み入れようとした。治験が始まった当初の１９８４年初頭、ＨＩＶ／ＡＩＤＳ対策として医師が考えていたかどうかは不明である（ある医師はあくまでも肝炎対策であったことを語っている）。しかし、ある時期を境に遅くとも１９８４年の夏ごろまでには、治験はＨＩＶ／ＡＩＤＳ対策ということになっていたようである（詳細は第６章参照のこと）。こうした治験への組み入れは、ＨＩＶ／ＡＩＤＳの不確実性を処理することにもなったと思われる。というのは、確かに加熱製剤でＨＩＶ感染を防ぐことができるかどうかわかっていなかったけれども、治験への組み入れがまさに「有効だと思われることを一生懸命に「何でも」しようとすることにもなったからである。

「協議の要請（専門家に諮る）」

医師は、ＨＩＶ／ＡＩＤＳのリスクを漠然と認識していた。それがゆえに、医師は血友病治療をどうするのかを迷い、ＨＩＶ／ＡＩＤＳの不確実性を比較衡量などによって処理しなければならなかったのである。

医師のそうした迷いのなか、１９８３年6月、ＷＦＨ（世界血友病連盟）の会議が開かれた。この会議で、「既存の治療方法の継続」が決議された。この決議が血友病治療の迷いを取り除くことになった。

Cd：とにかくねえ、あのう、ええ、やっぱり、ＨＩＶっていう問題が起きて、そのことに対してなんだなんだって、言って、心配がだんだん募ってきて。やっぱりあの、スウェーデンの、あの、話ね。あのう、シンポジウムがありましたね。あの、ストックホルムで。あれの影響っていうのはかなり強かったですね。要するに世界の、血友病のある程度の権威の人が話して、うーん、うーん、まああの、頭蓋内出血なんかを保護するにはしょうがないんじゃないかとか、それから、絶対的に使っちゃいけないとはほんとは言わなかったんですよね。そういうのは、ええ。それはたしかに、とにかく何かを求めている時にああいう会があったんで、それで、それでその権威の人たちが、言ったんだけど、うーーん、だいたいは血友病の人が、その専門家が話したんで、後は、あのうー、ええー、肝臓の先生が、しゃべったんですね。なん、なん、なんだか名前忘れちまいましたけど。そういう人もはっきり言わなかったですね、うん。これ絶対使ったら、もう世界中で捨てて全部ストップしたら、っていうようなことは、言わなかったんですよね、ええ。まあそれで、人のせいにする、するわけじゃないけど、やっぱりそうときに、あの、求めている時に、ちょっと緩い、緩いようなことを言われると、ちょっと飛びついちゃうんですね。それの影響はありました。人のせいにするわけじゃないけど、ええ。（輸入血液製剤によるＨＩＶ感染問題調査研究委員会編 2009b: 363）

これは「協議の要請（専門家に諮る）」によるＨＩＶ／ＡＩＤＳの不確実性処理であると言えよう。すなわち、専門家による議論および決議によって、ＨＩＶ／ＡＩＤＳの不確実性ないし血友病治療に対する自分の迷いを払拭したのである。[6] こうして、その決議にしたがい、既存の治療方法＝非加熱製剤の使用が継続されることになった。

6　むすび

上述したように、不確実性の処理によって、不確実性自体がなくなるわけではない。不確実性は一時的に判断停止されたにしかすぎない。つまり、ＨＩＶ／ＡＩＤＳの不確実性処理は、ＨＩＶ／ＡＩＤＳのリスクを判断停止することで、その重要性の減算、言い換えれば過小評価をしたのである。そして、ＨＩＶ／ＡＩＤＳのリスクの過小評価は、結果として、血友病のリスクを重視することにつながった。

医学が不確実性から逃れることのできないものである以上、上で見てきた不確実性処理も同様についてまわってくるものである。このように考えるならば、HIV／AIDSの不確実性処理のあり方をめぐって、医師を批判することはあまり意味がないのかもしれない。しかしながら、医学が不確実性から逃れることのできないものであるならば、不確実性自体が判断停止されてしまうという不確実性処理に内包する問題について、医師は自覚的である必要はあると思われる。[7] しかし、不確実性の自覚とは医師による不確実性の直視を意味する。そうすると、不確実性が処理できなくなってしまう（心理的負担を抱えることになる）。つまり、不確実性の直視か、それとも不確実性処理かという、新たな二律背反に医師は陥りうる。その意味で、医師はまさに難問をつきつけられているとも言える。

第6章　加熱製剤治験期とＨＩＶ抗体検査後における医師の認識と対応――１９８４年から85年にかけて

１　はじめに

ＨＩＶは、１９８３年5月、Ｌ・モンタニエによって発見された。しかしながら、モンタニエはＨＩＶを増殖させることはできなかった。１９８４年4月、ＮＩＨ（国立衛生研究所）のＲ・Ｃ・ギャロがＨＩＶの増殖に成功した。このことによって、ＨＩＶ研究は飛躍的に進んだ（実質的にＨＩＶの研究が始まるのは、１９８４年の増殖成功をもってである）。そして、１９８４年の1年間を通して、少なくともウイルス学の領域において、ＡＩＤＳの原因がＨＩＶであるとみなされるようになっていった。また、ギャロはＨＩＶ抗体検査法の開発にも成功した。これにより、血液中のＨＩＶ抗体の有無、言い換えれば感染の有無がわかるようになった。

第4章で見たように、日本においても、ＣＤ４／ＣＤ８比による免疫学的診断を通して血友病患者の免疫異常がわかっていた。そこで、抗体検査法ができたのをうけて、医師は自身の患者の血清を検査してもらうようギャロなどに依頼し、順次（早くて１９８４年後半以降）、その結果を知っていった。また、１９

84年前半には、加熱製剤の治験も始まっていた。こうした状況のなかで、医師は血友病とHIV／AIDS、ならびに各々のリスクを、どのように捉えたのだろうか。本章では、加熱製剤（第Ⅷ因子製剤）の治験が始まり認可を受けるまでの間、すなわち、1984年2月から1985年7月ぐらいまでの間における医師の認識について見ていく。

2　加熱製剤治験の始まり

第4章で見たように、加熱製剤はまったく期待されていなかったというわけではなかったけれども、過大な期待も抱かれてなかった。しかし、加熱製剤の治験が始まったとき（1984年2月）、あるいは治験の進行とともに、加熱製剤はHIV感染を防ぐ可能性があるのではないかと期待されるようになっていった。[1] そうした期待は、言い換えれば、HIV／AIDSに対するリスク認識は、治験に組み入れる血友病患者を選抜しなくてはならなかった医師の思いから見えてくる。[2]

Ad：いやいやそれは制限がありますから。加熱製剤は全員の方にではなく、治験ですからやっぱり絞ってますよね。だからみなさんにいくわけじゃないわけです。だからどうしても選択しなきゃいけない。それがけっこうたいへんでしたね。「じゃあなんでうちも使ってくれない」とか、そういう心配がありますよね。

＊＊：患者さんのなかにもそういうことに対して知識というか不安があって。

Ad：ただね、そんなにわたしども、それはあんまり言うとですね、全患者に使ってくれという話になりますよね。そうですよね。だからそういう意味では、ある程度、使ってる、治験をやられてる方に関しては、あんまり治験をやってるっていうことは言わないでくださいと。ほんとうはそういうこと言っちゃいけないんですけどね。でもやっぱり限られてますからね。で、やっぱり選択基準は、やっぱり若い方ね。〔血友病と〕診断されてまもない、薬をあまり使ってない方とかね、そういう方を優先して使うという。

＊＊：当時としては、すでに感染してるかどうかはわからなかったわけですよね。

Ａｄ：そうです。そのころはね、最初始めたころはね。

＊＊：だから、確率としては若い方の方が確実ということで選ばれた。

Ａｄ：そうそう。（輸入血液製剤によるＨＩＶ感染問題調査研究委員会編 2009b: 26–27）

Ｂｄ：選んだときに、あまり小さなお子さんは無理っていうことがあるんですけど、うちの場合には、心配してこられた患者さん。それと比較的若い患者さんというんですか、それまでに製剤を使ってない患者さん。ええ、そのふたつを主に、エントリーするときの、はい。（輸入血液製剤によるＨＩＶ感染問題調査研究委員会編 2009b: 249）

Ｂｄ：治験薬をもちろん全員の患者さんに使えない、そのとおりですね。で当時まだ抗体の検査ができたわけじゃないですね、83年。そうすると、やっぱり感染してなさそう、なさそうっていう言い方おかしいですけど、製剤の使用量が今まで少ない患者さんだとか、年齢の小さな患者さんのほうに治験薬をふりあてていたということで。（輸入血液製剤によるＨＩＶ感染問題調査研究委員会編 2009b: 273）

上の語りからわかるように、医師は非加熱製剤の通算使用量の少ない血友病患者を選んでいる。加熱製剤の治験の目的が「止血効果」だけであったならば、非加熱製剤の使用量の多い血友病患者を選んでもよかったはずである。そうではなく、非加熱製剤の使用量の少ない血友病患者を選んだということは、使用量の少ない患者のほうが多い患者よりも、ＨＩＶに感染している可能性が低いのではないか、そして治験に組み入れることで感染を回避できるのではないかと考えたからである。逆に言えば、非加熱製剤の使用量の多い血友病患者は既に感染してしまっている可能性が高いとみなしていたということでもある。念のために記しておくと、ＨＩＶ感染の有無がわかるようになるのは、上述したように抗体検査ができるようになった１９８４年後半以降のことである。[3] したがって、治験が始まった時点で、ＨＩＶ感染の有無についてはあくまでも可能性、あるいは使用量や輸注回数が多ければ、それだけ感染している蓋然性が高いと推測する素朴な確率でしかなかった。治験薬には数に限りがあった。そうした状況で、非加熱製剤を多く使用してしまって、既に感染してしまっている可能性が高い血友病患者を治験に組み入れてしまうと、その可能性が低い患者に治験薬がまわらなくなってしまい、結果として感染させてしまうことになりかねなかった。つまり、できるだけ感染を防ごうとして、非加熱製剤の使用量が少ない、ゆえに感染している可能性が低いと思われる血友病患者を選ぶという判断をおこなったのである（感染をできるだけ防ごうとした点で、この判断は極めて合理的であったと思われる）。言い換えれば、それだけＨＩＶ／ＡＩＤＳに対するリスク認識が明確なかたちをとりはじめていたということでもある。

加熱製剤は感染を防ぐ可能性があるのではないかと期待されつつあった。しかしながら、そうしたことを必ずしも理解できていなかった医師もいたようである。例えばＧｄ医師がそうである。Ｇｄ医師は加熱製剤の治験がなぜおこなわれているのかについて、当初、よく理解していなかったということを語っている。しかし、１９８４年８月に開催されたＷＦＨ（世界血友病連盟）の会議に参加して、またそこで様々な情報に触れることで、治験の「意味」がＨＩＶ／ＡＩＤＳ対策であることがはじめてわかったとも語っている。

Ｇｄ：えーっとね、１９８４年にリオデジャネイロでＷＦＨの会議があります。それは、そのまえのストックホルムの会議を受け継ぐもので、83年のストックホルムの会議がいろんな薬害裁判には使われています。ぼくはそのころは一切知らなかったですね。で、84年にはリオデジャネイロであった。このときは、もう、加熱の治験もはしっているときですし、えー、僕自身も血液製剤によるＨＩＶ感染ていうの、まあ、危機感というのは4、５０％のところまで来ています。だから自分の患者はどうなるんだろうと。で、加熱製剤が、あの、えー、安全であるということもわかってない。まだわかってなかった。こんなことやってていいんだろうか。なんだろう、エイズってなんだろうというときですよ。で、リオデジャネイロでの会議のときに、こういろんなひとたちがブースを出していてですね。アメリカの血友病財団ＮＨＦブース（アメリカ合衆国の血友病患者団体）が出して、そこにヘモフィリア〔血友病〕とＨＩＶ、エイズの話を冊子を出していて、それをぼくは持って帰って、目から鱗が落ちたですね。アメリカでは患者にこんな情報、ここまでわかってて出しているんだっていうことで、すっごいびっくりした。それがひとつ。（輸入血液製剤によるＨＩＶ感染問題調査研究委員会編 2009b: 541）

また、以下のようにも語っている。

＊＊：ちょうど治験の間が、そのリオデジャネイロの出張を入れられていたということですね（Ｇｄ：そうそうそうそう）。それがはっきりと分かったと。やっていることの意味がわかったわけですね。

Ｇｄ：ええ。それは衝撃やったですね。で、あとで東京のひとから言われたのが、そのとき知ったって遅いとか言われて、怒られてたんです。だれも教えてくれなかったじゃない。（輸入血液製剤によるＨＩＶ感染問題調査研究委員会編 2009b: 543）

当初、Ｇｄ医師は治験の「意味」を理解できていなかったけれども、「東京のひと」＝東京において血友病治療に携っていた医師は、その「意味」を理解していた[4]。ちなみに、Ｇｄ医師は、ある地方都市で血友病を診ていた医師で、また当時、30代半ばの医師でもあった。つまり、医師の間で治験の認識に対して差異があった、言い換えれば、ＨＩＶ／ＡＩＤＳに対する認識にも差異があったということである（ＨＩＶ／ＡＩＤＳのリスクを強く意識した医師と、必ずしもそうではなかった医師に分かれていたことが窺える）。こうした知識の偏在は重要と思われる。しかし、この知識の偏在に関する考察は別の機会に譲ることにして、ここでは医師の認識を跡付けることに限定する。少なくとも以下のことは言える。治験が始まった1984年初頭、ＨＩＶ／ＡＩＤＳとそのリスクについての認識に差異があった。しかしながら、1984年半ば以降、ＨＩＶ／ＡＩＤＳに対するリスク認識は、これまでよりも明確になりつつあった。

治験に対する意識（あるいはＨＩＶ／ＡＩＤＳに対するリスク認識）の変化は、Ｇｄ医師の個人的なレベルにとどまるのではなく、旧厚生省においても見られたようである。

Ｇｄ：いや、あとになるほどですね、もういい、みんなはやく治験しなさい。厚生省なんかからも〔と言われた〕。（輸入血液製剤によるＨＩＶ感染問題調査研究委員会編 2009b: 542）

また、とくに治験に組み込むことのできない患者がいることに対して、Ｇｄ医師は「焦り」を覚えたことを語っている。

Ｇｄ：最初はだからなにを目的なのかわかんないような治験なんですよ、あれは。で、少なくとも肝炎にはええんじゃないかという感じで始めましたね。すでに肝炎〔を感染している血友病患者〕にこんなん使ってなにが意味があるんだろうかと思いました〔すでに感染している人を治験に組み込んでも、加熱製剤が肝炎ウイルスを不活性化できているかどうかわからないという意味で語っている〕。で、あのう、だから、治験に参加してもらったひとには、もう頻繁に来る人たちですから、こういうことで、ごめんね、協力してね、という感じで、あのう、治験に協力をしてもらうことに、ごめんね、お願いね、という感じでやってたんですよ。それがさっきの84年の9月の時点で、ガーっと〔Ｇｄ医師の認識が〕変わって、こっちのひとにはいいのが使えてて、こっちのひとたちは治験じゃないために危険かもしれない薬が入ってる。このときの焦りってのはすごかったですね。これ、お願いだから早く終わって、と思ったですよ。（輸入血液製剤によるＨＩＶ感染問題調査研究委員会編 2009b: 542-543）

この治験に組み入れることのできない患者がいることへの「焦り」は、まさにＧｄ医師のＨＩＶ／ＡＩＤ

Sに対するリスク認識そのものである。詳細は次節で触れるように、こうして医師はリスク認識＝「焦り」を抱きながら、血友病治療をおこなっていかなくてはならなくなった。

ところで、上で、医師が、血友病患者を治験に組み入れて、何とかＨＩＶ感染を防ごうとしたことに触れた。しかし、その行為は必ずしも実を結んだわけではなかった。そのことも見ておく。なぜならば、そこにＨＩＶ／ＡＩＤＳに対する医師の認識の一端が顕著に現れているからである。治験への組み入れによって、ＨＩＶ感染を最小限度に抑えることができたのではないかと考えている医師もいる。例えば、以下のようなＢｄ医師の語りがそうである。

Ｂｄ：古くから私のところに通っておられた患者さんで陽性になった方の検体について、保存してあったものを調べて、私のところは82年に陽性になられた方が多かった。一番早かった方は79年という方もおられて、83年の方もおられましたけれども。それ以降は治験に入って、新しい患者さんは、その意味で新しい薬（治験薬）を使えたもんですから84年以降の感染はないんですけども。（輸入血液製剤によるＨＩＶ感染問題調査研究委員会編 2009b: 272-273）

しかしながら、この語りは、ＨＩＶ感染を最小限度に抑えることができたという単なる「成功話」ではないと思われる。確かに、Ｂｄ医師は、新しい血友病患者（非加熱製剤の使用量が少ないと思われる患者）を治験に組み入れてＨＩＶ感染を防いだことを語っている。しかし、古くからかかっていた血友病患者は、治験開始前の１９８２年にＨＩＶ感染のピークがあったことも語っているからである。つまり、古くからの患者は仮に治験に組み入れることができたとしても、間に合わず、ＨＩＶ感染を防ぐことはできなかったということである。同様のこと、すなわち、治験に入る前に「勝負はついてしまっていた」と語る医師が複数いる。

＊＊：症例としては治験の数が全員〔Ｄｄ医師がいた医療機関において診ていたすべての血友病患者という意味〕にいきわたって、その中で感染されていた方がいらっしゃったっていうことは、ごく数人の方っていう感じです？

Ｄｄ：いや、ほとんど感染率変わらないです。ですから83年までに、みんな感染する人はしてたんです。大体、４割、40％くらいいたかな。ですから、これ、他の病気とあんまり変わらないですよね。既に、その段階では、ほとんどの場合、ほとんどは、勝負はついてしまっていた。〔輸入血液製剤によるＨＩＶ感染問題調査研究委員会編 2009b: 415〕〔日本全体における血友病患者の感染率は、後年の調査で３～４割であることがわかっている。Ｄｄ医師が診ていた血友病患者はすべて治験に組み込むことができた。しかしながら、それでも４割ほど感染していた。つまり、治験が始まる前に既に感染していたということを述べている。〕

Ａｄ：その前にも治験でだいぶやってましたから。で、当然その、加熱を使ってない方々もいらっしゃるわけですよね。非加熱を相変わらず。加熱は一方で使っていて、非加熱使ってるのもいましたからね。その方々が、いや、これも幸いなことなんですけどね、非加熱をそのまま使っていた方が、その時に加熱製剤を使ってればクリアできたかどうかということもね、わかるんです。それは結局大丈夫だったんですよね。結果論からいうと。あくまで結果論ですけどね。というのはその方々はもう前に感染してて、新たな感染、そこで、だから、たとえばこの方々を、その、非加熱をそのまま使ってたから。片方で治験をやっててね、私のところで感染したということはないわけです。ところがＲｄ先生の場合はそういうのがあったっていうらしいですね。それが裁判なってるわけでしょ。ねぇ。（輸入血液製剤によるＨＩＶ感染問題調査研究委員会編 2009b: 30-31）〔念のために、補足をしておく。Ａｄ医師は、自己弁護のために、「大丈夫」といったことを語っているのではない。治験が始まった時には、ＨＩＶに感染してしまっている血友病患者が少なからずいたことを、自嘲しているのである。輸入血液製剤によるＨＩＶ感染問題調査研究委員会編（2009b: 9-233）には、Ａｄ医師の７回分のトランスクリプトが収録されている。それを読むと、「ＨＩＶ感染問題」に真摯に向き合ってきていることがわかる。例えば終章で、Ａｄ医師が自問自答するさまの一端を示しているので、それも参考のこと。〕

また、Ｅｄ医師は以下のようにも語っている。

Ｅｄ：僕としては早い時期に加熱に組み入れたなと思う人が軒並み感染してましたからね。これ治験が早いとか、遅いとかいう問題やないやと。ある一定の年齢以上の方はね。もちろん治験前のその２年で、たとえば赤ちゃんだって、生まれて初めて打ったのに感染したというひともいますから。２年が許される話ではないんですけれど。でも大人の場合には、もう83年には感染はほとんど成立してたんだと。なんかこうー、無力感のようなものを感じた記憶が。（輸入血液製剤によるＨＩＶ感染問題調査研究委員会編 2009b: 473）

ＨＩＶ感染を防ぐために治験に組み入れたにもかかわらず、それは実を結ばずに、既に血友病患者はＨＩＶ感染を被ってしまっていた。それは「無力感」を感じざるを得なかっただろう。このように、医師は、ＨＩＶ／ＡＩＤＳについてわかりはじめたときにはもはや「勝負はついてしまっていた」、「感染はほとんど成立してたんだ」と感じている。つまり、ＨＩＶ／ＡＩＤＳへのリスク認識がまだまだ漠然としていたときに、あるいはＨＩＶ／ＡＩＤＳが未知であった、何が未知であるのかということさえ未知であった時期に、患者はＨＩＶに感染してしまっていたと思っている。

後者のＨＩＶ／ＡＩＤＳ自体が未知であったときは感染を防ぎようがない。しかし、前者のＨＩＶ／ＡＩＤＳに対して漠然としたリスクを抱いていたときに、積極的に感染回避のために動いていれば、もっとＨＩＶ感染を防ぐことができたのではないかという主張ができるかもしれない。実際、そのような非難がなされている。第2章でも見たように、「まだウイルスが分離されていなかったので、対策をとることができなかったという釈明をよく聞く」と述べ、「毒の種類が分るまで汚染された井戸水を飲むのか」と、ＨＩＶ／ＡＩＤＳのリスクについて、その見積もりの甘さが非難されている（浜 2001: 104）。確かに、もう少し感染回避のために動いていれば、ＨＩＶ感染をより少なくすることはできただろう（それでも、ＨＩＶ／ＡＩＤＳ自体がまったくの未知であった時期――日本でのもっとも古い感染例は１９７９年である――の感染があるので、感染をゼロにすることはできなかった）。しかし、こうした非難はそれでは血友病の治療はどうするのかという視点を欠いている。それでも、クリオ製剤で治療をしていた医師もいたと非難（再反論）もできる。しかしながら、第4章で述べたように、ＨＩＶ／ＡＩＤＳについて不確実な状況のもとで、クリオ製剤による治療は血友病患者に負担をかけることであった。血友病をより安全に治療するという視点からすれば、クリオ製剤での治療は適正な治療ではないともみなすことができるのである。

すなわち、血友病のリスクとＨＩＶ／ＡＩＤＳのリスクとは二律背反の関係にあった。安全とは「ある」／「なし」というような二元論ではなく、いくつもの段階（グラデーション）をもって現れるものである。言い換えれば、「どれだけ安全であればいいのか」ということである（Slovic 2000）[5]。医師は安全に対する配慮を欠いていたわけでない。少なくとも、医師はＨＩＶ／ＡＩＤＳに漠然としたリスクを抱きつつ、血友病をより良く治療しようとしていたとは、言える。

3　ＨＩＶ／ＡＩＤＳのリスクが鮮明化しつつあったなかでの血友病治療

上述したように、治験に組み込むことのできない血友病患者の存在が医師に「焦り」を感じさせた。Ｇｄ医師の語りによれば、１９８４年８月の時点で、「危機感というのは４、５０％のところまで来てい」たということであった。補足として、当時のアメリカの疫学データを示すとすると（第１章表３を参照のこと）、１９８４年６月の時点で、ＡＩＤＳ患者累積数４９１８例、そのうち血友病患者は49例、１９８４年11月の時点では、６９９３例中52例であった（この累積数の増え方は、ＣＤＣ［疾病対策予防センター］がＡＩＤＳの診断基準を作成するために、ＡＩＤＳのように見える症例を積極的に集めていたことも影響していると思われる）[6]。ただし、全ＡＩＤＳ患者数中、血友病患者の占める率は以前とほとんどかわっていなかった。こうした状況のもとで、医師は血友病治療のあり方を再考せねばならなかったと思われる[7]。たとえば、Ｇｄ医師は、当該の時点でわかっているＨＩＶ／ＡＩＤＳの情報を血友病患者に伝え、患者に治療方法を選択してもらうという方法をとった。

Ｇｄ：だから84年の、あのう、なんだっけ、えー、リオデジャネイロのあとですから、その情報もう全部患者さんに伝えてます。ですから、あのう、まあ急にじゃないですが、まあ、２、３カ月のラグがあるにしてもですね。〔ここの語りは、「情報もう患者さんに伝えてます」ということの例を挙げようとしている〕だから、ある患者さんはです、だから出血をして来られてるんですね。その時にどうしようかと。で、治験の患者さんじゃないんですよね。その時に、で患者さん、痛いんです、今。非常に痛い。で、もし、これは加熱をしていない薬だというのは分かっているわけですよ。で、もしもう今までですでに感染をしてるんだったら、この薬はあなたを楽にする。で、もし感染をしていなかったらば、これを打って感染するかもしれない。その話はずっとしてました。（輸入血液製剤によるＨＩＶ感染問題調査研究委員会編 2009b: 556）

治験に組み込むことができていなかったある血友病患者が出血をきたし、治療をどうするか選択をしなくてはならなかった。その血友病患者は、結局、血友病治療をしない選択をおこなった。血友病患者は、そのためＨＩＶ感染を被らなかった。しかし、結果として重篤な障害が残ることになってしまった。

Ｇｄ：84年にアメリカの、リオデジャネイロの帰りにその冊子を持って帰って翻訳をして、みんなにも説明をしたし、「それで先生いつ安全なのが来るんでしょうか」、「今加熱製剤の治験が行われているから」っていう話もしてました。で、あのう、認可になったらどんどん切り替えていきましたよね。それから検査のことも、検査が出来るようになったらすぐに伝えて、その結果も伝えているということをしました。で、その間はどっちかわからない、すごくフラストレーションの高い時期がありまして、今言ったように。さっき言った患者さんは「やっぱり今痛いのは、やっぱり辛いから注射を打ってください」っていうことで、あの、注射を打ちました。で、その患者さんはあとで、その、血清が残してあるので調べたら、それよりも前に感染していたのがわかりました。で、別な患者さんは、非常にひどい状態でこられたんですけども、話をして、あのう、あのう、「先生いい、あのう、今日は打たずに帰る」って言って帰りました。「本当にそれでいいんだね」っていうふうに言ってたんですが、彼はその後非常に重症の身体障害者になってしまいましたけど、ＨＩＶは感染していない。はい。もちろんＣ型肝炎がありますし、あのう今、あのう、ベッドでないとこう動けない状態です。（輸入血液製剤によるＨＩＶ感染問題調査研究委員会編 2009b: 556-557）

Ｇｄ医師は、ＨＩＶ感染を防いだ「成功話」として、上の話をしたわけではないだろう。当時の自分の意思決定が本当に正しかったのかどうか自問自答しているように思われる[8]。Ｇｄ医師のような判断もあったし、たとえば非加熱製剤を用いていなければ出血で死亡した可能性などもあったのではないかと語っていたＡｄ医師のような判断もあったということである[9]。つまり、何が適正な正しい治療なのか、迷いながら血友病治療をおこなわざるを得なかった医師の状況が見えてくる。

また、どの時点での血友病治療について語っているのかが必ずしも明確ではないけれども、以下のような医師の語りもある。

＊＊：やっぱり自分が一番悪かったんだと。

Ｈｄ：そのとおりです。そう思いましたね。ええ。ああ、失敗したなぁと思ったですけどね。

＊＊：失敗したなぁ、というのは？　こう、もうちょっと考えておけばよかったのかなぁとか。

Ｈｄ：んー。結局は使わざるを得ないんですけどね。ただねぇ、使わざるを得ないんだけど。ほんとに、(製剤を)怪しいと思ったのにね、怪しいと思ってたのに、使った人いるんですよ、何人か。ええ。

＊＊：患者さんに、ですか。

Ｈｄ：そうです、そうです。陽性になってる患者さんに。まぁ検査する前の話ですけどね。ちらちらと情報が少しずつ入ってきて、ひょっとしたら危ないよという情報も入ってきてた最中なんですけどね。それをねぇ、なんていうかなぁ。これもちょっと、そんなこと言ったら、人のせいにして悪いけれども、Ｒｄ先生が、多分そういうこと盛んにおっしゃったんですよ。出血している人にこの製剤が危ないからということを理由にして、使わないなんてことがあったらだめだと。とにかく、血友病っていうのは、それが命なんだからね、だから、我慢させるとか何とかね、使わないでいるとか、そういうことやったらだめだよというようなことを、講演かなんかで言われたんですよね。僕もねぇ、少うし、これはちょっと待ってもいいかな、なんて思った患者もいたんだけどさぁ、だけど使ってしまったというかね。それがね、ひっかかってるんですよ、実はね。どの、いつ来た患者にそうだったかは、よくわからないんですけどね、やっぱり回数が多けりゃ、それだけチャンスが多いわけですね。

＊＊：Ｒｄ先生が、出血すれば痛いんだから、ちゃんと製剤使ったほうがいいというふうなことを言われてるんですね。

Ｈｄ：そうなんです。

＊＊：で、それを聞いて、やっぱりそっちのほうを優先したという

Ｈｄ：やっちゃったんです。そのとき、考えればよかったなぁと思うんだけどね。
＊＊：先生には微妙に、これはちょっとやばいかなぁという気持ちはあったんですか？
Ｈｄ：あったんです。それでもう少しセーブできなかったかなぁと、後になってから思ったんですけどね。（輸入血液製剤によるＨＩＶ感染問題調査研究委員会編 2009b: 609）

これもまた、迷いながら血友病治療にあたっていたことを窺わせる語りである。ＨＩＶ／ＡＩＤＳが不確実でなかったならば（ＨＩＶ／ＡＩＤＳについて明確にわかっていたならば）、医師は血友病治療について迷うことはなかった。ＨＩＶ／ＡＩＤＳが不確実であったが故に、医師は一方でＨＩＶ／ＡＩＤＳのリスクを感じつつも、他方で血友病治療の方針に迷いながら（血友病をより良く治療したいという思いがあるからこそ迷うのである）、意思決定をしなければならなかったのである。

Ａｄ：そのころもう一切もうそれわかったわけだから、そういうリスクがあるってわかったわけだから。ただね、じゃ、それだったらすぐ変えればいいじゃないかって話ね、極端な話ね。でもそれはさっき言ったリスクがあってもね、どちらを選ぶかっていう話になってくるから、ある程度わかっててもね、じゃ他にそのほかの代替の治療、それからクリオって言われちゃうともうどうしようもないんだけど。うん、重症の人にはクリオは無理ですよ。うん。でもそれが、明らかにもう、悪いものだということが、今使ってるのが全て悪いんだ、っていうことが分かってれば使うことはないと思うんですけど、もう既に使ってしまってる部分もあるわけでしょ。ま、そういう言い方は乱暴な言い方かもしれませんが。うん、ずっと78年9年から使ってて、そこでぽっとやめたからってね、じゃあどうなのかなというのはありましたよ。僕はそれあんまり言ってないですけど、だからそこでやめたから感染が防げたかというとね、もうすでに感染してる人は感染してたわけ。結果論ですから後から言うとね。うん。こういう言い方をすると非常に反発があるとは思いますが。なんでその危ないのにまだ続けてたんだって話になるわけですよね。でも続けてたのはさっき言ったリスクと、今すぐやめることによる血友病そのものの治療がどうか、やっぱり血友病の出血の治療を優先した。（輸入血液製剤によるＨＩＶ感染問題調査研究委員会編 2009b: 120）

ところで、非加熱製剤によってＨＩＶに感染するのではないかという疑念が抱かれ始めたとき、言い換えれば血友病治療の方法に迷ったときに、たとえばクリオ製剤はどのように見られていたのであろうか。Ｇｄ医師は、日本赤十字のクリオ製剤に関して、「作ってなかったでしょ、当時。〇〇県では。作ってなかったですね。売れないものは作らないですね」と語っている。日本製薬のクリオ製剤についても「売ってなかった」ということを語っている。また、Ｇｄ医師は日本製薬のクリオ製剤に対して以下のようにも語っている。

Ｇｄ：えーっとね、クリオ日薬〔日本製薬のクリオ製剤名〕はですね、ぼくは一度使ったことがあります。で、これはですね、その、濃縮第Ⅷ因子製剤にくらべてフォン・ヴィルブランド因子〔止血にかかわるタンパク質の一つ〕がたくさん含まれているんです。で、フォン・ヴィルブランド病〔血友病類縁疾患の一つ〕の患者さんにはね、あの、有効性を考えたら絶対乾燥クリオ製剤がいいということをほぼ勉強していました。で、あの、購入申請を書いてですね、うちに入ってない薬ですから。それでフォン・ヴィルブランドの患者さんに使いました。非常にフォン・ヴィルブランド因子が高くってですね、よくなったんです。そして、一発で肝炎になりました。で、これはショックだったです。すごいショックだったです。患者さんは若い患者さんですし、その後もう二度と肝機能正常化しませんし、来られるたびにぼくは謝らなきゃいけないし。で、日本臓器に連絡をしたらですね〔Gd医師の勤めていた医療機関では日本臓器の製剤で治療をおこなっていたため、既知のMRから血液製剤にまつわる情報を聞こうとした〕、ああ、肝炎がうつりやすいということを先生知らなかったんですかっていうふうに言われちゃってですね。で、えー、この副作用基金〔「薬害スモン」をうけて、1979年に制定された医薬品副作用被害救済基金法に基づく救済制度のことを指す〕のことに書こうかといったら、血液製剤は除くとなっていた。唖然としてですね、それはもう、まだ30歳になったかどうかぐらいのね、若い医者のしたことなんですけど。あのー、そのときのショックというのは、HIV陽性がわかったときよりもさらにショックだったかもしれないね。直接、患者さんの障害を目の前で見ましたので。（輸入血液製剤によるHIV感染問題調査研究委員会編 2009b: 552-553）

Gd医師は、Gd医師の地域では売っていなかった（入手しにくかった）日本製薬のクリオ製剤をなんとか手に入れて使ったものの、投与した患者（フォン・ヴィルブランド病）が肝炎ウイルスに感染してしまうという経験をしていた。この肝炎にさせてしまった経験から、Gd医師の選択肢のなかに、そもそもクリオ製剤、とくに日本製薬のクリオ製剤は入ってきようがなかった。

第3章と4章で述べたように、非加熱製剤は、クリオ製剤に比べ、血友病をより良く治療できる効能を有していた。そのため、非加熱製剤は、1970年代後半の承認と同時に、クリオ製剤にとってかわることになった。言い換えれば、クリオ製剤に対する需要はなくなった。そして、クリオ製剤は臨床現場から消えて、医師の目にふれなくなったことにより、代替治療薬として入手可能であったことさえも、認識されなくなった。いわば忘れ去られてしまったのである。たとえばＥｄ医師は、「クリオってね、入手できると僕知らんかったんですよ」、「全国ほとんど誰も知りません」と語っていたりする（輸入血液製剤によるＨＩＶ感染問題調査研究委員会編 2009b: 496）。

Ｇｄ医師が語っているように、効能の点から、クリオ製剤は売れないから作られていなかったと思われる。ただ、クリオ製剤の供給体制の点から、臨床現場から消えたこと・医師の目にふれなくなったことを議論できるかもしれない。すなわち、供給体制自体に何かしらの問題があり、供給量を賄いきれなくなって、医師の目にふれなくなったのだなどといった主張は可能ではある。しかしながら、そうではないことをうかがわせる記述が、「薬害エイズ帝京大学病院事件第一審判決文」のなかにある。

昭和58年ころには、非加熱濃縮製剤によるエイズ伝播の危険性が大きく報道されて、血友病患者団体の代表者が日薬の工場を見学して、国内採取血漿による凝固因子製剤の増産を要請するということがあり、日薬では、クリオ、ハイクリオ及びＰＰＳＢを実際に増産したが、その後はマスメディアでエイズ問題が取り上げられることも少なくなり、こうした日薬の凝固因子製剤の需要はほとんど伸びず、かえって増産した分が余るという状況も生まれていた。（判例時報社 2001: 156）

この記述で留意する必要があることは、「需要はほとんど伸びず、かえって増産した分が余る」という点である。製薬企業としては供給しようとしたものの、誰も、とくにどの医師も、クリオ製剤などに切り替えるために動かなかったのである。つまり、クリオ製剤が代替治療薬として入手可能であることを医師が認識していなかったか、あるいはもし入手できることを知っていたとするならば、そもそも切り替える必要性を感じていなかった、ということである。[10]

4 抗体検査とその結果の判明

抗体検査が可能となる前、血友病患者の免疫状態について調査がなされていた。その調査結果は、血友病患者のなかでＡＩＤＳの臨床的症状を示す者はほとんどいなかったものの、免疫学的検査値（ＣＤ４／ＣＤ８比）に異常を示す者が少なからずいるというものであった。このことをうけて、１９８４年半ばＨＩＶの抗体検査法が開発されると、医師は自身のうけもつ血友病患者の血清を検査すべくＲ・Ｃ・ギャロなどに依頼した。そして、順次、抗体陽性反応を示している者がいることを知っていった。抗体陽性者の数は、たとえばエイズ調査検討委員会が１９８５年3月に公式発表した結果によれば、約30％（１６３例中47）であった（公式上、この時点で、血友病の抗体陽性者のうち、ＡＩＤＳの臨床的症状を示す者はまだいなかった）。

Ａｄ医師も１９８４年末に自身が診ていた血友病患者の血清を検査し、抗体陽性反応を示す者がいることを知った。このことによって、非加熱製剤によるＨＩＶ感染のリスクが、これまでよりもはっきりとしたかたちをとることになった。

Ａｄ：やっぱり認識が変ったのはやっぱり１９８４年の、うちでね、検査をしたね、ＨＩＶの、米国からキットを借りて検査したらそうだったということで。それで危機感がね。（輸入血液製剤によるＨＩＶ感染問題調査研究委員会編 2009b: 30）

また、１９８４年後半から１９８５年前半にかけての時期とは、加熱製剤の治験が終わりつつあり、後は承認（認可）されるのを待っていた時期でもあった。その間、治験薬の加熱製剤は回収されて使用できなかった。そのため、ふたたび非加熱製剤が使用されていた[11]。そのときの状況について、Ｑｄ医師は以下のように語る[12][13]。

＊＊：加熱製剤でたときっていうのは、加熱製剤って、やっぱりちょっと安心感。まあ、治験が始まったときには、これでちょっとやっぱりＨＩＶのリスクは減るっていうような安心感はありました？

Ｑｄ：それは、うん。

＊＊：そんときにありました？

Ｑｄ：うん。肝炎も大丈夫だったんですよね、あれね。そういう面では、安全な製剤ができた、できればいいなということ、治験やって、〔承認が〕ちょっと半年ぐらい延びましたよね。最初のあの、ミドリ十字。あれが遅れたんですよ。あれはわれわれもいらいらしましたよ。

＊＊：ああ、やはり。

Ｑｄ：他のみんな終わってて、ミドリだけがちょっと、数カ月遅れたんですよね。だからなんであれだけ、遅れたのは。最初始まりは、一緒に始まったんだけど、途中でね、ちょっともう1回やり直し、ってやった、始まったんで。

＊＊：遅れる理由なんかは全然通知なんかはなくって。
Ｑｄ：はい。
＊＊：なんだか分からない、先生もいらいらするし。
Ｑｄ：うん、終わってるのに、うん、終わってるのに早く使えないかなってことだったんですけどね。うん。（輸入血液製剤によるＨＩＶ感染問題調査研究委員会編 2009b: 794）

加熱製剤が使えないことにＱｄ医師は苛立ちをおぼえたと語っている。[14] しかしながら、Ｑｄ医師は、以下のように、まだそれほど強い危機感を抱いていなかったことも語っている。

＊＊：少し戻りますけど、85年に一番最初アメリカにその検体送って、返ってきて、抗体陽性とわかった。そのときってちょうど、治験も一通り終わってるのに、まだ認可されないっていう、その非加熱を使わざるを得ないっていう時期に陽性ってわかって、でも非加熱は使い続けなければならないっていう状況だったんですか。
Ｑｄ：そうですね、その間どのくらいあったのかな。そうですね、非加熱使うときに、危ないかもしれないっていう意識はなかったかもな、もしかして。どの程度危険かっていうのは、その辺が、はっきりしてなかったかもしれないですね。それで、ただ手術はやめましたけどね。そのあれでね。そういう大量に使って手術をするのは。ただ、骨折など外傷があるときには、使ってたかもしれないね、やっぱりね。手術は、延ばしてもいいってやつはね。
＊＊：緊急じゃないやつは。

Ｑｄ：やつはね。
＊＊：やっぱりそれ、大量に投与しなくちゃいけないっていうこともあって。
Ｑｄ：うん、やっぱり。
＊＊：リスクを減らそうということですね。（輸入血液製剤によるＨＩＶ感染問題調査研究委員会編 2009b: 796）

しかし、大量に非加熱製剤を使用しなければならないような手術の場合（かつ緊急性がない場合）、手術を延ばしたことも語っている。やはりここでも、迷いながら、血友病治療をおこなっていた様子が見えてくる。

いわゆる「薬害エイズ」について非難者たちは、抗体検査の結果、とくに抗体陽性の「意味」についての医師の見解に対して、以下のような非難をしている（ある医師が患者・患者会へ送った文書をうけての非難である）[15]。

「抗体の存在はすでにそのウイルスに対する免疫力、抵抗力をもっているということも意味しています」とか、「血友病の人にウイルスが侵入しても、99％以上の人はＡＩＤＳを発症していないということが、すでにアメリカで証明されている」とかいうような、今では信じられないような言葉を述べて、患者たちを安心させようとしている様子が読み取れる。抗体陽性者が半数（当該医療機関で検査した人数中の半数という意味である）にも上るのに、そのことを切り出す前に、免疫不全の人、つまりエイズを発症している人はいないといって安心させ、しかも抗体陽性ということは、ウイルスに対する免疫をもって

いることだなど、ひどいことを〇〇〔医師の実名が挙げられていた〕は言った。（広河 1996: 245–246）

非難言説の主張を、ごく簡単にまとめるならば（単純化するならば）、医師は患者にうそをついた、患者をだましたということになるだろう。しかしながら、本当に医師は患者にうそをついたのであろうか。抗体についての基本的な考え方について、今一度確認しておこう。一般に、抗体陽性反応を示すということ（抗体の保有）は、抗原の感染ないし曝露の結果であり（免疫応答の結果であり）、抗原を排除した、あるいは排除しようとしている過程を意味する。それに対して、ＨＩＶにおける抗体陽性反応の場合、抗体は抗原を排除できず、持続感染していることを指す。つまり、ＨＩＶ抗体の保有は、ＡＩＤＳを発症しうるし、また他者に感染しうることである。ここで注意しなくてはならないことは、後年のＨＩＶについての知識を通して当時の状況を捉えてしまう陥穽である。言い換えれば、抗体検査が可能となった84年なかばから85年にかけての時期、ＨＩＶ抗体の「意味」が、とくに臨床現場において、明白なことであったのかどうかである。この点に関して、Ｒ・Ｃ・ギャロは、ＨＩＶ研究のまさに先頭を走っていたレトロウイルス系の専門家以外では必ずしもＨＩＶ抗体の「意味」は正確には理解されていなかったことを、証言している[16]。

検査結果が陽性ということは、文字どおりには、ウイルスに対する抗体を持っていることを意味する。曝露された直後であり、感染していないところで、ちょうど抗体ができたところをとらえたということはありえるが、実務的には、99・９９９％の場合、抗体陽性は感染していることを意味する。しかし、必ずしも全員がこのことを知り、あるいは理解していたわけではないことに注目することが重要である。

私たちは判っていたし、ウイルス学の中の極めて特殊な分野であるレトロウイルス学で働いている人たちは知っていた。私たちはこのことを強調した。これに抵抗する人もいたが、それは他の種類のウイルスの経験があり、そこでは抗体を持っていることは保護されている可能性を意味したためである。これは、遺伝子の中に入り込むウイルスにはあてはまらないのである。（判例時報社 2001: 56）

ＨＩＶ研究の最先端（レトロウイルス系研究者）では、ＨＩＶ抗体の「意味」は理解されていた。しかしながら、それ以外の研究領域や、たとえば血友病治療の現場などの臨床の最前線においては、ＨＩＶ抗体の「意味」は明白ではなく、抗体についての「基本的理解」からまだまだ捉えられていた。すなわち、「研究の最先端」と、とくに「臨床の最前線」との間には、ＨＩＶ抗体の理解に差異（格差）があったということである。そして、その最先端の理解が臨床現場などに受容されるまでには、少なからぬ時間を要した。

ＨＩＶ抗体の「意味」が必ずしも明白ではなかったことは、ギャロの指摘だけではなく、その他の資料からも窺える。たとえばＮＨＦ（全国血友病協会：アメリカ合衆国の血友病患者団体）がＣＤＣ（疾病対策予防センター）と協力して作成した血友病患者向けのパンフレット（１９８５年3月に配布）においては、以下の記述がなされていた（同パンフレットは、同時期、日本においても医師によって翻訳され配布されたようである）[17]。

このウイルス（ＨＩＶのことを指す）に曝露されながら、エイズの微候を何も示さない血友病患者はたくさんいます。ある研究では、重症の血友病患者の90％近くがこのウイルスに対する抗体を有することが示されています。これと対照的に、ＨＴＬＶ－Ⅲ〔アメリカにおけるＨＩＶの当時の言い方である〕に対する抗体は、エイズの危険がないと思われている人たちの１％未満で検出されています。抗体があるということは、その人がウイルスに曝露されたことがあり、これに対して免疫的な反応を示したことを意味するに過ぎません。必ずしも、感染したことを意味するわけではありませんし、ＨＴＬＶ－Ⅲ感染症に免疫があることを意味するものでもありません。（判例時報社 2001: 67）

血友病患者の過半数は、現在ＨＴＬＶ－Ⅲに対する抗体を有していますが、これは彼らがこの因子に曝露され、免疫的な反応を示したことを意味しています。このことは、ＨＴＬＶ－Ⅲは一般的には臨床的な徴候を示さないか、ごく軽い徴候しか示さず、エイズが発生するのは稀にすぎないことを意味しています。これは肝炎ウイルスの場合と同じです。血友病患者の大部分はＢ型肝炎ウイルスの抗体を持っていますが、重篤な肝疾患（たとえば肝硬変）に発展するのは稀です。（判例時報社 2001: 67）

いずれも微妙な言い方をしている。また、Ａｄ医師は以下のようにＨＩＶ抗体の「意味」が明確ではなかったことを語っている。

＊＊：抗体検査のキットを使ってやってみたら、陽性の方がいらしたと。その段階では、抗体陽性の意味はわからないわけですよね。

Ａｄ：それはね、裁判記録を見ていただければわかるし、ご覧になったかわからないけれども、私が証人で出た時にもその話はしたんです。抗体は中和抗体といいますか。ある程度、何でもね、ワクチンやると抗体できますでしょ。防御抗体がね。それと同じ可能性もあるんじゃないかと。だから、今考えると、いったい何言ってるんだ、って感じがするんですけどね〔Ａｄ医師の「抗体の捉え方」は「基本的理解」そのものであり、抗体は抗原に対する中和ないし防御として見ている〕。

＊＊：中和抗体。防御抗体と同じ。

Ａｄ：そうそうそうそう。今考えると、よくそんなこと言っていたなと（苦笑）。ただ、一方ではね、自分を何とか納得させたいという。安心させたいという気持ちも一方ではたらいていたと思うんですよ。僕は、全部が全部、中和抗体だとは思っていなくて。防御抗体かどうかは疑問に思っていましたから。でも、その可能性もあるかもしれないという。（輸入血液製剤によるＨＩＶ感染問題調査研究委員会編 2009b: 197）

つまり、当時、ＨＩＶ研究の最先端以外では明確なかたちで言い切れるほど、ＨＩＶ抗体の「意味」は解明もされていなかったし、また臨床の現場で理解されていなかったということでもある。であるからこそ、医師は、抗体についての「基本的理解」の枠組みからＨＩＶ抗体を理解しようとしたのである。抗体検査の結果がわかるようになったことで、非加熱製剤によるＨＩＶ感染のリスクがより明確となった。血友病患者のＨＩＶ抗体保有は、非加熱製剤（血液製剤）によって、ＨＩＶに感染していたということである。つまり、抗体陽性者がいることがわかった時点で（たとえＨＩＶ抗体の「意味」が明確ではなかったにしろ、またＡＩＤＳの原因がＨＩＶであるとまだ確定されていなかったにしろ）、医師は非加熱製剤の使用を継続するか否かについて再び考えなくてはならなくなったと思われる。

しかしながら、医師のもとには、ＡＩＤＳの臨床的症状を示す血友病患者はいなかった。つまり、一方でＨＩＶ抗体を持つ血友病患者がいて、他方でＡＩＤＳの臨床的症状を示す血友病患者はいないという状況にあった。そのため、抗体陽性者がいるにもかかわらず、なぜＡＩＤＳの臨床的症状を示す者がいないのかという、「新たな疑問」を医師は抱くことになった。

5　抗体検査の逆説

今日では、ＨＩＶ感染症は、感染からＡＩＤＳを発症するまでおおよそ10年の時間間隔があり、そしてその間、ほとんど臨床的症状を示すことがないことがわかっている。また、ＨＩＶ抗体は抗原に対する中和（防御）ではなく、持続感染している証であることもわかっている。留意しなくてはならないのは、当時、こうしたＨＩＶ／ＡＩＤＳに関する知見はまだほとんど確定していなかった（不確実であった）ということである。したがって、医師は既存の知識を糸口として、抗体陽性者がいるにもかかわらず、なぜＡＩＤＳの臨床的症状を示す者がいないのかというＨＩＶ／ＡＩＤＳの「新たな疑問」について考えようとした。

たとえば、ＨＩＶ感染からＡＩＤＳ発症について、当時、どのように考えていたのか、Ｄd医師は以下のように語っている。

Ｄd：最初、僕らが思ってたのは、話ししてたのは、いったい、この新しいウイルスっていう病気の潜伏期っていうのは何カ月なんだ。

＊＊：何カ月か。

Ｄｄ：うん。だから、麻疹やとか、風疹よりは長いと思うけれど、２、３カ月か。とかね。そういう風な話題だったんですよね。ですからそれを打って、エイズを発症するというのは、２、３カ月後に発症するのか、半年後に発症するのか、いつ発症するんだろうていうような。もう今では考えられないような議論、真剣にやってたんですよね。（輸入血液製剤によるＨＩＶ感染問題調査研究委員会編 2009b: 417）

また、以下のようにも語っている。

Ｄｄ：だから後々からよく言われることだけれども、アメリカで何人の血友病患者が、エイズになったんだという風なことを、リスクっていえば非常に低かったんですよ。
＊＊：はいはい。
Ｄｄ：日本で言えば、１人出るか出んかぐらいの比率、患者数で言うと。当時は、感染状態っていうのがそんな10年も続くと思ってないから、感染すればすぐ発症すると思ってるから。
＊＊：はいはいはい。
Ｄｄ：で、周りを見渡すと周りの患者というのは、当然感染していないと思っていますからね。だから、ほとんど頻度っていうのは少ない病気なんであろうと。（輸入血液製剤によるＨＩＶ感染問題調査研究委員会編 2009b: 422）

Ｄｄ医師の語りから、当時のウイルス感染に関する理解は、「感染状態っていうのがそんな10年も続くと思ってない」、「感染すればすぐに発症する」というものであったことがわかる。[18] そして、その既存の枠組みからHIVを見るならば、AIDSの臨床的症状を示している者がほとんどいなかったために、AIDSを発症頻度の少ない疾患として認識することになった。

抗体を持っていたことも重要である。抗体について基本的な理解からすれば、抗体の保有は免疫応答していることであり、抗原に対する中和（防御）を意味する。つまり、感染したけれども、抗原を排除しつつある、あるいは排除したということである。当初、HIV抗体もまさに抗原に対する中和（防御）抗体として理解されていたことが語られている。たとえば、上で示したAd医師の語りからそのことがわかる。また、Ad医師とは必ずしも同じことを語っているわけではないように思われるけれども、Dd医師は以下のように語っている。

Dd：抗体はプラス〔陽性〕であっても、うん、あの、ウイルスがいない患者がいるんじゃないだろうかと。抗体プラスなのに免疫力全く正常な人は、たくさんいるわけですからね。うん。そういう人っていうのは、これはウイルスはいないんじゃないだろうか、とかね。そういう希望的観測もあり。（輸入血液製剤によるHIV感染問題調査研究委員会編 2009b: 424）

医師は、抗体を持っているから、あるいは抗体を持っていても、たとえば抗体が抗原を中和していると解し、また実際に少なくとも自分たちの診ている血友病患者でAIDSの臨床的症状を示している者がいなかったことも相まって、発症することが少ない疾患として捉えたのである。このように、医師は「新たな疑問」に対して既存の枠組みから答えを導き出した。

また、当時、医師には感染ないし抗体陽性反応に対する「慣れ」のようなものがあったかもしれない。血友病を治療するうえで血液製剤（ないし血液・血漿）は欠かすことのできないものであった。スクリーニング技術などの問題があり、血液製剤にはＢ型・Ｃ型肝炎ウイルスなどの異物が混入していた。そして、血友病は根治しえない疾患であるので、出血のたびに（もしくは出血を最小限にとどめるために）血液製剤を輸注しなければならなかった。そのため、当時、血友病患者のほとんどが肝炎ウイルスに感染するか、当該の抗体を持っていた。つまり、肝炎は血友病治療において「必発」であった。もし、血友病治療のためとはいえ、肝炎が血友病患者に耐えがたいほどの症状をもたらしていたならば（血液製剤の使用によるメリットよりもデメリットのほうが大きかったとすれば）、血液製剤の治療効果は低いものとみなされたであろう。しかし、肝炎の症状は、多くの場合、無症状であった。そのため、医師は肝炎に感染することよりも、出血のほうがより危険であると認識し（肝炎ウイルスへの感染を「受け入れざるを得ないリスク」（西田 1997: 58）＝「許容可能なリスク」とみなし）、止血するための血液製剤の使用を是としていた。

医師における肝炎の「経験」は、以下のようにまとめることができる。検査してみたら、血友病患者はいつの間にか肝炎ウイルスに感染し、抗体を持っていたことがわかった。そして多くの者が無症状であった。ということは、当該抗体は防御抗体だったんだと。この肝炎の経験が、ＨＩＶ感染と抗体に対する理解に影響をおよぼした。そのことを如実に示しているのが、上で引用した「これ〔ＨＩＶ抗体を持つということ〕は肝炎ウイルスの場合と同じです。血友病患者の大部分はＢ型肝炎ウイルスの抗体を持っていますが、重篤な肝疾患（たとえば肝硬変）に発展するのは稀です」という記述である。１９８０年代前半、ＨＩＶ抗体陽性者のほとんどが「無症候性感染」の状態にあった。この何の症状も示していないということが、肝炎のときと同じかもしれないと、捉えさせたのである。ＨＩＶ抗体を持っているから、当該ウイルスに感染したのは確かである。しかし、病状は無症状で、肝心のＡＩＤＳの症状も出ていない。ということは、ＨＩＶ抗体がまさに防御抗体として機能しているからにちがいないと、医師は解したのである。[19]

また、ある医師は患者ないしその家族を対象とする集会において、以下のような発言をしている。[20]

医学的には感染したということと、発症とは全く別のことなのですが、今回の一連の報道では、「感染」と「発症」ということを混同している傾向があるように思われます。この「感染」と「発症」ということは、結核の場合を考えればよくわかると思います。ツベルクリン反応を調べますと、大多数の方が陽性を示す。つまり結核菌に「感染」しているわけです。では陽性を示した人、つまり感染した人が皆、結核になるかというとそうではない。ほとんどは、感染していても全く健康に生活を送ることができる。しかし、１００％安全かというとそうではなくて、何らかの病因で体力や抵抗力が弱まると発病するわけです。ＡＩＤＳウイルスの抗体が発見されたということは、ウイルスに感染したということですが、だからといってすぐ発病するわけでは決してありません。しかし、感染しているのですから、抵抗力などが低下したような場合には発病する可能性もある、ということなのです。（判例時報社 2001: 95-96）

感染したとしても必ずしも発症するわけではないとして、「感染」と「発症」とが区別されている。必ずしも明示的に語られているわけではないけれども、感染したとしても体力や抵抗力を落とさないような生活の実践によって、発症を防ぎうるということを主張しようしているようにも見える。たぶん、こうした捉え方は、医学的には「常識」なのだろう（臨床経験から培われた考え方でもあるのだろう）。こうした捉え方からも、感染に対する「慣れ」、もしくは感染を「許容する」という姿勢が透けて見えてくる。[21]まとめるならば、これまで述べてきた「認識（とくに血友病治療において培われた「常識」）」が、HIV抗体を捉えるうえで一つの枠組み（バイアス）として働いていた可能性があるということである。

医師は、抗体検査によって、非加熱製剤によるHIV感染をこれまでよりも強く意識することになった（まさに明確なリスク認識を抱くことになった）。また、抗体を持っているにもかかわらず、AIDSの臨床的症状を示す者がいないこともわかるようになり、このことが、AIDSを発症頻度が少ない疾患として認識させた。抗体検査は、一方で非加熱製剤によるHIV感染リスクを強く抱かせたものの、他方でHIV／AIDS自体に対するリスク認識を弱めてしまうという「諸刃の剣」であったと考えることができる。また、血友病患者が医師の眼前にいるならば（自分の前で、出血の痛みを訴える患者がいるならば）、非加熱製剤による血友病治療をおこなわれなくてはならない。[22] HIV／AIDSのリスクが減じられ、そして血友病治療に対する「常識」が強く働くなかで、とくに代替治療を欠いたままであるとも認識されていたため、非加熱製剤の使用が継続されることになった。[23]

6　むすび

当初、HIV抗体の「意味」は混乱していた。しかし、次第に（遅くとも1985年の末ぐらいまでには）、HIV抗体の保有はHIVへの持続感染、言い換えれば、AIDSを発症しうるし、他者に感染しうるということが定説として位置づけられていった。[24] HIV抗体の「意味」が明確になるにしたがって、医師はさらなる「新たな問題」に直面することになった。それは、HIV抗体を持つことを、抗体陽性者（血友病患者の）に知らせるか否かという、いわゆる「HIV感染告知」の問題である。本書では告知問題については扱わない。ただごく簡単に言えば、告知問題も、医師は医学の不確実性ならびに「常識」＝「価値と規範の複合体《エートス》」を通して、対処していった（種田 2010a）。

終章 「HIV感染問題」から学びうること

本書のこれまでの議論をまとめると、以下のようになる。1980年代前半、HIV／AIDSは不確実であった。すなわち、人類は正確な知識を欠いていた。そのような状況のもとで、医師にとって血友病のリスクはまさにリアルであり、血友病治療の「常識」から（血友病治療を後退させたくない、より良く治療したいという強い思いから）、HIV／AIDSならびにそのリスクの不確実性を処理して（当該知識の空白という「深い溝」を飛び越えようとして）、結果として血友病患者にHIV禍をもたらしてしまった（その「溝」の底に落ちていった）。

序論でも述べたように、私たちの社会は、「HIV感染問題」などのいくつものいわゆる「薬害」の経験をへて、様々な安全対策を整備してきた。であるので、今日においては、かつてのような「薬害」は起こりにくくなってきているとも思われる。しかしながら、医学の不確実性はそのままである。医学が進歩すればするほど、何が未知なことであるのかということがわかるようになるため、医学の不確実性がなくなることはない。医学の不確実性によって、言い換えれば、いわゆる「想定外」のことが生じて安全対策をすり抜け、何かしらの健康被害が起こってしまうことはありうる。これまた序論において触れたように、今日におけるHPV（子宮頸がん）ワクチン接種による健康被害あるいは有害事象が、そうした例の一つであると言えるのかもしれない（有害事象とは、医療行為の後に生じた好ましくない徴候を意味し、基本的に因果関係の有無を問わない）。医学の不確実性がなくならない以上、私たちはそれとつきあっていかなくてはならない。しかしながら、つきあうといっても、第5章で見たように不確実性の処理をおこなってしまうと、「HIV感染問題」のような陥穽に再び嵌ってしまうおそれもある。そうならないために、私たちはどのようにふるまっていけばいいのかを、本書を締めくくるにあたって考えてみたい。

1　「インフォームド・コンセント」の視点からの非難

「HIV感染問題」において、医師は医師の「常識」にしたがい、患者のために良かれと思って行為をおこなっていた。しかしながら、それはあくまでも医師としての「常識」であり、血友病患者（ならびにその家族）に必ずしも共有されていたというわけではない。桜井均は、専門家＝医師が患者に情報開示せず、「わずかな情報で判断をした」こと、言い換えれば医師の「常識」から比較衡量をおこなってしまったことについて、以下のように非難している（桜井の非難は、1983年当時、「エイズの実態把握に関する研究班」を組織した旧厚生省技官の郡司篤晃が、「汚染ロット」の情報を当該研究班に報告していなかったという文脈のもとでなされているけれども、その非難自体は「専門家」＝医師に向けられている）。

郡司氏は「リスク（危険）対ベネフィット（恩恵）」で判断したと当然のごとく述べているが、そもそも「エイズ汚染のリスク」と「製剤の利便性というベネフィット」の判断をするのは、当事者である患者でなければならない。むろん、リスク対ベネフィットの内実が知らされることが前提である。危険情報を

患者に開示せず、「専門家」が「わずかな情報で判断をした」ことの是非が問われているのである。（桜井 1997: 81）

この桜井の主張は、インフォームド・コンセントという仕組みが制度化されている今日からすれば、「正しい」のだろう。[1] 既に述べたように、１９８０年代、インフォームド・コンセントはまだ制度化されていなかったわけであり、桜井の主張の重要性は十分に理解できるものの、「後知恵」でしかないとも言える。しかしながら、インフォームド・コンセントという制度があれば、ひょっとしたら、医師は血友病患者（家族）に自らの認識について知らせることができたかもしれない。その意味で、桜井の主張のような「インフォームド・コンセントがあれば……」というような議論は理解できる。

確かに、１９８０年代、インフォームド・コンセントは制度的に欠けていた。しかし、たとえばＡｄ医師やＧｄ医師などのように、患者（家族）に情報を伝え、治療方針について選択してもらうということもおこなわれていた。[2] この点で、桜井均のような「インフォームド・コンセントがあれば……」といったインフォームド・コンセントという制度的仕組みの有無を問題とする議論は、一面的であるとも言える。さらに重要なことの見落としもある。

仮に桜井均の主張を認めたとしても、疑問は残る。その疑問は、「リスク対ベネフィットの内実」というところである。確かに桜井の主張は「リスク対ベネフィットの内実」が確定済みという条件のもとであれば（診断も治療方法も確立できているのであれば）、妥当するのだろう。しかし、ＨＩＶ／ＡＩＤＳは不確実であった。そのような状況の下で、いったいどのような情報を伝えることができたのだろうか。[3] 伝えないことのほうが正しかった――医師の行為に誤りはなかった――と主張したいわけではない。実際、Ａ ｄ医師は、自分が知らせた情報のなかに自身の願望や期待などが入り込み、それが患者（家族）に影響を与えた可能性があることを語っていた。同様に、Ｂｄ医師は、自分の物事の捉え方に関してある「バイアス」がかかってしまっていたと語っていた。Ｃｄ医師もまた、自分にとって望ましい情報に飛びついてしまったことを語っていた。医師は、医師としての「常識」に沿って、血友病とＨＩＶ／ＡＩＤＳを見ていたということである。すなわち、桜井の議論の文脈で言えば患者（家族）に情報を開示したとしても、あるいはインフォームド・コンセントという制度があったとしても、不確実な状況のもとでは、その知らせる情報は医師の「バイアス」がかかったもの＝医師の「常識」に沿った情報となってしまう可能性があるということである。こうしたことから、桜井の非難やインフォームド・コンセントという制度的仕組みの有無のみを問題とするような議論には、あまり意味がないことがわかる。ようは、制度的仕組みではなく、不確実な情報をいかに伝えてどのようにして意思決定にもっていくのかという、その中身が重要であり、議論されなくてはならない。

２　されどインフォームド・コンセント

不確実であるということは、当該の事柄について確定したことが言えないということである。別の言い方をすれば、当該の事柄について様々な見解があるということでもある。ＨＩＶ／ＡＩＤＳはまさにそういう事柄であった。そのため、医師は自らの「バイアス」を通して捉えることになった。その不確実であることを患者に伝えてしまうと、当の患者自身も困るのではないかとＡｄ医師は語っている。

Ａｄ：あのね、逆に、患者さんの中にはね、「「分からない」と言われるのが一番不安だ」と言う人いるんですね。僕でも時々あるんだけど、分かっていないことはよく分からないと言うけど、「患者にとっては、医者がわからないのは患者が不安になるか分かりますか？」ってこの前、言われちゃったことあります、えぇ。だからそれはね、やっぱり同じ先生でも一律じゃないいんですよ。患者さんによっても違うんですね。いくら情報提供しても同じように理解されるとは限らないわけですから。解釈の仕方というのは。例えば1パーセントのリスクだったら、大方の患者さんは「あー、1パーセントなら大丈夫」というね、そういう受け止め方（が）あるわけだから。それを、「いや1パーセントだから大丈夫だと思いなさい」というのではないわけでしょあくまでその判断は、患者さんによるわけだから。（輸入血液製剤によるＨＩＶ感染問題調査研究委員会編 2009b: 124）

Ａｄ医師のこの語りに、患者のためという、いわゆるパターナリズムを見ることができる。確かにＡｄ医師が言うように、患者は困ってしまうかもしれない。しかしながら、不確実なことをある「バイアス」をもって確定したこととして伝えられるよりは、困るほうが良いのかもしれない（「困る」ことで、疾患を通して、自分の人生についてあらためて考える契機となるかもしれない）。ただ、当のＡｄ医師も、後日の聞き取りでは、以下のようにも語っていた。[4]

Ａｄ：どういうふうになっていくかわからないところで。今だったら「こういう説明ができたなぁ」ってことはいくらでもあると思うんですねぇ。それはその当時、だからわからないことをわからないということをきちっとね、「今の段階ではこうなんだけど。わからないんだけど」ってことをね、やっぱり言うべきではないかという気がするんですよね。だから「予測でこうである」なんていうのはやめた方がいい気がするんですよね。だからなんとなく説明してしまうというね。わからないこともなんかわかったような感じで説明してしまうのはよくないんじゃないの、予測の中でね。うーん。（輸入血液製剤によるＨＩＶ感染問題調査研究委員会編 2009b: 166）

患者（家族）に対して何を伝えるのか、自問自答している様がうかがえる。不確実だからこそ、その不確実であることも含めて、そのことをちゃんと伝えなくてはならないというのが、Ａd医師にとってのとりあえずの「解」であるように見える。ちゃんと伝えるには、当然のことながら、インフォームド・コンセントが必要となる。そうした制度において、医師と患者（家族）の間で、実際にいかなる情報がどのようにやりとりされているのかということが、より注視しなくてはならない。

3 「成解」を出す

医師と患者双方とも、意図せずしてある情報をゆがめてしまうかもしれない。そのようなことを起こりにくくするためには、双方とも、とくに医師は専門家であるのでなおさら、少なくとも不都合なことから目をそらさないことが必要であろう。

さらに重要なことがある。周知の通り、コミュニケーションは相互行為であり、情報の伝え手は受け手となり、受け手は伝え手となる。伝え手は受け手の反応から、受け手に見落としや思い込みがないかどうかを確認する必要がある。このことは、受け手においても同様である。医療に引き寄せて言えば、患者は医師から十分な説明を引き出すための受け答えをおこなう必要があるし、医師は患者が受け答えできるように十分な説明をおこなう必要があるということである。すなわち、互いの「応答」が重要であるということである。そして、そうした応答を通して、「成解」を出すことができる。

「成解」とは、「正解」――「どのような現場にも、また、いつの時点でも普遍的に妥当する真理・法則性」を意味する――とは対をなす概念であり、「特定の現場（ローカリティ）において、当面、成立可能で受容可能な解」を意味する[5][6]（矢守他編 2011: 9）。すなわち、成解とは、「普遍的（universal）ではなく、常に、空間限定的（local）で、かつ、時間限定的（temporary）な性質をも」ち、「修正と更新に向けて開かれている」解である（同上 : 9–10）。この成解という視点は、不確実性とのつきあい方を考えるうえで、示唆に富む。

不確実であるということは、当該の事柄についての知識が時々刻々と変わる可能性があるということである。ある時点でおこなった決定は、知識の変化によって、変更をしなければならないことも起ころう。不確実な状況においては、必ずしも正解はないということである。また、そのつど、成解＝暫定的な解を出しうるということでもある。あるいは、出さなければならないということでもある。

医療という場面では、医師と患者双方の応答を通して、言い換えれば共同によって、成解へとまとめあげていくことになる[7]。そして、ある決定（成解）を出した後も、それで終わりになるのではなく、そこが新たな出発点となる。ある決定（成解）は、あくまでも次の決定（成解）のための係留点なのである[8]。

そのつど、成解を出そうとするならば、とくに医療者は知識の更新に気をくばらなければならない。患者においては、医療者にまかせきりにはしない姿勢が必要かもしれない。このことは、医療者を疑えということではない。信頼についての社会心理学的研究から、以下のことがわかっている（山岸 1998）。

他者一般を信頼する傾向が強い人間は、通常考えられているように「騙されやすいお人よし」ではなく、むしろ逆に、他者が信頼できるかどうかを示唆する情報に対して敏感で、また実際に他者が信頼に値する行動をとるかどうかを正確に予測する傾向がある、（山岸 1998: 19）

つまり、医療者のことを信頼する人（患者・家族）は、当該医療者が伝える様々な情報に対して敏感であり、鵜呑みにはしないということである。

また、成解を出そうとするならば、応答の「機会」がつねに開かれていなければならない。くわえて、その機会を「活用」しなければならない。この点から、成解を出そうとすることは、医師と患者（家族）の双方、より一般的な言い方をすれば特定の現場（ローカリティ）の当事者に、いろいろな負担を強いることになるとも言える。すなわち、不確実性の処理による負担のほうがいいのか、成解による負担のほうがいいのか、というジレンマが生じうる。

まずは前者についてである。不確実性が一時的に括弧に括られることで、確かに心理的負担は軽減されうる。しかしながら、不確実性自体がなくなるわけではないので、何かしらの損害（負担）を被ることもありうる。典型例は1980年代前半のＨＩＶ／ＡＩＤＳがまさにそうである。一つ留意しなくてはならないことがある。不確実性の処理はなにも専門家によってのみなされる行為というわけではなく、一般人（非専門家）もおこないうることである。ただし、損害は、ともすると一般人、たとえば患者が負うことになりうる。

次に後者の成解による負担である。まず、不確実性を直視することの負担、とくに心理的負担がある。

また、成解を出すためには、前節で述べたような営為が必要であり、それには負担がともなっている（そのつどそのつど、解を出さなくてはならないために、時間と労力を必要とする）。さらに、成解を出したからといって、何かしらの損害を被らないわけではないではないので、当該の損害という負担を負いうる。こうしたジレンマがありうるけれども、それは最終的には個々人の選択なのかもしれない。ただ、「成解」という考え方（選択肢）もあることは、弁えておいてもいいのではないかと思われる。

4　「構造的要因」への留意

前節で、不都合なことから目をそらさないことの必要性を述べた。しかし、この言い方は、個人の水準で対処すればなんとかなるのではないか、という誤解をあたえかねない。心理学で言うところの、いわゆる「基本帰属エラー」である（Reason 1997＝1999）。基本帰属エラーとは、人間の行動を、行為者の置かれている状況よりも、まさにその人（の性格などの内面）から、捉えようとする傾向をいう。たとえば、ある人が居眠り運転をして事故を起こした場合、長時間労働（悪い労働環境）といった社会的な要因によって居眠りをしてしまったということもありうるけども、そのことは等閑視し、たんにその人が不注意だったからと、人間（の内面）に還元して説明をおこなってしまう。前章までの議論でわかるように、「HIV感染問題」はまさにこの視点より説明されてきた。医師は、金儲けのため、非加熱製剤を使用し続けたと。

医療において、医師の行為（患者への治療）はいわば最後の場面でなされるわけであり、そうした行為がなされる前の段階で、何かしらの制度や対策といった要因があれば（医師が置かれている状況のいかんによって）、別の行為が選択される可能性がある。すなわち、医師の行為を「構造的要因」の「結果」として捉えることもできるのである（Reason 1997＝1999）。

「ＨＩＶ感染問題」における非加熱製剤使用の場合、当時の「薬事行政」や「血液行政（血液事業）」といった構造的要因から捉えることもできるだろう。これまで述べてきたように、血友病のリスクを回避しようとすればＨＩＶ／ＡＩＤＳのリスクは大きくなるし、その反対も同様であった。ただし、ＨＩＶ／ＡＩＤＳ自体が不確実であった。そのような状況において、医師の目の前に、血友病のリスクが現実のものとなり、出血で痛がっている血友病患者がいただろう。医師は、非加熱製剤を使うのか使わないのか、あるいはいかなる血液製剤を使うのかを、「即断」をしなければならなかった。そのため、医師はまさに自分たちにとって都合の良いデータを見てしまうことになった。しかしながら、「血液行政」がしっかり機能していて、たとえば他の血液製剤という選択肢があったならば（具体的には国内血漿により非加熱製剤が造られていたならば）、そもそも「血友病のリスク　対　ＨＩＶ／ＡＩＤＳのリスク」というような二律背反に嵌り込むことなく、視野狭窄（思考の閉塞）に陥らなかったかもしれない。[9][10][11] このように考えると、「ＨＩＶ感染問題」は「血液行政」の失敗が背景としてあるように思われる。当時、いかなる制度や仕組みを欠いていたことによって、「ＨＩＶ感染問題」が起こってしまったのか（もしくは、いかなる制度や仕組みがあれば防ぎえたのか）を問うことや、また現行の制度などはいかに防ぎうるのかを問うことも、社会学的に意味があることである。それらの考察については、今後の課題としたい。[12]

5　成解と損害（被害）の救済とは別のこと

成解は、あくまでも意思決定を納得できるものにするための必要条件でしかない[13]。それがゆえに、不確実性によって、成解は損害に対する防波堤にはならないことがありうる。たとえば「ＨＩＶ感染問題」の場合、日本における非加熱製剤によるＨＩＶ感染は、古くは１９７９年に起こっていた。知識自体の不確実性によって、たとえ成解を出していたとしても、ＨＩＶ感染を完全には防ぐことはできなかったと思われる。そして、成解に何かしらの損害がともないうるということは、当然のことながら、今日においても同様である。

ところで、基本帰属エラーは成解に対しても働きうる。自己決定論者は、成解を出した者の「自己責任」を持ち出して、「不確実な状況で起こった損害は甘受されるべきである」と主張しかねない。本書は、そうしたことを主張したいわけではない。また、医療者は「免責」されるべきであるとか、その反対に医療者が「責任」を負うべきであると、主張したいわけでもない[14][15]。序論で挙示した「後視的考察（hindsight）」に対するＩＯＭ報告書の「箴言」、すなわち、あら探しに終始する危険性があるということに、今一度留意しなくてはならない。しかし、もう一方で、本当に知識が空白であったのかも、留意しなくてはならない。そのいかんによっては（故意は当然のこと、注意義務違反も）、医療者などが責められてもしかたがないこともありうる[16]。

知識の空白という不確実な状況のもとで生じた損害の責任は誰にあるのか、ならびに当該損害を補償するのは誰かという問いは難問中の難問であり、答えることは容易ではない。答えるためには、個々の事例に対し、綿密な調査と丹念な考察が必要である。たとえば本当に不確実であったのかどうかを、もう少し具体的に言えば、予見可能性の有無、あるいは有の場合ならば、その程度（確率など）を見ていくことが必要となる。その際に、当該の有無や程度がいかなる枠組みのもとで線引きされたのかも、捉えられなくてはならない。その上で、回避について、いかなる決定がなされたのかということも（決定過程において、どのような「せめぎあい」があったのかということも含む）、問わなくてはならないだろう。さらに、責任について社会学的に問おうとするならば、まずは責任の内包自体をつめなくてはならないだろう。

再度繰り返して言えば、最初からクロやシロという決めつけや思い込みを持って、調査・考察に臨んではならない。なぜならば、決めつけ・思い込みに合わない情報、言い換えれば不都合な情報を意図せずして無意識に捨象し（また、とくにクロの場合ならば、あら探しに終始してしまい）、当初から頭にあった答えしか出せなくなることが大いにあるからである。ただ、もし本当に知識が空白であったとして、救済を欠く社会は、生きづらい社会であるように思われる。救済にかんして、私たちの社会における現行の制度ではたして十分なのかというようなことも、すなわち、最低限のセーフティー・ネットのあり方や潜在的逆機能などについても、議論されなくてはならないだろう。[17]

6　HPV（子宮頸がん）ワクチン接種による健康被害あるいは有害事象について

今日、社会問題化しつつあるHPV（子宮頸がん）ワクチン接種による健康被害あるいは有害事象――以下、「HPVワクチン問題」と記す――についても、少しだけ触れておこう。ここでは、「HIV感染問題」と対比させて、「HPVワクチン問題」の「ある特徴」を浮かび上がらせたい。
まず、HPV（ヒトパピローマウイルス）ならびにそのワクチンについて、ごく簡単に述べておく。HPVには遺伝子が異なる150種類以上の型がある。[18] その数あるHPVのなかに、子宮頸がんの原因となるハイリスクHPV（発がん性HPV型）がある。とくに、海外においては、子宮頸がん患者の約7〜8割から16型ないし18型のHPVが検出される（吉川 2010）。そのため、16型と18型に対応した2価ワクチンが2007年、日本においては2009年に市販されることになったのである。[19] 16型ないし18型の検出は、日本においてはいくぶんか少なく、約6〜7割（20‐30歳代に限定すると8割以上）とされる。[20]
HPV（とくにハイリスクHPV）の感染が子宮頸がんの原因である。しかしながら、HPV感染＝子宮頸がん（の発病）ではないことに留意しよう（HPV感染は子宮頸がんの発生の必要条件でしかない）。「がんを発症するのは〔HPV感染者の〕0・15％」（中原 2010: 50）という記述からもわかるように、HPV感染のほとんどが一過性で、感染者の約9割はHPVが体内から自然と消えていく（ただし、近年の議論のなかには、感染は一過性ではなく、潜伏したかたちで持続感染しているという説もある）。そして、感染（持続感染）からがんが発生するまで、5〜15年ぐらいの時間がかかる。
海外では、ワクチン接種を受けた世代におけるHPV16型・18型への感染は、受けていなかった世代に比べて、約80％減少している（川名 2015）。たとえばHPV16型の感染率は、21・3％から4・2％に減少した。それにあわせて、子宮頸がんの前段階である前がん病変の発生率も減少した。このことから、HPV16型・18型についてはワクチンが有効であるとみなされている。しかしながら、2価ワクチンなので、当然のことながら、ハイリスクHPVのすべてを防ぐわけではない。また、上述した日本における16型・18型の頻度＝感染率にも留意しなくてはならないだろう。したがって、細胞の異常を早期発見するために、定期的な検診の必要性も唱えられている。

日本におけるＨＰＶワクチン接種後の有害事象とされる複合性局所疼痛症候群は、10万接種に約2件である（川名 2015）。海外においては、複合性局所疼痛症候群は約８００万接種に１件である（アナフィラキシーショックは１００万接種に1件、ギランバレー症候群は１００万接種に１～2件である）。したがって、ＷＨＯは複合性局所疼痛症候群などの有害事象とＨＰＶワクチンとの間に明らかな因果関係はないという立場である。ゆえに、ＷＨＯはＨＰＶワクチン接種を勧めている。[21]また、序論でも述べたように、日本において、接種後の有害事象の原因として接種者の心身反応が挙げられ、とりあえず有害事象とワクチンとの間に因果関係はないとされている。それに対し、周知の通り、「ＨＰＶワクチン問題」は現在裁判係争中で、原告は複合性局所疼痛症候群などをＨＰＶワクチンの副反応による健康被害と捉えている（当該ワクチンを健康被害の原因として見、訴えている）。

ＨＰＶワクチン（2価ワクチン）は子宮頸がんの主要な原因であるＨＰＶ16型・18型の感染を防ぎ、がんの発症を減らす効果がある。ワクチン推進派は、「ＨＰＶワクチン問題」の原因はワクチンそのものにあるとは考えにくく、感染ならびにがん発症のリスクを回避しようとするならば、ワクチン接種という選択のほうがより良いと考えるのだろう。ワクチンの有効性は認めることはやぶさかではない。しかしながら、以下の６つの点にも留意する必要性があろう。第一に、「ＨＰＶワクチン問題」の原因は、今のところ不確実である。第二に、ＨＰＶ感染のほとんどが一過性である。感染したとしても、高確率に、そしてすぐさま、子宮頸がんを発症するわけではない。第三に、現行のワクチンは、子宮頸がんの原因とされる全てのＨＰＶ（ハイリスクＨＰＶ）の感染を防ぐわけではない。第四に、日本においてハイリスクＨＰＶである16型・18型の感染頻度は海外に比べて、いくぶんか低い（海外と日本とではＨＰＶの型別頻度が異なる）。第五に、接種後も、他のハイリスクHPV感染の可能性ならびにがん化の可能性を排除できないことから、定期検診の受診が推奨されている。第六に、ワクチンの予防効果がどれだけ持続するのかという論点もある。抗体価の減衰率から20年間ぐらいは持続すると推定されているけれども、実際の抗体価の如何では再接種しなければならないかもしれない。

「HIV感染問題」は、血友病のリスクを回避しよう――代替治療を欠くような状況で血友病をより良く治療しよう――として非加熱製剤の使用を「即断」してしまった（しなければならなかった）がゆえに、起こった。「HPVワクチン問題」の場合、「HIV感染問題」における非加熱製剤の使用とは異なり、ワクチン接種あるいは定期接種の勧奨再開を、「即断」しなければならない状況にはないように思われる。それは、上の理由から、言える。しかし、ワクチン推進派は、ワクチンは主要なハイリスクHPV感染を防ぎ、それはがん化も防ぐことになるから、ワクチン接種、とくに定期接種の勧奨のほうにすぐさま舵を切らなくてはならないと、反論するだろう。そうした子宮頸がんを減らしたい・制圧したい思いは、理解可能ではある。しかし、ワクチン接種を受けたとしても、第五の理由から、検診を必要とする。つまり、ワクチン接種は「次善の策」でしかないと言うこともできる。より良くあろうとして、当面、子宮頸部の細胞異常をいかに早く見つけるのか――早く見つけることができれば子宮は温存可能となる――ということを、重視するという考え方もありうる。それでも、推進論者からすれば、前がん病変の状態で発見し治療できたとしても妊娠時の早産リスクなどを考慮すると、感染による前がん病変の発生自体を防ぐワクチン接種のほうがより良いと考えるだろうけれども。

現況で、ワクチン接種ないし定期接種の勧奨のほうに舵を切ってしまうと、ワクチン接種を受けるか否かは「成解」で決めるにしても、より良く治療しようとして重篤な健康被害をもたらした「HIV感染問題」と同じ轍を踏むということもありうる。不確実性を見定めることのほうが重要であるように思われる。また、がんの定期検診受診率を上げることのほうが、より急務であろう。

「HPV問題」についての若干の補足

本書（序論と終論）の「HPV問題」に関する記述と考察は、2016年前半ぐらいまでの医学的知見に基づいている。「HPV問題」が顕在化して以降、当該問題に関する調査——名古屋市がおこなった調査など——がなされ、その結果が明らかになっている（たとえばワクチン接種群と非接種群とで副反応の現れ方に統計的に差はなかった、ようはワクチンと副反応の間に関連性は認められない、といった結論が出ている）。

薬を選択するうえで、効能（有効性）だけでなく、「有用性」も考慮に入れなくてはならない。有用性が「ある」とは、単純化すると、効能（有効性）と副作用などの好ましくない作用とを比較して（その際、代替療法の有無などもふまえて比較される）、効能のほうが大きいことを意味する（塩野 2013）。たとえ効能があったとしても、それを上回る副作用があれば（とくに代替療法があればなおさら）、有用性は低いないし無いということになる。初期の抗HIV薬を例として挙げよう。その抗HIV薬は、もともとは抗がん剤として開発されたものであった。しかし、あまりに副作用が強すぎて、結局抗がん剤としてはお蔵入りとなった。その製剤は、HIV／AIDSが問題になった時に「ひょっとして効くのでは」と、再び日の目を見ることになった曰くつきの薬であった。当然のことながら、HIV感染症に対して副作用がなくなるわけではないので、血友病HIV感染者は当該製剤の副作用で苦しむことになった（ある血友病患者はあまりにも苦しくて、副作用で死ぬのではないかと感じて途中で飲むのをやめたと、筆者に語ってくれたことがある）。しかし、いくら副作用が強くとも、１９８０年代後半、ＨＩＶ感染症に対しては他の代替薬がなかったこともあって、この製剤に有用性はあったとみなされている（第3章で見たように、１９７0年代の血液製剤を用いた血友病治療においても、同様の議論が可能である）。

あくまでも私見にすぎないのだけれども、本節で論じた点から、筆者は、現行のＨＰＶワクチン（2価ワクチンと4価ワクチン）にあまり有用性の高さを感じていない（現行のＨＰＶワクチンに対しての感じ方であって、ＨＰＶワクチン自体を否定しているわけではない）。また、有用性の点から、今一度書けば、ワクチン接種、あるいは定期接種の勧奨再開を、「即断」しなければならない状況にはないとも思っている。ただし、この姿勢自体が第5章で論じた「様子を見る」という不確実性処理でもあるので、これにはこれの「陥穽」がありうることを忘れてはならない。ワクチン被接種者（というよりもその保護者）は医療者との応答を通して、より良い成解をその都度出していただければと思う次第である。

7　健康被害に対する認識の「多様性」

薬による健康被害といっても、「ＨＩＶ感染問題」と「ＨＰＶワクチン問題」とでは、上述のような差異があった。「ＨＩＶ感染問題」と同様に、血液製剤によって起こった健康被害として「薬害C型肝炎」がある。同じ血液製剤の使用によって、ＨＩＶ感染、あるいはC型肝炎ウイルス感染を被ったにもかかわらず、感染者・被害者の意識には差異が見られる。とくに、血友病ＨＩＶ感染者のなかには、被害者としての自認が弱い人がいる。

Ａｐ：やっぱり今振り返れば、一応流れとしてはね。そういうことなんだから、それはそれで仕方がないことだと。ＨＩＶが陽性だということは。それを受け入れるだけなの。もともとの資質からすれば受け入れるだけのことなんですよ。
＊＊：どうでした？　受け入れ、感染させられたと思いました？
Ａｐ：いや、そんな事ない。（感染）したと思った。させられたなんて思わない。血液に生かされてきたんだから。だいたい僕はそういう資質の方がええわ。生かされてきたんだから、生かされてきて、それで今、感染したからといってゴタゴタ言っても始まらないじゃない。これが運命なら受け入れるというのが基本的な資質なんだよ。本来は。（輸入血液製剤によるＨＩＶ感染問題調査研究委員会編 2009c: 94-95）

あるいは、血液製剤によって、確かにＨＩＶ感染を被ったけれども、命が助かったと語る感染者もいたりする。

Ｉｐ：実は前のインタビューのあとに〔Ｉｐさんには二回にわたって聞き取りをおこなっており、このＴＳは二回目ものである〕、どうしても伝えきれてなかったっていう思いがあったのがその、血友病の痛み。
＊＊：ああああ。
Ｉｐ：これがわかってもらえないと、伝わらないのじゃないかと。どんなに薬害エイズとは何だったのかという研究いうか、調査をしても、その時になぜ医師は注射をやめなかったのか、母、親とか患者

はどうだったのかっていうような、今なんか質問された製薬会社に対しての恨みとか、厚労省にしてもそうなんですけど。やはりあの痛みを経験して、唯一の治す薬という思いがあって、ですからたとえそのＨＩＶに感染したとはいえ、特に自分の話をすると、ここまであの薬があったから生きてこられたんじゃないか。

＊＊：痛みをもっても、

Ｉｐ：ええ。頭蓋内出血もやっとるんで、あの薬がなかったらたぶんそこで命が終わっとるやろうし。

（輸入血液製剤によるＨＩＶ感染問題調査研究委員会編 2009c: 726）

２０１２年、筆者は、厚生労働省主催による「薬害を学び再発を防止するための教育に関する検討会」から参考人として招かれて、話をしたことがある（薬害教育をおこなっていくために、被害者の声をいかに収集し残していくのかということについて、話を聞かせて欲しいとの依頼であった）。筆者は「ＨＩＶ感染問題」の調査を通して、この問題に巻き込まれた当事者の様々な声を聞いていた。そのなかには、すぐ上で紹介したＡｐさんやＩｐさんなどの語りのように、非難言説において流布されていたことと、まったく異なる語りもあった。したがって、当該検討会において筆者は、いわゆる「薬害」の当事者のまさしく様々な声を、とくに非難言説の陰に隠れてしまっている声も、資料として残す必要があるのではないかという主旨で話をした。そこで、Ａｐさんらの語りも紹介した。しかしながら、この主旨は伝わらず、反対に当該検討会の委員である「薬害C型肝炎」の被害者のかたから、大きな反発（怒り）を招いてしまった。なぜ、このようなことになってしまったのだろうか。

血液製剤は、血友病患者のＱＯＬを飛躍的に上げた。また、血液製剤は、血友病患者にとってＨＩＶ感染を被った後も、血友病治療のために使い続けなくてはならなかった、まさに不可欠な薬である。しかし、C型肝炎被害者においては、まったくそうではない。C型肝炎被害者は、極端に言えば、たった一回の使用で感染させられてしまった人たちである（また、当然のことながら、血友病患者のように使い続けなくてはならない薬ではなかった）。とくにＩｐさんのような血友病ＨＩＶ感染者における血液製剤を「肯定」する語りは、C型肝炎被害者にとっては自分たちの被害経験の「否定」として聞こえたのかもしれない。だから、反発したのだと思われる。血液製剤を肯定する語りは、C型肝炎被害者にとって、けっして認められない、許してはならない語りなのである。

血友病ＨＩＶ感染者とC型肝炎被害者は、血液製剤による感染被害という点で、確かにひとつに括ることができる。しかし、当該製剤に対する思い入れ（リアリティ）がまったく異なっている。このように、薬による健康被害といっても、その認識は一様ではなく、多様である。非難言説のような紋切り型で捉えないことが肝心であるし、繰り返して言えば、そうした「多様性」を聞き取ることができる綿密な調査が必要である。

8　最後に

本書は、非加熱製剤の使用という「ＨＩＶ感染問題」におけるほんの一つのことに、光をあてたにしかすぎない。ところで、筆者は、医師によるＨＩＶ感染告知、製薬企業や日本赤十字などの医師以外のＨＩＶ／ＡＩＤＳ認識などについても、考察してきている。もし関心があれば、拙稿をお読みいただくと幸いである（種田 2010a, 2013, 2016b）。とは言え、それでも多くの課題が残されている。たとえば、上述した構造的要因がそうである。また、「裁判闘争」、「和解交渉」、「ＨＩＶ治療の体制」作り、「薬事行政」や「血液行政」の改変過程、いわゆる「血液新法」の制定過程など、「ＨＩＶ感染問題」にはまだ多くの課題（社会学的に明らかにできる問い）が手つかずのままである。さらに、上で少しだけ言及した「ＨＩＶ感染問題」と他のいわゆる「薬害」との比較――「ＨＩＶ感染問題」は他の「薬害」と何が同じで、何が異なっているのか――も、重要な問いである。このことを問おうとするならば、本書においては真正面から問うのは避けたけれども（論点がぼやけてしまいかねないので）、「薬害とは何か」ということも考えなくてはならないだろう（山田編 2016）。これらについて、筆者も少しずつ明らかにできればとは思っている。新たに参入してくれる研究者などがいてくれると非常に心強い。

注釈

はじめに

［1］　宗教教団を例にすると、たとえば旧オウム真理教などが起こした事件を使いながら、〇〇教団を擁護するのかといった反論が予想できる。であるので、少し補足しておく。旧オウム真理教がおこなった犯罪行為は断罪されるべきである。社会学的には、その犯罪行為と、たとえば信者の信仰とは、区別して考察されなくてはならないこととみなす。つまり、視点が異なっているのである。また、説明のあり方が非対称になっていることにも留意しないといけない。すなわち、教義にしたがって、ごく普通の行為がなされているときには論ぜられること自体がないのに対し、社会的に誤った行為がなされたときには教義と結びつけられて非難されるといった、説明の非対称がある。

［2］　周知の通り、価値自由についての議論を展開したのはM・ヴェーバーである。筆者のヴェーバー理解、とくに価値自由の理解は、大林信治に負っている（大林 1993）。

序論

［1］　血液製剤、とくに非加熱製剤を使っていた血友病患者はＨＩＶ感染だけでなく、ヒト血液由来の他の感染症（B型肝炎やC型肝炎など）も罹患している人が多い（いわゆる多重感染者である）。そのため、２０００年代に入って、とくにC型肝炎による肝疾患で亡くなるケースが見られるようになった（第3章で示しているように、運よくＨＩＶ感染を免れることができた血友病患者も、B型肝炎やC型肝炎は「必発」であった）。

［2］　ＨＩＶ／ＡＩＤＳは、１９８０年代前半、とくに男性同性愛者の罹る性病（かつかなり致死性の高い疾患）

として話題になったことがあった（たとえば、『大宅壮一文庫雑誌記事索引総目録』では当初「性病」の項目に入っていた）。その当時（1980年代前半）、血友病患者に危機が訪れようとしているという社会意識や「薬害」といった捉え方は皆無に等しかった（1980年代前半のHIV／AIDSに関する報道に関する考察は、拙稿［種田 2003］を参照のこと）。1989年、血友病患者が訴訟に踏み切った。その訴訟の過程のなかで、とくに1990年代前半から半ばにかけて（ピークに達したのは「和解」の前後）「薬害」であるという認識が高まり、そして非難言説が主要な言説として位置づけられていくことになった。

［3］ 医師といっても、専門分野が異なれば、必ずしも考え方が同じとなるわけではない。本書における医師とは、主として「血友病治療に携っていた医師」を指す。しかしながら、血友病治療に携っていた医師といっても、これまた一枚岩ではない。血液凝固について精通している医師もいれば、必ずしもそうではない医師もいる（一方で進んだ血友病治療をおこなっている医療機関、他方で必ずしもそうではない機関といったように、血友病治療体制ないし知識・技術に偏在を見ることができる）。また、小児科系の医師もいれば、そうでない医師もいる。本章後半に、表1として、ごく簡単に医師のフェイスシートを示した。

［4］ たとえば、非難言説は医師を単なる「加害者（ないし敵役）」としてステレオタイプ化してしまったと言えるかもしれない。ステレオタイプ化は、被害を被った血友病患者およびその家族についても同様のように思われる。たとえば、『薬害HIV感染被害者遺族への面接調査報告』（薬害HIV感染被害者（遺族）生活実態調査委員会編 2002）のなかで紹介されている個々の感染被害者遺族の経験を読んだり、またHIV感染を被った血友病患者から実際に話を聞いたりすると、「被害」といってもどれとして同じではなく、まさに様々な「被害経験」であったことがわかる。しかしながら、非難言説においてはその多様性が捨象され、単なる「被害者」としてステレオタイプ化されてしまっている。

［5］ 血友病治療に携っていた医師が沈黙していた理由として、その一人でもある西田恭治は以下のように述べている。

（略）当時血友病治療に携っていた医師は、私を含めて大半が、自らとった行動に関して、これまで多くを語ってこなかったように思われる。他の医師の真意はさておき、自身を振り返ると、私が発言を避けてきた最大の理由は、血友病患者のＨＩＶ感染の検証がこの間に係争中だった民事（損害賠償請求）裁判において、原告（患者）側に不利益をもたらしはしないかと考えた点にあった。（略）すなわち、この提訴は、感染時期に関わらない全員救済が最大の目標だった。ところが、私の中には、厳密な検証を実行することは、むしろ現象的には被害者を感染時期によって分断し、全員救済への流れを阻害する結果となるのではないか、との懸念が生まれ、発言を控えるに至ったのである。（西田 1997: 57）

聞き取りにおいては、以下のような語りが出てきている。

Ｂｄ：インプレッションというか、何を言っても悪くとられるみたいな感じになっていたでしょうね。つまりマスコミにですね。それで本来だったら、こちらが言いたいことを言っても、それをきちんとマスコミが伝えてくれない、だろうというか。この間お話したですかねぇ、日本小児科学会の評議員会で、薬害エイズについて学会として反省する声明を出すべきだという発言があったとき、僕もほんとは発言したかったんですけど、やっぱり言ったとしても、特に僕の場合、当事者ですから、また弁解しているというか、そういう形でしか、結局は取り上げられないんじゃないかっていう。あるいは日本小児科学会の声明文として出しても、ほんとにきちんとそれが取り上げられないで、逆に悪いほうにというか、揚げ足取りみたいにして使われる危険性がある。いまこういうふうな調査をしていただいて、まぁ、われわれの言っていること、ただそれはそれで批判していただいていいんですけども。していただくという、もう少しだから時期をですね、いわば裁判というのは、もう勝つか負けるかの争いみたいなもんだから、それはもう、たとえば、うそも方便というのは裁判の世界だろうと、思うんですね。裁判て、真実を追求する場だとは思わないですね、真実を追求する場は別にあるんだろうと思うから、そういう時期が来てくれたらなぁ、というふうな感じで、みんな発言を控えてきたんじゃないですかね。（輸入血液製剤によるＨＩＶ感染問題調査研究委員会編 2009b: 292）

つまり、非難言説が主要な言説となっていった過程で、医師の発言はマスメディアとって格好の揚げ足をとるため材料となってしまい、発言できるような状況ではなかったようである。また、マスメディアの取材の仕方や伝え方にかなり問題があったことも、医師は語っている。

＊＊：そう言うことで、とても我慢できない取材みたいなものってありました？　なにをこいつ聞いとるんやと。
Ｅｄ：やらせは、常時ですよ。夜取材にきて患者さん診察してる昼の映像、つくってくれとかね（笑い）。
＊＊：（笑い）。
Ｅｄ：一番はねえ、あるテレビ局がＶｐさんをね、診察してるところを、Ｖｐさんが病院へ入ってくるところから撮らしてくれって言うたんですよ。そんなことはＶｐさんに相談したらどうだって言ったときに、「あれっ、患者は医者が言ったら、テレビに出してやるいうたら、飛びつくもんじゃないんですか」と言うたやつがおる。
＊＊：えー（笑い）
Ｅｄ：患者なんて医者の言うことなんでも聞くんでしょう、テレビに映したる言うたら飛んでくるでしょうとか言ったやつがおってー。うん、あのときは本気で怒ったな。（輸入血液製剤によるＨＩＶ感染問題調査研究委員会編 2009b: 480）

［6］　ＨＩＶ感染告知については、拙稿（種田 2010a）を参照のこと。
［7］　２０１３年、献血でつくられた輸血用血液製剤（日本赤十字社製造・供給）の１つである血小板成分製剤によって、ＨＩＶに感染するという事案が発生した。日本赤十字社は製剤の製造にあたって、きちんと検査をしていた。では、なぜその検査をすり抜けてしまったのかと言えば、そこには「ウインドウ期」の問題がある。たとえばＨＩＶの場合、感染初期は血中のウイルス量自体が極めて少ないため、検査しても検出できない。こ

のように、現在においても、安全対策のすり抜けは起こりうる（こんにち血漿分画製剤については、原料血漿を6カ月間貯留し、その間に問題のあった血漿は処分され製造にまわっていない）。

［8］　インフォームド・コンセント概念が日本に紹介されたのは、1980年代末のようである。例えば『現代用語の基礎知識』に「インフォームド・コンセント」という言葉が掲載されるのは1989年版からである。

［9］　詳しくは後章で述べるように、インフォームド・コンセントはなかったけれども、類することをおこなっていた医師もいた。その際、自身の留学経験やMRからの情報など自分が知りえたことを患者に伝えていた。

［10］　予防接種法により、HPV（子宮頸がん）ワクチンは定期接種のA類に位置づけられた。A類は集団予防・重篤な疾患予防に重点が置かれ（接種の実施にあたっては費用が助成され、勧奨もなされる）、被接種者には接種を受ける努力義務が生じる（あくまでも努力義務なので、受けなかったからといって罰せられることはない）。ちなみに、B類は個人予防に重点があり（公費有、勧奨無）、被接種者の努力義務はない。たとえば、高齢者に対するインフルエンザの予防接種がそうである。

［11］　科学の規範として、R・K・マートンは、「公有性」、「普遍性」「私的利益からの解放」、「組織化された懐疑主義」の4つを挙げている（Merton 1973）。

［12］　R・K・マートンやR・C・フォックスに影響をうけた医師研究として、N・A・クリスタキスのものがある（Christakis 1999＝2006）。クリスタキスは、医学の不確実性を前提としたうえで、予後を患者に伝えることがいかに医師を悩ますのかということを（悩むのは、とりもなおさずそこに複数の規範、ともすると状況によっては、あい矛盾するような規範が働いているからである）、そして、その悩みをどのようにして解消しているのかということを、明らかにしてみせている。

［13］　The Courage to Fail（失敗を恐れない勇気）はアメリカ合衆国の文化＝「文化的価値とモーレス」そのものであり、そうした文化のなかで、医師（および患者）はそれをあたり前のように内面化していることを、R・C・フォックスら分析している（Fox 2003＝2003）。

［14］　たとえば内科や外科というような医学の領域の違いにおいて、「常識」は異なりうる。「患者に資するように」という点では共通するけれども、その資する具体的な中身が、領域によって異なる。たとえば、感染症系

ないし肝炎を専門とする医師ならば、当然のことながら、肝炎に罹患しないことと肝炎治療を優先する。しかし、血友病を専門とする医師は、血友病治療をおこなううえで患者が肝炎に罹患することになったとしても（肝炎は多くの場合、無症状だったので）、いたしかたのないこと、すなわち、「受け入れざるを得ないリスク」（西田 1997: 58）＝「許容可能なリスク」と捉えていた。

［15］「常識」の構成過程という視点は、Ｐ・Ｌ・バーガーとＴｈ・ルックマンに依拠している（Berger and Luckmann 1966＝1977）。

［16］「薬害エイズ」における記述（言説）、とくに後に詳しく検討する「非難言説」には意味がないということを主張したいわけではない。第2章でも述べているように、こうした記述は、当時（１９８０年代末から１９９０年代半ばにかけて）、社会啓発として、ＨＩＶ感染を被った血友病患者への何かしらの支援（訴訟活動などへの後押し）になったと思われる。

［17］本書は、「ＨＩＶ感染問題」について社会学的に捉えることを目的としている。言い換えれば、当時の医師の行為が「正しい」とも「誤り」であるとも基本的に判断（評価）することはない。したがって、医師の行為が「正しい」とも「誤り」であるとも最初から想定しての考察でもない。

［18］特定非営利活動法人ネットワーク〈医療と人権〉ＭＥＲＳとは、「「薬害が二度と起こらない、感染症に対する差別・偏見のない、適切な医療と福祉が享受できる」社会の実現を目指」す特定非営利活動法人（ＮＰＯ）である。詳しくは、http://www.mers.jp/（２００９年10月5日　アクセス）を参照のこと。

［19］医師調査はかなり困難を極めた。とくに２００３年に刊行した『第一次報告書』（輸入血液製剤によるＨＩＶ感染問題調査研究委員会編 2003）に対して、異論が噴出して、調査自体が頓挫しかかった（その顛末については、輸入血液製剤によるＨＩＶ感染問題調査研究委員会編［2005］ならびに栗岡幹英編［2006］を参照のこと）。そのため、原告団から距離をとるという当初の方針を変更し、調査に原告団ないしＭＥＲＳに積極的にかかわってもらうことになった。

［20］桜井厚はライフストーリー・インタヴュー方法を用いたと述べている（輸入血液製剤によるＨＩＶ感染問題調査研究委員会編 2009b）。しかしながら、本調査に参与した社会学者が同じ方法論観を持っていたというわ

けではない（問題関心が社会学者によって異なっていたと思われる）。少なくとも筆者は、構造化・半構造化していない聞き取り調査をおこなったという意識はあるけれども、ライフストーリー・インタヴュー方法をおこなった実感はあまりない。

[21] インタヴュー・トランスクリプトの凡例を作成したのは、桜井厚である（後に、筆者や山田富秋が若干の改訂をおこなった）。

[22] インタヴューに応じてくださったものの、その後、調査そのものへの疑念を覚えて（とくに初期のころ）、調査拒否に転じた対象者もいる。

[23] 私たち調査者が、血友病患者を介さずに直接手紙で医師に調査を依頼した場合（とくに調査を始めたばかりのころ）、ほとんど拒否されてしまった。

[24] 患者との関係が今日でも比較的良好な医師が、調査に応じてくださっているようにも思われる（血友病患者からの紹介を通して調査がおこなわれたので、当然と言えば当然のことではあるけれども、血友病患者からの紹介でも拒否した医師もいる）。

[25] 『小児科』、『小児科臨床』、『小児科診療』、『小児外科・内科』、『臨床血液』、『日本血液学会雑誌』、『奈良医学雑誌』、『血液と脈管』、『Medical Postgraduate』を選択した理由は、以下の通りである。血友病患者、とくに重症の血友病患者は乳幼児期に血友病であることが発見される（血友病であることの確定診断がされる）。そのため、小児科系の雑誌に血友病関係の論文が掲載される傾向がある。血友病は血液凝固異常であるので、血液関係の雑誌にも血友病関係の論文が掲載される傾向がある。『奈良医学雑誌』は奈良医科大学の雑誌である。奈良医科大学では血友病研究がさかんであり、『奈良医学雑誌』に血友病関係の論文が掲載される傾向がある。『Medical Postgraduate』は、製薬企業のミドリ十字が発行していた雑誌であった。ミドリ十字は血液製剤の製造・販売もおこなっていた。自社の製剤をアピールするため（と思われる）、『Medical Postgraduate』には血液製剤の効能に関する論文が掲載される傾向があった。どのように査読されていたのかについては不明であり、また現在の視点からあえて書けば、利益相反上の問題があると思われる。

[26] 凝血学的研究などの基礎医学系の論文や血友病患者の看護についての看護系論文などは、参考文献リストか

らはずした（それらを含めると1985年までで、約680本の論文がある）。

第1章

［1］　本章は、血友病とHIV／AIDSについて、必ずしも「現在の医学」の視点からの記述を目指したものではない（言い換えれば、患者を治療するうえで医療者として持っておくべき・知っておくべき知識としての記述ではない）。その意味で、当該の視点からすれば、正確ではない内容があるかもしれない。あらかじめお断りしておく。

［2］　頭蓋内出血のような重篤な出血の場合であれば、出血一日目は血中の凝固因子濃度を100％に、そしてその後出血がコントロールできるまで、20－50％を維持しなくてはならない。

［3］　第Ⅷ因子の半減期はおよそ15時間（1980年代の論文では8－12時間とされていることが多い）、第Ⅸ因子では20時間である。注釈2でも述べたように、頭蓋内出血のような重篤な出血の場合であれば、出血がコントロールできるまで、たえず血中の凝固因子濃度を20－50％程度に維持しなくてはならない。そのため、半減期に注意して、輸注しなければならない。現在、各因子に純化した製剤が作られているけれども、かつては他の凝固因子も入っていた。とくにクリオ製剤の場合、第Ⅷ因子の血中濃度をある一定のレベルに保とうとして輸注すると、第Ⅷ因子よりも半減期の長い他の凝固因子の血中濃度が高くなってしまうことがあった（例えば高フィブリノゲン血症がそうである）。そのため、クリオ製剤によって治療しなければならなかったときは、さらに半減期に注意する必要があった。

［4］　この医大が日本の血友病研究・治療の先端であるゆえんは、治療方法として血液や血漿の輸注が主流であった1950年代後半に、それらだけで止血コントロールして外科的手術（アキレス腱延長手術）をおこなっているところにある（吉田他 1959a）

［5］　医療機関や地域による血液製剤導入時期の差、ならびにその使用方法の差に留意する必要がある（血友病かどうかを判定するというきわめて根本的なことも、判定できる医療機器を備えている医療機関でなければでき

なかったことからも、血友病という疾患に対する知識は偏在していたと思われる)。たとえば血友病患者の草伏村生は以下のように述べている。

父は、膝の内出血を放っておくと関節が変形するという知識は、当時、全く持っていなかったようだ。しかし、それは父の無知というよりも、私が育った町に血友病患者の関節内出血を治すだけの医療環境がなかったからだ。(草伏 1993: 28)

[6] 予防のための治療に「健康保険」は使うことができない。したがって、「予防的投与(療法)」がどの程度おこなわれていたのかという問題がある。ところで、1980年代前半まで「予防的投与(療法)」と「定期(周期的)投与」とは必ずしも区別されず、医学論文のなかで使用されていた。筆者が医学論文で確認した限りでは、早くて1984年以降、「予防的投与(療法)」と「定期(周期的)投与」とは区別され記述されるようになった。たとえば1983年の記述では、「早期投与および定期的予防投与をおこなうにあたって」(三間屋 1983: 827)と、まだ、「予防的投与(療法)」と「定期(周期的)投与」が必ずしも区別されていなかった。つまり、「予防的投与(療法)」は「定期(周期的)投与」の意味でも使われていたことが窺える。本書の「予防的投与(療法)」は、1980年代前半の「予防的投与」と「定期(周期的)投与」とがまだ未分化であったところの意味で用いることとする。

[7] 注釈6で述べたように、1980年代前半まで「予防的投与(療法)」と「定期(周期的)投与」とは必ずしも区別されず、医学論文のなかで使用されていた。しかし、1984年の医学論文では以下のように記述されるようになる。

周期的投与、予防的投与：関節に変形があらわれはじめ、それが進行の傾向を示すときには当分の間、周期的に製剤を投与して、その関節が出血を絶対におこさないようにしていく。(略)隔日の周期的投与と整形外科学的なリハビリテーションを併用することで関節の変形が治癒に向かい、この後に周期的投与が必要でなくなった例を多く経験している。一方、予防的投与であるが、これは保険行政の面から問題があり、強く推進することはできない。たとえば遠足、運動会、水泳教室、旅行の出発の朝に母親は、患児が無事に目的を達成することを願って注射する場合がないとはいえないようである。実際にその効果は計り知れないものがあると思うが、現在病状が認められないのに不必要に多量の製剤を消費することがあっては問題である。したがって、勧められることは、周期的治療の一環として実施している程度ならば差し支えないと思っている。（山田他 1984: 621）

見てわかるように、完全に「予防的投与（療法）」と「定期（周期的）投与」とが区別されている。こうした区別がなされるようになった背景には、上の山田兼雄他の記述から、「（健康）保険」の問題があったことが窺われる。

[8]「予防的投与（療法）」のほうへと移行するにあたって、解決しなくてはならない問題が横たわっていた。その最たる問題が治療費であった。血液製剤の値段は、たとえば1979年の旧ミドリ十字の広告を見ると、血友病A患者用の第Ⅷ因子製剤であるクリオ製剤の「AHF」は一瓶（100単位）7070円、非加熱製剤の「コンコエイト」は一瓶（250単位）24162円、「プロフィレート」は一瓶（500単位）44287円、血友病B患者用の第Ⅸ因子製剤である「クリスマシン」は一瓶（400単位）20840円であった。血友病患者は先天的に凝固因子を欠くため、血液製剤を一度輸注したところで、その時点ではたしかに血中の凝固因子量は上がるけれども、時間の経過とともに凝固因子はどんどんなくなっていき、最終的には輸注前の状態に戻ることになる。つまり、血友病患者は先天的に凝固因子を欠いていることによって、一生輸注し続けなくてはならず、そのため血友病患者ないしその家族の治療費に対する経済的負担はばかにならないものであった。

[9] 血友病の治療費に対する公的負担を求めて、医師や血友病患者ないしその家族が旧厚生省に働きかけをした。その結果、1969年、「先天性代謝異常児養育医療」の枠組みのなかで公的負担が始まった。しかし、あくまでも小児医療の枠組みでの給付であったために、年齢制限が設けられていたりして、決して十分なものではなかった。その後、地方公共団体によって実施された年が異なるけれども（給付をしていたのは地方公共団体

である）、たとえば神奈川県では１９７３年に、東京都では１９７４年に年齢制限が撤廃されることになった（地域によってばらつきがあったので、年齢制限が撤廃をもとめて、血友病患者団体が運動をおこなっていくことになった）。１９７４年には「小児慢性特定疾患治療研究事業」が始まり、血友病治療もこの枠組みの中で治療をうけることができるようになった。また、前後することになるけれども、前年の１９７３年には「高額療養費支給制度」も整備された。このように治療費に対する公的負担が充実化されていったことに並行するように、１９７０年代なかば以降、少なくとも医学論文の中で治療費の問題は記述されなくなっていった（ただし、公的負担の問題が解決されたわけではなく、血友病患者団体が引き続き年齢制限の撤廃をもとめて運動をおこなっていた）。

［10］この旧厚生省の「自己注射は医師法上の問題はない」という見解の出典は、「薬害エイズ帝京大学病院事件第一審判決文」（判例時報社 2001: 27）である。

［11］血友病治療は、止血する、出血をコントロールするという点で進歩したと言える。肝炎ウイルスなどを感染するリスクがあったという視点から見るならば、進歩と軽々しく言いがたくはある。したがって、ここでの「進歩」とは、止血目的という点に限定して用いることにする。

［12］初期の加熱処理は必ずしも十分なものではなく、加熱製剤によって肝炎に感染するケースだけでなく、ＨＩＶに感染するケースについてもその後報告された（三間屋他 1987）。また、ＩＯＭ報告書のなかには、以下のような記述もある。

１９８８年、疾病対策予防センター（ＣＤＣ）は第Ⅷ因子製剤を投与された受血者の75例がＨＩＶに感染したという研究結果を報告した。この75例中18例は、ある製薬会社が60℃、30時間処理した第Ⅷ因子製剤の一回同時製造分（バッチ）だけを投与されたことが明らかになった。その後、この製薬会社は製品を市場から回収し、30時間以下で処理した凍結乾燥第Ⅷ因子製剤は、どの製薬会社も製造しなくなった。アーマー・Ｐ社は、加熱処理を68℃、72時間に修正した。（ＩＯＭ 1995＝1998: 109）

[13] 免疫学的検査とは、CD（cluster of differentiation）4値とCD8値の比をとり、正常値（通常1・2～2・0の値となる）よりも低い場合、免疫異常として捉え、AIDSの可能性がありうるとみなす。CD4とはヘルパーT細胞の表面にある「しるし」のことで、検査ではこの「しるし」がついた細胞を光らせてその数を数える」（石田他 1993: 19）。CD8とは、サプレッサーT細胞の表面にある「しるし」のことである。ヘルパーT細胞は抗体の産生を助ける細胞であり、サプレッサーT細胞は抗体の産生を抑制する細胞である。HIVはヘルパーT細胞の表面にあるCD4にとりつき、細胞内部に侵入し、破壊する。後年のAIDS発症の診断（1992年のCDCの基準）は、CD4／CD8比ではなく、CD4値を使う。とくにCD4値が200／マイクロリットル以下を示す場合、AIDSを発症していると診断される。

[14] 最初にHIVの分離に成功したのは、L・モンタニエであった（その功績から、2008年にノーベル生理学・医学賞を受賞した）。モンタニエは、HIVをLAV（Lymphadenopathy Associated Virus）と名づけた。次に、R・C・ギャロが分離と培養に成功し、HTLV－Ⅲ（Human T-Cell Lymphotropic Virus－Ⅲ）と命名した（ただし、周知のことであると思われるけれども、ギャロの分離したウイルスはモンタニエから譲り受けたものであり、ギャロが新しいウイルスを分離していたわけではない）。そのため、モンタニエとギャロの間でHIVの「命名」をめぐって先取権問題が生じた（単に「命名」だけでなく、抗体検査法に関する「特許」の問題なども起こり、フランスとアメリカ合衆国の間で政治問題にもなった）。そのため、1986年5月、ウイルス分類国際委員会が名称を統一すべく「HIV」とあらためて命名した。

[15] 当初（1983年前半ごろ）、R・C・ギャロは、AIDSの原因はHTLV－Ⅰ（ヒトT細胞白血病ウイルス）であると考えていた。また、1984年にHIVの分離を発表したとき、その分離したウイルスを「HTLV－Ⅲ」（Human T-Cell Lymphotropic Virus－Ⅲ）と命名したことからもわかるように、ギャロはHIVを「HTLV」のひとつとみなし捉えようとしていた。つまり、一時期、HIVは「HTLV」の枠組みを通して見られていたということである。こうした捉え方がHIVを理解するうえでのバイアスになった可能性もありうる。「HTLV」という略語は、もともとはHuman T-Cell Lymphoma Virus（ヒトT細胞リンパ腫ウイルス）の頭文字をとってつくられたものであった。ギャロは、後に「L」にあたる言葉を「Lymphoma」

から「Leukemia（白血病）」に、「ついで完全に意味を変えて」（Grmek 1990＝1993: 108）、「Lymphotropic（リンパ球向性）」に変更した。たしかに、ＨＴＬＶ－Ⅰ（ヒトＴ細胞白血病ウイルス）もHuman T-Cell Lymphotropic Virus－Ⅲ（ＨＩＶ）も、Ｔ細胞と親和性があった。その意味からすれば、「ＨＴＬＶ」ということで一括りにすることができたのかもしれない。しかし、ＨＴＬＶ－Ⅰは「細胞をガン化させ、異常に増殖させる」のに対して、Human T-Cell Lymphotropic Virus－Ⅲ（ＨＩＶ）は「細胞を壊」す（廣瀬監修 1993: 40）。つまり、それぞれのウイルスが細胞におよぼす影響はまったく異なり、「ＨＴＬＶ」という分類で括ってしまうことには問題があった（後年の分類では、ＨＴＬＶ－Ⅰはオンコウイルス亜科に、ＨＩＶはレンチウイルス亜科に分類され、区別されている）。Ｍ・Ｄ・グルメクによれば、この「Ｌ」の変更は「ＨＴＬＶ」という分類を維持するためのギャロの「巧みな策略」（Grmek 1990＝1993: 129）としている。「策略」かどうかはさておき、こうして「ＨＴＬＶ」という枠組みで、ＨＩＶは見られるということになってしまったようである。

[16]　当時（１９８０年代前半）の日本は他の社会（国）と比較して、ＨＴＬＶ－Ⅰの抗体陽性者の割合が高く、ＨＴＬＶ－Ⅰの研究は世界的に見ても先端にあったようである（ＨＴＬＶ－Ⅰは、日本ではＡＴＬ［Adult T-Cell Leukemia］、成人Ｔ細胞白血病と呼ばれていた）。たとえばアメリカ合衆国でＨＴＬＶ－Ⅰが分離されたほぼ同時期に、日本においてもＡＴＬＶ（ATL Virus）が分離されていた。ＡＩＤＳの原因としてＨＴＬＶ－Ⅰを挙げられたときに、なぜ日本においてＡＩＤＳ患者がいないのか（もしくは少ないのか）ということが問題となった。日本のＨＴＬＶ－Ⅰ研究者の間では、ＨＴＬＶ－ⅠがＡＩＤＳの原因ではない可能性が考えられていた。例えば、ジャーナリストの伊藤暢生が書いた記事のなかで、「少なくとも現時点ではＨＴＬＶが原因だとは考えにくい」（伊藤 1983: 61）など、日本のガンウイルス研究者の反論が紹介されている。他方、日本においてＨＴＬＶ－Ⅰ説が全否定されたわけではなく、たとえば青木忠夫他の医学論文のなかでは、ＨＴＬＶ－ⅠによってＡＩＤＳを発症しうることも指摘されていた（青木他 1985）。こうして、なぜ日本においてＡＩＤＳ患者がいないのかといったことなどを説明するために、人種差などの要因が持ち出されることになった（以下、引用した西岡久壽彌はウイルス学系研究者である）。

しかし、難問はある。それは、アフリカ、カリブ海沿岸諸国とならんで、ＡＴＬＶの浸淫地であることが示されている日本で、それが原因ではないかと考えられるＡＩＤＳの発生が認められないことである。一つには、病原体自身が変異している可能性が考えられる。二つには、たとえ、これらのレトロウイルスに感染しても、日本人自身に、ＡＩＤＳを発症しない遺伝的な素因があるのではなかろうか。これはギャロが推測しているところでもある。さらに、わが国の生活様式、衛生環境によって、ＡＩＤＳ発症の素因を形成するような環境因子が除外されていることも十分に考慮すべきであると思う。（西岡 1983: 98–99）

こうした認識が、ＨＩＶを理解する際に、「ひょっとしたら日本人は大丈夫かもしれない」というような考え方を促した可能性もあるだろう。また、ＨＴＬＶ-Ⅰの発症率の低さは知られていた。こうした認識もまた、たとえ感染しても発症しないのではないかという捉え方へと方向づけた可能性もあるだろう。

委員〔「エイズの実態把握に関する研究班」の下位組織（作業グループ）である血液製剤小委員会の委員を指す〕たちの危機意識の欠如には、エイズを日本特有の成人性Ｔリンパ球白血病の流行と比較する動きも影響したことを大河内〔大河内一雄のことを指す〕は示唆する。「あれは感染する人が五万といるけれども、発症する人が非常に少ないでしょう？　同じようなことが、エイズにも言えるのではないかと、感染を甘くみてしまったのかもしれません。」。（広河 1996: 181）

［17］　ＩＯＭ報告書は、当時（１９８３年から84年にかけて）の状況を端的に以下のようにまとめている。

１９８３年、パリのパスツール研究所の研究員は、リンパ節症患者よりＬＡＶと命名された新型ウイルスを分離した。これらの研究員は、ＬＡＶがエイズの発症に関与しているのではないかと疑ったが、このウイルスは、大量に増殖させるのが困難であり、かつ、ＬＡＶに感染した患者を確認する有効な血清検査法がなかったため、この説は当時確証されなかった。１９８４年４月、国立衛生研究所（ＮＩＨ）の国立癌研究所の研究員が、エイズ患者およびエイズ感染が疑われる無症候性患者と中等症の症候性患者から、HTLV－Ⅲと命名されたウイルスを単離したと報告した。NIHの研究員は、最初に実験室でのHTLV－Ⅲの大量増殖に成功し、このウイルスがエイズの病因であるという確固たる証拠を得た。（IOM 1995＝1998: 89）

［18］　R・C・ギャロは日本の刑事裁判において証言をすることを求められた。本文中で示したものは、嘱託尋問調書のなかの一節である。また、ギャロは弁護人が依頼した陳述書においても同様のことを証言し、一貫している。

HIVが科学界で原因体であると示されたのは、私たちの論文が昭和五九年五月に公表された時だったのであり、この時も、そしてそのしばらく後ですら、多くの臨床医と何人かの公衆衛生当局者及び科学者たちは、血清中の抗体が陽性であることは感染を意味することを理解しませんでした。彼らは、これは曝露を示すもの、及び／又は、いくつかの微生物についてのように、感染に対する防御の証拠であり得ると考えたのです。確かに、もっと専門家の人々は、レトロウイルスに対する抗体の存在は、感染を意味することを知っていました。……A博士は、レトロウイルスに対する抗体が感染を意味していることを知るだけの専門家ではなく、HIVがエイズの真の原因であるとの証拠をすべて有していたわけでもないというのが、私の率直な意見です。（判例時報社 2001: 56–57）

［19］　たとえば大阪原告団の二代目団長の石田吉明がそうである。「そのときレコードショップでいっしょに記事を読んだひとりは、石田が「これはきっとえらいことになるでえ」と言ったのをいまでもはっきり覚えているという」（石田他 1993: 44）。

［20］　血友病患者のうち0・1％しかAIDS患者が見られないという推察をしたということを、たとえば西田恭治らが論じている（西田他 1996）。

[21]　ジャーナリストである島本慈子のルポルタージュによれば、要望書に「治療の後退はさせずに、血液製剤を供給すること」という項目がいつの間にか付け加えられ、ＡＩＤＳに対する患者の危機感が骨抜きにされてしまったそうである（島本 1997）。

[22]　ＡＩＤＳの臨床的症状を示す者がまったくいなかったというわけではない。帝京大学病院にかかっていた血友病患者が１９８３年と１９８４年に一人ずつ亡くなっていて、その当時ＡＩＤＳではないかと疑いがもたれていた。しかしながら、その時はＡＩＤＳとは判定されず、１９８５年に、あらためてＡＩＤＳと判定されることになった。

[23]　１９８４年9月に旧厚生省が「エイズ調査検討委員会」をあらためて発足させたことに、問題がないわけではないと思われる。なぜならば、「エイズの実態把握に関する研究班」が3月に自然解散になって以降、旧厚生省は9月に「エイズ調査検討委員会」を発足させるまでの数カ月間、まったく何もしていなかったというわけではないかもしれないけれども、ＡＩＤＳの動向を調べることについて空白期間を作ってしまったからである。その背景に、旧厚生省内にもいわゆる「縦割り」があり、各部局間の連携がきちんとしていなかったことを、たとえばジャーナリストの保坂渉が指摘している（保坂 1997）。たとえば、本文中でも述べたように、旧厚生省が中心となって動いていなかったことで、各医師がバラバラに抗体検査を依頼するといったことなどがおこったりして、必ずしも全体像を把握しきれていなかったようである。また、「エイズ調査検討委員会」が発足した当初、その委員会のメンバーに「エイズの実態把握に関する研究班」の時とは一転して血友病治療に携っていた医師をまったく組み入れていなかった（組み入れたのは１９８５年5月になってからである）。血友病患者の抗体陽性者が判明していたにもかかわらず、にでもある。そのため、たとえば第一回国際エイズ会議に血友病治療に携っていた医師は参加していなかった。もう少し早く組み入れるなり、第一回国際エイズ会議の知見を周知徹底しておけば、「薬害エイズ帝京大学病院事件」の被害者である血友病患者は亡くならないですんだかもしれない（亡くなった患者は１９８５年5月から6月に非加熱製剤を投与され、その結果、ＨＩＶに感染したことがわかっていたので、刑事事件化したという経緯がある）。

第2章

［1］　漫画家の小林よしのりは、一時期、東京ＨＩＶ訴訟の支援者としてかかわっていた。原告（被害者）を支援するために、漫画を活用した。そのなかで、確信犯的に血友病医や安部英医師を「悪辣な医師」――「死神」や「魔王」――として描いていた。そのことは、小林自身が漫画のなかで「この薬害問題を社会に広めるために名誉毀損覚悟で……みなさんが憎んでいる安部英をスキャンダラスに描こうと思います！」（小林 1996: 18）と語っていることから、わかる。

［2］　「良心的な医師（血友病治療に携っていた医師）」も挙示されてはいるけれども、それは非難されるべき医師の悪辣さをより対照的に見せるようとするレトリックといった感がぬぐいきれない。「良心的な医師」がいかなる「正しい選択」をおこなったのか、非難言説のなかで必ずしも明確ではない。たとえば非加熱製剤を使用しなかったことについて、そうした医師は、出血のたびに血液製剤を輸注すればいいと考えていたようであるけれども、はたしてその治療行為は当時の血友病治療の考え方からすると「正しい選択」であったのかどうか（もう少し具体的に言えば、たとえば関節障害ないし関節障害を防ぐための治療についてどのように考えていたのかなど）という根本的な問題があるように思われる。筆者は、「薬害エイズ」の非難言説において紹介されている「良心的な医師」に対しても聞き取りをおこない、お話を伺った。そのなかで、その医師は、「血友病患者はスポーツ選手になるわけではないのだから、体で勝負するのではなく、頭（頭脳）で勝負すれば良い」というようなことを語ってくれた。これは、患者の社会参加は、べつに体が関節障害で不自由であったとしても、弁護士などのように頭（頭脳）を使う仕事でも十分に可能である、という主旨で語られたものである。言い換えれば、この医師は、患者の関節障害を許容すべきこととして見ていたということである。詳しくは第3章において述べるように、当時（１９８０年代前半）、関節障害を防ぐことに、血友病治療はシフトしていた。それからすると、この医師の考え方は、血友病治療における主流ではなかったことは確かである。

公平性をきすために、なぜこの医師が関節障害を許容すべきこととして見ていたのかについても、触れておく。この医師にとっては、肝炎がとにかく脅威であり（ＨＩＶ／ＡＩＤＳに対して特別に注意を払っていたというわけではない）、非加熱製剤を使った関節障害を防ぐ治療が肝炎ウイルスに感染させてしまう、と考えていた。

補足として記しておくと、この医師は、研究業績から言って、肝炎系研究者・医師ではなく凝固系のそれである。ただ、一時期、輸血後肝炎研究にかかわっていた。そのことが、肝炎の捉え方に対して影響をおよぼしたのかもしれない。

原料血漿のプールサイズから、非加熱製剤のほうがクリオ製剤よりも肝炎ウイルスへの感染リスクが高かったのは、確かである（非加熱製剤の場合は数千人から数万人分の血漿をプールするのに対し、クリオ製剤のプールサイズは最も少なくて二人分の血漿である）。できるだけ感染させないようにするために、とくに初めて血液製剤を使用する患者に対して、クリオ製剤が選択されるということはありうることである。しかしながら、クリオ製剤が肝炎ウイルスの汚染・混入から免れていたというわけではなく、実際、クリオ製剤の使用によって患者は感染していた（プールサイズは、あくまでも最少で二人であり、生産効率を上げるためにサイズを大きくすれば、肝炎ウイルスなどが混入する可能性は高くなる）。また、すでに感染している患者に対して、肝炎が脅威ということで非加熱製剤を使用しないのは、理由としてかなり弱い。さらに、関節障害が患者のＱＯＬを下げることも事実である。したがって、これらのことを、この医師に手を替え品を替え何度か尋ねたのだけれども、答えは肝炎が脅威であるの一点張りであり、なぜそのように考えたのかについてはよくわからなかった。関節障害による患者のＱＯＬ低下についても、上で示した「頭（頭脳）で勝負すれば良い」と語るにとどまり、これまたほとんど明確なかたちでの答えはなかった。

血友病治療の主流において、肝炎ウイルスの感染は許容すべきことであった（第3章参照のこと）。それに対して、この医師にとっては、関節障害が許容すべきことであった。ここには、肝炎それとも関節障害、どちらを許容すべきかという二律背反があり、主流の医師は前者を、この医師は後者を選択したということである。血漿（血液）由来感染症に対してもっと注意を払うべきであったというような視点に立つと、この医師のほうが正しかったとは言える。しかし、それは後知恵でしかないとも言える。当時、肝炎は無症状であると認識され、であるからこそ、許容されるべきこととしてみなされていた。

［3］　非加熱製剤を使ってしまって血友病患者を殺しまうようなことすれば、「薬価差益」を使って金儲けをしようにも、最終的に肝心の血友病患者がいなくなって（亡くなってしまって）、金儲けそのものができなくなる。

その意味で、「薬害エイズ」の「薬価差益」説には矛盾があるのではないかということを、医師の日笠聡は指摘している（日笠 2009）。

［4］「薬価差益」説を否定するわけではない。しかしながら、本文中で引用したように、薬価差益という視点からの非難は、ただ単に薬価差益を主張するだけであり、実際どうであったのかについて確固たるデータ（資料）をもって論証しているわけではない。薬価差益にどれだけの説明力があるのかという検証作業も必要である。

［5］「シロ」／「クロ」という言葉が唐突に使われているという印象があるかもしれないので補足しておく。「シロ」／「クロ」という言葉は、元札幌高検検事長で参議院議員であった佐藤道夫が『週刊朝日』の記事のなかで用いたものである。その佐藤の記事を受けて、加沼戒三は以下のように論じている。

〔佐藤道夫は〕「医療は患者の生命を守るという目的のため、疑わしい場合はクロ、つまりその病に罹患しているものとして、必要な治療を施すものであり、その原則からエイズ問題をみると関係する医師・医学者・製薬会社・厚生省の担当官、すべてが〝疑わしきはクロ〟の大原則から逸脱していた。非加熱濃縮製剤がエイズ発症の原因かどうか疑いがある以上は、そうでないという証明がつくまではクロとして扱うべきで、常に最悪の事態を想定して対策を考えるのが医療の世界の基本である」としている。（略）医療の、あるいは医学の大前提は「安全」であるから「危険」＝クロの可能性があれば、危険排除の対応をとる必要がある。薬害エイズにおいては、危険性の認識があったにもかかわらず、関係者は有効な措置を取らなかった。そこに怒りと疑念が生じるのだ。しかし問題は二つある。（加沼 1998: 178–179）

この後の議論展開は、本文中でも引用した医療・医学の曖昧さ、シロ／クロを明確に区別できない灰色の世界であることが述べられている。

［6］加沼戒三は栗村敬他（1985）の医学論文を引用し、以下のような議論もおこなっている。

以上をまとめて栗村教授は〔前の段落で栗村敬他論文が引用されている〕、

①エイズ患者はＨＩＶを保菌している。また、抗体価は極めて高い。
②臨床症状のない抗体陽性者からも、ＨＩＶは分離されている。
③日本の血友病患者には高率に抗体陽性者が認められ、その抗体価はエイズ患者に匹敵する。
したがって、「高い抗体価をもつ日本の血友病患者は、未だ発症はしていないが、今後極めて高い確率でエイズを発症する危険性がある」、と警告している。（加沼 1998: 153）

上の引用を読むと、「「高い抗体価をもつ日本の血友病患者は、未だ発症はしていないが、今後極めて高い確率でエイズを発症する危険性がある」、と警告している」のは、栗村敬らであると考えるのが自然である。しかし、栗村敬他論文には当該の文言――「高い抗体価をもつ日本の血友病患者は、未だ発症はしていないが、今後極めて高い確率でエイズを発症する危険性がある」――は存在しない（栗村他 1985）。好意的に考えると、この括弧――「高い抗体価をもつ日本の血友病患者は、未だ発症はしていないが、今後極めて高い確率でエイズを発症する危険性がある」――は、加沼が強調する目的で使ったのかもしれない。しかし、それでは「警告している」という動詞を続けるとおかしなことになる（また、当然のことながら、当時、加沼自身が警告していたわけではない）。その意味で、栗村らが警告をしていたかのように読めるこの記述は、誤解を招く極めて不適切なものであると言える。ちなみに、１９８５年の時点で、ＨＩＶ感染症の全自然歴、言い換えれば、「極めて高い確率でエイズを発症する危険性がある」かどうかはまだ確定していなかった。

［7］「薬害エイズ」の非難言説のなかで、以下のような内容が主張されていた。１９８０年代半ば、ある製薬企業は加熱製剤の開発・製造に遅れをとっていた。そこで、その企業が治験の取りまとめ役をやっていた安部英医師に働きかけた（献金した）。安部医師は献金と引き換えに、開発・製造の遅れを取り戻すことができるように、治験のスケジュールを調整したと。このようなことが事実としてあったかどうかは、本書の関心ではない。本書の目的は、あくまでも医師による非加熱製剤の使用とその継続がどのような医師の「常識」のもとでなされたのかを明らかにすることにある。

［8］　科学技術社会論系研究者の廣野善幸による「薬害エイズ」について考察は、安部英医師に責任を還元して説明をしようとしている（非難しているように見える）（廣野 2005）。廣野はＨＩＶ／ＡＩＤＳのリスクについては検討をしているけれども、「血友病のリスク」についてはまったく検討をしていない。すなわち、「ＨＩＶ／ＡＩＤＳのリスク　対　血友病のリスク」というリスクの二律背反であった状況を等閑視してしまっている。その意味で、考察としては不十分なものである。

［9］　治療方針に関する医学的妥当性は必ずしも一義的に決まっているわけではなく、妥当性の根拠となるデータをどの水準で求めるのか、例えば「横断研究」の水準で求めるのか、それとも「コーホート研究」の水準まで要求するのかなどにより、いくつかの妥当性境界設定があることを藤垣裕子は指摘している（藤垣 2003）。

第3章

［1］　家庭療法は、血友病患者本人ないしその家族が血液製剤を患者の静脈に輸注することになるので、そうした行為をおこなうことに否定的見解をもつ医師もいた。

［2］　非加熱製剤のメリットとクリオ製剤のデメリットとが対照的に配置され記述されていた（このことはクリオ製剤が現れたときも同様で、当該製剤のメリットとそれ以前の血液・血漿のデメリットが対照的に説明されていた）。こうした記述の仕方は、それぞれのメリットとデメリットをより強調するうえで、極めて効果的な方法であろう。記述の変遷を概括的に述べておけば、次のような流れとなる。ある時点である（新しい）治療方法についての言及があるとするならば、その治療方法はしだいに既存の治療方法となり、その方法の「限界」が問題にされるようになる。そして、次に、その限界を「欠点」として分節し対照させながら、新しい治療方法が言及されるようになる。「限界」と「欠点」とはまったく異なるということに留意しよう。当該の治療方法しかなければ（代替しうる治療方法を欠いているならば）、たとえ限界があったとしても、それはあくまでもいたしかたのないこととして認識される。しかし、代替しうる治療方法があるならば、限界は欠点に転化し、もはやそれはいたしかたのないことではなく、あってはならないこと、まさに解決すべきこととして捉えられ

ることになる。

［3］当時（たとえば1969年）の薬価基準・保険点数表を見ると、クリオ製剤の輸注の場合、静脈注射と点滴の両方に点数が与えられていた。このことから、クリオ製剤は点滴で必ず輸注しなければならなかったというわけではないことが言えるだろう。しかしながら、クリオ製剤は含有する第Ⅷ因子量が少なかったので、止血するために必要とする第Ⅷ因子量を輸注しようとすると、輸注しなければならないクリオ製剤の総量が増えることになる。そうなると、点滴で輸注しなければならなかったと思われる。

［4］フィブリノゲンなどのその他凝固に関係する因子と第Ⅷ因子とは半減期が異なる。とくにフィブリノゲンと第Ⅷ因子とでは第Ⅷ因子のほうが早く半減し消失する。血中の第Ⅷ因子量を保とうとして、繰り返しクリオ製剤を輸注してしまうと、半減期が長いフィブリノゲンの量が多くなってしまい、血流学的・止血学的に支障をきたす可能性があった。

［5］必ず静脈注射で輸注しなければならないということではなく、輸注量が多いときは当然点滴でおこなわれた。

［6］肝炎に対する考え方が現在とは異なるので、留意を必要とする。現在の知見から、当時の治療を闇雲に批判しても、あまり意味はないようにも思われる。また、たとえば肝炎研究者であれば、考え方が違うこともありうる。しかし、その場合、肝炎研究者は血友病ないし血友病治療の臨床についてどの程度知識を持っている（た）のかという、視点も重要となる。本文中において述べたように、医師からすれば、肝炎は「殆どが無症状であ」り（このことは肝炎研究者からすれば血友病治療に携っていた医師の無知と映るかもしれないけれども）、血液製剤がなければ血友病の治療自体がおこなえないので、肝炎を「目をつぶ」るという行為をとったのである。ただし、当時、インフォームド・コンセントは無きに等しかったので、血液製剤の使用による肝炎に「目をつぶ」ったのはあくまでも医師であったことにも留意を必要としよう。

［7］1970年代前半、塚田恒安は「高活性のものは、少量で血中レベルを容易に上げられるが、原料として大量の血漿をプールする必要があるので、血清肝炎の可能性が高い」（塚田 1972: 152）ということを述べていた。1970年代前半に血漿を大量にプールしてつくった血液製剤は肝炎に感染する可能性が高いということを述べていたことは、刮目に価すると思われる。しかし、1970年代全般を通じて、一方で血友病患者の肝炎感

染は問題視されつつも、他方で血友病治療の大きな流れの中では目をつぶるべきこととして認識されていた。そうした血友病治療の潮流のなかで、非加熱製剤が臨床現場に導入されることになった。

［8］　草伏村生がまだまだ子どもだった1960年代頃、どこの医療機関でも血友病であるという診断をつけることができたわけではない。また、血友病の確定診断もつけることができないわけであるから、その治療も十分なものではなかった。その意味で、血友病治療のあり方は地域によってかなりの格差（偏差）があったようである。そして、それは少なくとも1970年代末から1980年代初頭まで続いていたことが、草伏による記述から窺うことができる。

父は、膝の内出血を放っておくと関節が変形するという知識は、当時、全く持っていなかったようだ。しかし、それは父の無知というよりも、私が育った町に血友病患者の関節内出血を治すだけの医療環境がなかったからだ。（草伏 1993: 28）

大きな筋肉内出血に対して、二〜三本の輸注では止血効果が得られるはずがなかった。しかし、当時の整形外科の開業医にはそういった補充療法の知識はまだ下りてきていなかったのだ。（草伏 1993: 43）

出血時に血液中の凝固因子が高濃度になるように濃縮製剤を大量に輸注する治療法についての説明を受けた時に、「私の一回の輸注量は250単位だが、Ａ〔患者のことを指す〕は普段あまり病院には行かないのに、関節内出血の痛みに我慢できなくなるとP病院に飛び込んで一度に1000単位射ってもらうらしい。本人は1000単位射つと一発で効くというのだが、どうなのだろうか」そう尋ねると、「私たちはそれを推奨しているが、地方の先生方の中では、外来で1000単位射ってくださる先生は、まだ珍しい」とのことだった。（草伏 1993: 64）

［9］　草伏村生は彼の手記を読む限り、頭蓋内出血は経験したことがないようである。しかしながら、血友病患者

にはその不安がつきまとっていることも忘れてはならないだろう。本章の本文中で述べたように、血友病患者の死因の第一位が頭蓋内出血であった。また「外傷のはっきりしない」頭蓋内出血が半数近くをしめ、「出血を起こしてから治療開始までの期間の長いものは予後不良である」、言い換えれば、いつ・なぜ出血したのか、その原因がよくわからないまま、いつのまにか出血しており、そしてその出血も気づかれずに、患者の家族や医師などが気づいたときには既に重篤な症状を呈することがあった。頭蓋内出血は血友病患者にとって極めてリスクの高い内出血であったということに留意しておかなくてはならない。

[10] 関節障害が生じてしまう以前に非加熱製剤による予防的投与法を受けたコーホートは、関節障害には悩まされることは少ない。しかし、HIVやB型およびC型肝炎感染を被った。加熱製剤による治療しか経験したことがない患者のコーホートとはまた意識が異なるようである。コーホートとは、たとえば出生時期や入学時期などのイベントを通して経験や体験を等しくする一群の人々のことであり、血友病患者の場合、大きく3つのコーホート――予防的投与法が導入される以前のコーホート／非加熱製剤による予防的投与法を経験したコーホート／加熱製剤による予防的投与法を経験したコーホート――を設定できると思われる。このことは、「HIV感染問題」とは別に、もし血友病患者の「全体的社会事実」を明らかにしようとするならば、患者のコーホートに留意する必要があるということを意味する。

[11] 草伏村生は予防的投与法が導入される以前のコーホート、すなわち、出血のたびに対処療法として血液・血漿もしくは凝固因子量の低い血液製剤を輸注することが主たる治療であり、その結果として関節障害などの障害をもつ人々の一群に属する。コーホートは、経験を等しくする集団のことであり、必ずしもコーホートの成員の年齢が一致するわけではない。注釈8で述べたように、たとえば血友病治療には地域ないし病院（医師の治療方針）で差異（格差）があったようであり、年齢が同じ血友病患者が同じ治療をうけていたというわけではない。

[12] 詳しくは第2章で考察したように、草伏村生は、予防的投与法を非難しつつも、他方で他の患者が予防的投与法による治療を受けているのを見て、羨ましさも表明していた。すなわち、草伏は予防的投与法に対しアンビバレントな感情を抱いていた。

第4章

［1］　血友病においてＡＩＤＳがクローズアップされだすのは、また患者から尋ねられ説明をし始めるのは、「１９８４年以降」とＢｄ医師は語っており、本章でＢｄ医師の語りを紹介するのは適当ではないかもしれない。しかしながら、その際に、ＷＦＨ（世界血友病連盟）の情報を伝えたとも語っている。詳しくは本章の「医師の「バイアス」」で考察しているよう、血友病治療に携わっていた医師にとって、とくに１９８３年６月に開かれたＷＦＨ会議の決議は重要な意味を持っていた。たとえばＣｄ医師も、当該決議に跳びついてしまったということを語っている。これらのことをふまえて考えると、Ｂｄ医師の語りには１９８３年頃のことも含んでいると思われる。

［2］　１９８３年と１９８４年に帝京大学病院で治療をうけていた血友病患者がＡＩＤＳを発症し亡くなっていた。しかし、この時はＡＩＤＳとは認定されず、１９８５年になってあらためて認定をうけた。

［3］　本文中でも述べたように、疫学的には血友病患者は「リスク・グループ」として措定されていた。つまり、疫学と臨床現場（とくに血友病治療の現場）とは異なる見方をしていたということである。こうした認識の「差異」は今日でも起こりうる。いかにその差異を架橋しているのかが重要なこととなる。

［4］　同時期の他の重要と思われる事柄についても紹介しておく。１９８３年1月14日、ＮＨＦ（全国血友病協会：アメリカ合衆国の血友病患者団体）の医療・科学諮問委員会は血友病治療に対しての勧告を出していた（ＩＯＭ 1995＝1998）。その中身は、これまでに非加熱製剤を使ったことがない患者（新生児や4歳以下の幼児、軽症者）にはクリオ製剤の使用を、また軽症・中等症の患者にはＤＤＡＶＰ（デスモプレシアンアセテート）の使用を、勧めるというものであった。ＤＤＡＶＰとは、軽症・中等症の患者が少ないながら持つ第Ⅷ因子の働きを高めて止血を促す化合物である（ＤＤＡＶＰは凝固因子を含有した血液製剤ではなく、止血効果としては限定的であるので、第Ⅷ因子量が極端に少ない重症患者の治療には使われない）。ＮＨＦは上記のような勧告もおこないながらも、他方で、とくに重症の血友病患者を治療するうえで、非加熱製剤の使用も勧めていたようである。アメリカ合衆国におけるＨＩＶ感染問題を調査したＩＯＭ（医学研究所）はその報告書のなかで、当時のＮＨＦの方針には一貫性を欠くところがあったことを指摘している。その背景として、一方でＮ

ＨＦが製薬企業と密接な関係にあり、他方で血友病治療を控えて出血で亡くなってしまう患者が現れ、治療を継続するように促さなければならなかったことなどが、挙げられている。ちなみにＮＨＦが加熱製剤の使用を初めて勧告したのは１９８４年10月のことであった（それまでは非加熱製剤の使用を勧める方針を堅持していたようである）。

［５］「有意差」とは統計学、とくに「（統計学的）検定」において用いられる専門用語である。「有意差」について、ごく簡単に解説しておく。Ｄｄ医師は、抗体陽性者と陰性者のＣＤ４／ＣＤ８比をそれぞれ計り、その二つの集団の測定値の差が偶然なのか（見かけだけの差なのか）、それとも必然なのか（まさしく差があるとみなせるのか）を、統計学の視点より判断しようとした（Ａｄ医師の場合、血友病患者と非血友病患者のＣＤ４／ＣＤ８比を計っている）。仮に「有意差あり」という結果が出たならば、その二つの測定値の差は必然、すなわち、差があるということになる。それに対して、「有意差なし」の場合は、「差があるかどうかわからない」ということではないのかは、「（統計学的）検定」が前提とする考え方があるからである。つまり、Ｄｄ医師は抗体陽性者と陰性者のＣＤ４／ＣＤ８比に「差があるかどうかわからない（わからなかった）」ということを語っているわけである。

［６］ある血液製剤での治療がうまくいっている場合、血液製剤の変更によるリスクもあるので、極力変更しないで対応するという方針をＢｄ医師は取っていた。そのためには、多数の種類の血液製剤をそろえておかなくてはならないと考えていた。

［７］ＷＦＨの決議は以下の内容であった。

現時点では、血友病の治療の変更を勧告するだけの証拠は不十分であり、したがって、現在の治療は、個々の医師の判断に従って、どのようなものであれ入手可能な血液製剤を用いて継続されなければならない。（判例時報社 2001: 39）

留意しなくてはならないのは、あくまでも入手可能な血液製剤を用いての継続としか書かれていない点である。日本の医師たちは、この文言を「非加熱製剤の使用継続」と解釈してしまった。

［8］　クリオ製剤への切り替えに関する議論ついては第2章を参照のこと。なお、クリオ製剤への切り替えは、血友病A患者にのみ妥当する議論である。言い換えれば、「薬害エイズ」の非難言説は、血友病B患者に対する議論を欠いている。しかしながら、血友病B患者に対する視点を欠いていたのは、私たちがおこなった調査においても同様である（非難言説が主張した「クリオ転換論」に多かれ少なかれ影響を受けてしまっていた結果である）。この点については、反省しなくてはならない。

［9］　血友病患者の語りのなかでも、クリオ製剤を点滴中、落ちなくなったことが何回かあるということが語られている。

Bd：まだ関東にいる時に、AHFを使ったことがあるんですけども、注射器がくっついちゃって、内筒が外筒にくっついちゃって、にっちもさっちもいかなくなったことがあるんですよ。だから、あの時は、間違いなくガラスの注射器。だから、逆に、それを避けるために点滴で入れたことがあったんだろうと思うんですけどね。注射器で入れなくてはいけないという問題ではなく。僕は、そういうふうにCd先生から。で、やったけれども、本当につまっちゃって、うごかなくなっちゃって、ということは覚えていますけどね。

Hp：実際、その可能性は私もあると思う。私も点滴を受けていて、止まってしまったということもあるんで。その意味で、成分的に、今の高濃縮製剤の静注が簡単にできるというようなものではおそらくなかっただろうと。ようするに点滴で非常に身体に入れるのにめんどうで、非常に溶かすこともめんどくさいし、そういうのは覚えていますね。（山田他編 2010: 161）

［10］　クリオ製剤を供給していた日本赤十字に関する考察については、拙稿を参照のこと（種田 2013）。

［11］　非加熱製剤は当然使用できないし、加熱製剤も緊急輸入か早期承認しなければ――緊急輸入といったことを

しても血友病患者全体に行き渡らせることができたかどうかという問題もある――使えない。そうなると、血液・血漿による治療に戻ることになってしまう。

第5章

［1］　本章は、C・L・ボスク（Bosk 1980）による不確実性処理の考察も参考にしている（ボスクの考察については、中川米造［1996］が簡単な紹介をおこなっている）。R・C・フォックスは医師（ないし医学生）の直面する不確実性について考察している。ボスクの不確実性処理の考察は、こうしたフォックスの不確実性に関する知見が前提としてある。ボスクは医学における不確実性の処理のあり方として、8つの方法を挙げている。その8つとは「確率的推論」、「不確実性自体を研究課題として焦点化する」、「協議の要請（専門家に諮る）」、「ソクラテス的教育」、「決定しないことを決定する」、「ブラック・ユーモア」、「過剰なリアリズム」である。「協議の要請（専門家に諮る）」と「決定しないことを決定する」とについては、本文中で触れるので、ここでは、残りの6つの方法についてごく簡単に見ておこう。

医学的な説明には、「おそらく」、「たぶん」、「Xであると仮定するならば」、「ここでの議論が正しいならば」という「言質をとられないためのぼかした説明（断定を避けた説明）」がなされる傾向がある。このような表現をすることで不確実性が不可視となる。言い換えれば、医学そのものの限界なのか、それとも医師の無知なのかを、ぼかした説明をすることで考えなくてすむようになる（「言質をとられないためのぼかした説明（断定を避けた説明）」によって不確実性が処理されるのである）。また、その「言質をとられないためのぼかした説明（断定を避けた説明）」の一つとして、「確率的推論」がある。

「不確実性自体を研究課題として焦点化する」とは、文字通り、不確実性を今後の研究課題とすることによる処理である。「ソクラテス的教育」とは、ソクラテスの対話による教育法になぞったものであり、指導医が対話によって研修医などに、不確実性との関わり方（不確実性の受容）を教えることである。

「ブラック・ユーモア」は、深刻な状況にあるとき（言い換えれば、不確実性に直面したとき）、その状況を茶化して、その追い詰められた状況から一時的に逃れる方法である。「過剰なリアリズム」は、虚勢を欠くブラック・ユーモアである。深刻な状況にあるとき、距離をとったり、あきらめたり、無力さや不安を感じたり、現実的であったりすることによって、その追い詰められた状況から一時的に逃れるのである。

［2］　本文中でも議論しているように、「積極的治療介入」と「楽観主義」とは親和的な関係にある。そこで、ここでは一緒に議論することとする。また、それらはアメリカ合衆国の文化とも強い親和性がある。詳しくは、序論注釈13参照のこと。

［3］　第五の「決定しないことを決定する（様子を見る）」と第六の「協議の要請（専門家に諮る）」は、C・L・ボスクによる考察である。

［4］　C・L・ボスクは、専門家が用いる「はぐらかすような説明（断定を避けるような説明）」や「確率的思考」が、専門家同士の間での意見集約をむずかしくしていることも指摘している。

［5］　未知なことに対する専門家はそもそもいないとも考えることができる。その場合、多方面から専門家が集められ協議されることになる。そうなると認識の枠組みそのものに相違があるので（何を問題とするのか、その問題についてどのような方法で迫っていくかなどに差異がありうる）、意見がまとまらなくなりうる。

［6］　専門家と言っても、WFH（世界血友病連盟）はあくまでも血友病の専門家集団であり、HIV／AIDSのそれではなかった。それでも専門家同士で話し合い決議したことの「重み」をCd医師の語りから見て取ることができる。

［7］　ここでの議論は、当然のことながら、HIV／AIDSに限定されない。今後も直面しうることである。

第6章

［1］　加熱製剤がHIVの不活化を科学的に証明できたのは1984年10月のことであり、その時までは、あるいはその情報を知るまでは、あくまでも「可能性」ないし「期待」であった。

［2］　本文で後述しているGd医師のように、当初、加熱製剤の治験の「意味」がHIV対策であったことを理解

していなかった医師もいて、その場合、血友病患者の選抜に悩まなかったと思われる。
［3］ ここでの「感染」は持続感染を意味しない。あくまでも抗体に関する「基本的な理解」の視点からの感染である。
［4］ Ｇｄ医師を叱った「東京のひと」＝東京で血友病治療に携っている医師も、最初から、治験の「意味」がＨＩＶ／ＡＩＤＳ対策であったことを知っていたかどうかはわからない。ＨＩＶ／ＡＩＤＳについての知見が蓄積されていく過程を通して、そうした「意味」が構成された可能性もあると思われる。
［5］ 私たちは、安全と安心を「中黒」でつないで、しばしば「安全・安心」という表現の仕方をする。「どれだけ安全であればいいのか」という議論は、安全と安心とが同じ位置（次元）にはないということを示すものである。極端な例で言えば、１００％安全でなければ安心できないという人もいるかもしれない。しかし、１００％安全であるということを言えるのは、比喩的に言えば「神」以外はいない。「安全・安心」という安易にこの二つをつなげてしまう思考が、安全と安心（およびこの二つの関係）について突き詰めて考えることを阻害しているように思われる。
［6］ 確かに、全ＡＩＤＳ症例数中の血友病患者の占める率は以前とほとんどかわっていなかった。しかし、第２章で見た加沼戒三の指摘、すなわち、全ＡＩＤＳ症例の増加率および血友病患者におけるＡＩＤＳ症例の増加率に留意すべきであった、という見方もとることができる（加沼 1998）。
［7］ 血友病患者の数など、個々の医師で直面していた状況に差異はあったと思われる。ちなみに、ＷＦＨ（世界血友病連盟）は１９８４年８月の会議においても、既存の治療方法の継続という決議をしていた。Ｇｄ医師は、ＷＦＨの会議に参加して自身の認識が一変したということを語っているけれども、当該会議がそうした決議をおこなったことについて、何も語っていない。また、他の医師も、１９８３年６月のＷＦＨ会議に関しては触れるけれども、１９８４年８月の会議について語ることはない。１９８４年８月の時点で、ＨＩＶ／ＡＩＤＳに対するリスクが明確であったから、Ｇｄ医師のように目のうろこが落ちたという反応にならなかったとも考えることもできる。であれば、１９８４年８月の決議に対して違和感をおぼえてもよかったのではないかとも思われる。これらのことについては、聞き手が医師から話を聞けておらず（聞き手のＨＩＶ／ＡＩＤＳのリス

クに対する自明性があり、聞き流してしまっている）、今後の課題としたい。

［8］　Gd医師は、別の血友病患者をHIVに感染させてしまったことを、悔いる語りもしている。

Gd：1986年の8月に検査を見てみると、ああぼくがやってしまっていたんだということに気がついたんですね。まあ、多分そうだろうなぁと思って、だけどやっぱりそうだったというようなことです。それはその、とてもこう暗い道、夜の道を自動車を走らせて、雨も降っててですね、見えにくいですね。で、人をはねてしまって、で、えーって、その、被害者をこう見てみたら自分の息子だった、ちょうどまあそういう思いがですね。（数秒沈黙）この話したくないっていうのは、そういうことなんですよ。（数秒沈黙）うーん。で、まあそういうことですね。だから、ぼくとしてはその時その時で、その、気がつくものは気がついて患者さんに提供して、やっぱりやってきたんだけど、結果はやっぱり起こることが起こったわけで、悪い人が悪いことをして、いい人は悪いことをしないってことはないですよ。それはエイズがうつっていくのをですね、いい人だからうつるのをよそうとかですね、悪い人だからうつってやれっていうことがないのと同じです。（輸入血液製剤によるHIV感染問題調査研究委員会編2009b: 558）

［9］　あくまでも結果論ではあるけれども、Gd医師の患者の事例は、Ad医師の判断の正しさを傍証しているとも捉えることができるかもしれない。本書の目的は、当時の行為の妥当性を明らかにすることではない。したがって、Gd医師の判断は誤りであり、Ad医師の判断は正しい、あるいはその反対、と主張したいわけではない。

［10］　血友病B用の第Ⅸ因子製剤には、当時、日本人の血液（献血ではなく有償）でつくった製剤があった。血友病Bの患者は少なかったので、ひょっとしたら切り替えることが可能だったかもしれない。しかしながら、私たちは、血友病Aと血友病Bを区別して、聞き取りをしていない。そのため、とくに血友病Bの治療がどうであったのかを、調査で明らかにできていない。この点は、とくに反省しなくてはならない。

［11］ いわゆる「拡大治験」がなされ、治験薬が継続的に使用できた医療機関もある。つまり、「拡大治験」についての情報にも偏在があったようである。詳しくは拙稿を参照のこと（種田 2016a）。

［12］ Ｑｄ医師は、加熱製剤の承認が遅れたという認識を持っている。「薬害エイズ」の文脈ではいわゆる「治験調整」によって承認が遅れたということが語られている（第2章注釈7を参照のこと）。Ｑｄ医師は、「治験調整」があったかどうかはわからないけれども、最終的に承認の権限を持っていたのはあくまでも旧厚生省であり、旧厚生省の責任が重いとも語っている。

Ｑｄ：一斉に始めてね、早かったのに遅くなっちゃったんで、そうですね。あれはやっぱりちょっと気になりましたよね。で、使えるやつから出したほうがいいんじゃないかってこと、ね、通るやつ、ね、全部治験終わってるやつは。そういう感じはちょっとあったんですけどね、あのころだいぶ急いでやらなくちゃならない状況だったと思うんですけどね。それに関しては国の責任はあるだろうなとは思いますけどね。

＊＊：で、そのときにその、一般に言われるのは、Ｒｄ先生が調整したとかって言われているけれども、そんなことよりも国がもっと、

Ｑｄ：いや、うん、でも、Ｒｄ先生がやったのも国も同じかなと思ってるんですけども。（輸入血液製剤によるＨＩＶ感染問題調査研究委員会編 2009b: 823-824）

こうした見解は、他の医師においても見ることができる。

Ａｄ：だから、どうしてあそこでね、治験なんかやらずにね、ぱっと加熱製剤やらなかったかと。でも、アメリカでも既にその頃両方やってたんですよね。全部が加熱製剤に切り替えたというもんじゃないんですよ、米国でもね。だからそういう状況ですから、確かに加熱をね、早くに入れれば、治験の時、同じように治験なんかやらずにやれば、助かった人いると思いますよ。今の感染者は少なくなっていた。

半分になることはないと思いますけど。それは事実だと思いますよ。それは行政判断、どこでそういう判断をしたのか、それはまさに厚生省の方のね。だってそれに、Ｒｄ先生が加わっているんじゃないかとかね。関わっているんじゃないか、認めなかったんじゃないか。でも最終的には、今、厚生省が認可を出せば、いくら医者が何を言おうがですね。ただ我々はもうちょっとね、裁判でも言ったんですけど、もうちょっと強くね、はたらきかけるべきだったんじゃないかというふうには言いました。（輸入血液製剤によるＨＩＶ感染問題調査研究委員会編 2009b: 49）

［13］　加熱製剤の治験とその承認は、他の新薬のそれらに比べるならば、かなり速かったという認識を持つ医師もいる。

その認可は、他薬剤と比べて異例の速さだったとはいえ、事態の深刻さを思えば、加熱製剤の効果が実証された時点で速やかに治験を終了し、より早期に認可が下されるべきであり、血友病専門医は、自らそれを提唱すること、また他分野の医学者やマスコミ等を動かすことも可能なはずだった。（西田他 1996: 55）

ただし、引用からもわかるように、他の薬剤に比べると速かったとは語っているけれども、その速さを良しとはしていない。また、もっと早く認可されるべきであったし、またそのことに向けて医師も動くべきであったと、苦言も呈している。

［14］　加熱製剤への期待が満ち満ちていたというわけでもないようである。ある医師は、加熱製剤によってＨＩＶ感染を防ぐことができるのか、まだ自信はなかったというようなことも語っている。加熱製剤は期待されつつも、ＨＩＶ感染を本当に防ぐことができるのかということについて、疑念も抱かれていたということであろう。

［15］　広河隆一による医師に対する非難は、その医師が患者（会）に向けて書いた以下の手紙の内容に向けられたものである。

ＡＩＤＳの原因は現在ほぼ確定されています。ＨＴＬＶ－Ⅲウイルスまたはウイルスと呼ばれるウイルスが侵入して、ＡＩＤＳを起こすと考えられています。（略）治療を受けている約２６０名の患者さんのうち定期的に検査と診察を受けている方々に……免疫不全の人は一人もいなかったという結果なのです。抗体がすでにできているということは、そのウイルスが過去に侵入した事実を示しています。しかし、肝炎ウイルスの場合と同様に考えていいと思いますが、抗体の存在はすでにそのウイルスに対する免疫力、抵抗力をもっているということも意味しています。日本ではこの検査は今年の1月頃に初めて実施可能となりました。その結果、抗体は今回調べた50名の約半数の人に認められました。さて、新聞で報道されたＡＩＤＳ患者は、実際はどうなのでしょうか。報道によれば、このウイルスに対する抗体が陽性であったことが診断の決めてになったように書かれています。しかしすでに述べてきたように、抗体があるからといって、ＡＩＤＳの有力な証拠とはならないのです。血友病の人にウイルスが侵入しても、99％以上の人はＡＩＤＳを発症していないということが、すでにアメリカで証明されているわけですから、抗体があるからといって、ＡＩＤＳの可能性が強いなどとは考えないほうが良いと思います。……最後に、皆様が動揺することなく、今まで通り十分に輸注を行ない、出血に対処し、定期検診などを含め、治療全体にご協力して下さるようお願い申しあげます。（広河 1996: 243-244）

詳しくは本文において後述しているように、上の患者に向けての手紙は、当時、わかっていたことを医師が患者に率直に知らせようとしていたと読むことができる。その意味で、広河の非難は「後知恵」とも言える。また、広河は「今では信じられないような言葉を述べて」とも書いている。つまり、自らの主張（非難）が後知恵であることを知っていて、確信犯的に非難しているのかもしれない。留意すべきことは、当時、医師はまさしく「今では信じられないような」ことを信じていた（抗体の「意味」は混乱していた）ということである。しかしながら、後知恵にまったく意味がないというわけではない。本書も後知恵と言えないわけではない。後知恵によって、何を見ることができて、何を見落とすことになるのかということの自覚が重要であろう。

［16］ 最初にＨＩＶの分離に成功したＬ・モンタニエは、抗体陽性の「意味」に関して以下のように述べている。

同様に、「血清陽性」の概念についても不確かなことばかりだった。抗体はいったい感染者を保護しているものなのか、それともエイズの証拠に過ぎないものなのか？　1985年7月においてさえも、HIVに対する「血清陽性」の真の意味ははっきりしていなかった。陽性の人は抗体で保護されているのかどうか、エイズに進行するのか、エイズウイルスを感染させる能力をもっているのか、などについて確信をもって語ることはできなかった。この時期に至るまで、《健康なキャリア》と呼んでいたのである。

(Montagnier 1994＝1998: 290–291)

［17］　引用は、「薬害エイズ帝京大学病院事件第一審判決文」からの孫引きである。ただし、原文のパンフレットを入手し、内容を確認したうえで引用した（NHF 1985）。

［18］　感染して発症するまでに長い時間がかかるウイルス感染症として、HTLV‐I（ヒトT細胞白血病）――日本ではATL（成人T細胞白血病）と呼ばれていた――があった。しかし、HTLV‐Iの発症率は低いことが知られていて、そのこともHIV／AIDSを捉えるうえで影響を与えたかもしれない（第1章注釈16を参照のこと）。

［19］　当時（1980年代前半から半ばにかけて）の肝炎に対する認識は、注釈15で示した患者に向けての医師の手紙からも窺うことができる。

［20］　1985年3月21日にAIDS患者の発生およびHTLV‐Ⅲ抗体陽性者の存在等の新聞報道があった後、同月24日に、血友病患者とその家族を対象とした集会が開かれた。その集会で、患者側から「HTLV‐Ⅲ型ウイルスに感染した」という表現と「HTLV‐Ⅲ型ウイルスの抗体がある」という表現について、どのように理解したらよいのかという質問が出て、それに対しての返答である。なお、引用は「薬害エイズ帝京大学病院事件第一審判決文」からの孫引きである。

［21］　感染が許容されることはありうる。たとえばワクチン接種がそうかもしれない。ワクチン接種とは、弱毒化・死菌化（無毒化）した抗原をいわば意図的に感染させて、抗体を生じさせることである。ワクチンのよう

な例をふまえて考えるならば、医師は、治療経験を通して、感染に対する許容性を養ってきたとも言えるように思われる。

[22] 感染被害者のＩｐさんは、血友病の出血の痛みについて以下のような興味深い話をしてくれている。

Ｉｐ：正直ね、関節の痛みを除去する薬で命をとられたとしても、あの痛みに耐えるのどっちがええっていったら、それはねえ、あの当時、じゃあ我慢したか言われたらたぶん無理かないう。（輸入血液製剤によるＨＩＶ感染問題調査研究委員会編 2009c: 681）

感染被害を被ったＩｐさんでさえも、振り返ってみて、出血の痛みを我慢できたかどうかわからないということを語っている。そうした痛みを訴える患者が、医師の眼前にいるのである。何とかしなければならないと、医師はどうしても思ってしまい、ついつい治療をおこなってしまう（そのように動機づけられている・志向を持つ）。

[23] 抗体陽性を示す者がいるということは、非加熱製剤（血液製剤）によって曝露ないし感染したということである。陰性者が非加熱製剤を使用し続けると、陰性者が新たに曝露ないし感染してしまいうる。抗体検査によって陽性ないし陰性が判明した後、医師は陰性者をＨＩＶ感染から、どのようにして免れさせるのかという問題に直面することになったと思われる。とりわけ、この問題は血友病Ｂ患者において顕著なかたちで現れたはずである。というのは、ＨＩＶを不活性化した血友病Ｂ患者用の加熱第Ⅸ因子製剤が承認されたのは、１９８５年12月だからである（治験は１９８５年8月にスタートし、その後、まさに緊急承認された）。非加熱製剤を使用すればＨＩＶ感染させてしまうかもしれない状況のもと、加熱第Ⅸ因子製剤が使えるようになるまでの間、医師はどのように考えていたのだろうか。本文で考察したように、肝炎と同様に捉えることで、それほど焦りを感じていなかったということもありうる。ただ、これらの問題については十分な聞き取りができておらず、今後の課題の一つである。

[24] 医師が、抗体陽性＝ウイルス現保有であることを理解できたのは１９８５年後半ぐらいのころのようである。

そのことは、以下の「薬害エイズ帝京大学病院事件第一審判決文」から窺うことができる。
ギャロ博士は、昭和60年10月に熊本で開催された日本臨床血液学会総会において、HTLV-Ⅲの性質やエイズとの関係について特別講演をし、その際に、HTLV-Ⅲ抗体陽性とウイルス現保有が一致しているという趣旨のことなどを話し、C医師、B1医師ら出席者に対し、それまでの疑問が氷解したという強烈な印象を与えたことが認められる。（判例時報社 2001: 57）

終章

［1］「インフォームド・コンセント」概念には、「イベント・モデル」と「プロセス・モデル」という対照的な二つの「解釈モデル」がある。イベント・モデルとは、「同意署名を得るという一回的、事実的な出来事性を重視する」考え方である。それに対して、プロセス・モデルとは、「医療が継続的に行われるかぎり連続的に展開してゆく方針決定過程へ患者の積極的参加を促す」という考え方である（浅井他 2002: 64）。本書は「プロセス・モデル」に依拠している。

［2］当然のことながら、医師全体に一般化できるわけではない。Ad医師やGd医師などのようなことをしなかった医師もいたと思われる。また、Ad医師やGd医師の行為が、はたして「インフォームド・コンセント」であったのかということにも留意を必要としよう。

［3］桜井均の議論（非難）は、情報開示すれば何の問題もなくなるというようにも読める。しかし、患者に単に情報だけが「まる投げ」されるならば、自己決定-自己責任の論理のなかで患者に責任を還元させてしまうようなこともおこりうる。桜井均の議論にはこうした点に対する留意を欠いている。

［4］Ad医師に限らず、少なくとも今回の聞き取りに応じてくださったどの医師も非加熱製剤による「HIV感染問題」を経験して、何がベターな治療なのかということをつねに考えているように思われる。

［5］成解は、アクションリサーチの領域で提案された概念である。アクションリサーチとは、「「こんな社会にし

たい」という思いを共有する研究者と研究対象者とが展開する共同的な社会実践」（矢守 2010: 11）である。

［6］ 矢守克也らは、アクションリサーチを用いて災害（防災・減災）におけるコミュニケーションのあり方について研究をしている。つまり、成解の根底にはリスク・コミュニケーションの考え方があるということであろう。ところで、インフォームド・コンセントはリスク・コミュニケーションの一つとされる。この点で、とくにインフォームド・コンセントのプロセス・モデルと成解とは、「同根」にあると言えるのかもしれない。

［7］ 科学社会学ないし科学技術社会論における重要な論点として、「トランス・サイエンス」がある。トランス・サイエンスとは、「科学によって問うことはできるが、科学によって答えることのできない問題群からなる領域」（小林 2007: 123）を意味する。医学、とくに「医療（行為）」は、医学・医師によって問うことはできるけれども、医学・医師だけで答えることができないことであり、まさにトランス・サイエンスである。この点より、「成解」を出すということが必要となる。

［8］ 注釈1で見たように、プロセス・モデルの立場から見るならば、インフォームド・コンセントとはいわば「同意書」を取ったら終わりとなるのではなく、治療行為が継続する限り、継続的におこなっていかなくてはならない行為となる。すなわち、そのつど、成解を医師と患者が共同してまとめることになる。

［9］ 日本赤十字による血液事業については（種田 2013）を参照のこと。

［10］ 1980年代前半、HIVは日本人のほんのごく一部にしか感染していなかったことから、「血液行政」が十分に機能し、たとえば国内血漿による非加熱製剤があったならば、「HIV感染問題」は起きなかったか、感染者はかなり少なくてすんだと思われる。ただし、これは後知恵である。HIVが日本に侵入していたならば、当然のことながら、国内血漿による製剤でも感染を防ぐことはできなかった（当時、侵入の有無、あるいはどれくらいの割合で感染者がいたのかということは、わかっていなかったことに留意しなければならない）。補足の議論をしておく。いわゆる「薬害エイズ」の非難言説は、製剤が海外血漿かつ有償血漿（売買血）を原材料としていたことを非難する。しかしながら、後者については、献血で得られた血漿（血液）を原材料としていても、当該国内にHIVが侵入していたならば（たとえばフランスのように）、感染を防ぐことはできない（序論注釈7で触れたように、近年の日本においても、献血によって造られた輸血用血液製剤で、HIVな

どのヒト血液由来のウイルスに感染してしまった例を見ることができる)。前者の海外血漿について、「HIV感染問題」の国際比較をおこなった政治学者のE・A・フェルドマンは、「国内の危機の原因として外国の要因が強調される」、「外国の血液を非難する」と述べ、こうした非難が日本特有であることを指摘している(Feldman & Bayer 1999＝2003)。

［11］「HIV感染問題」を経験した血友病患者は、まさに選択肢(代替製剤)の重要性を痛感している。したがって、いかに選択肢を確保するのかということが、彼らの課題となっている(種田 2016b)。

［12］構造的要因に対しても、医学の不確実性は影響をおよぼしうる。なぜならば、政策を構築するのは専門的知識、たとえば医学という科学的知識であり、その専門的知識にも不確実性は存在するからである。したがって、本書で見てきたことは、今後の構造的要因の考察に対しても何かしらの寄与となると思われる。

［13］注釈6で触れたように、成解という考え方の出自はリスク・コミュニケーションであると思われる。そのリスク・コミュニケーションにおける成功は、被説明者(たとえば患者)が説明者(たとえば医師)から十分に説明を受けたと感じた場合とされる(NRC 1989＝1977)。

［14］こんにち、責任という言葉が巷に氾濫している。様々な不祥事が起こるたびに、責任、あるいは結果責任が語られる。たとえば不祥事により、指導者などが責任をとって当該の役職を辞するということがしばしば見られる。筆者には、その職を辞することが責任をとることとどのように結びつくのか、よくわからない(そもそも責任をとるということが、いったいどのような行為なのかも、筆者にはわからない)。ともすると、責任という言葉の意味をあいまいにしたままで、議論されているように見える。責任について社会学的分析をおこなおうとするならば、この点に留意しなくてはならない。また、氾濫しているからこそ、きちんとした社会学的分析がなされる必要があるとも言える。

［15］「HIV感染問題」の場合、血友病患者にHIVを感染させてしまったことを、「しかたがなかったことである」と割り切って捉えるような医師はいない。医師は自分に「(道義的)責任」の一端があると思っている。

［16］ここでの「注意義務違反」とは、IOM報告書の「箴言」を踏まえつつ、かつ第2章で触れた安部英医師の第一審判決文に依拠し、いわゆる通常の専門家(医師)であれば知っていて当たり前ことを知らなかった場合

とする（判例時報社 2001）。

[17] 救済制度によって、原状回復できるというわけではない（たとえばＨＩＶを完全に体内から排除はできない）。この点で、いかに損害を起こさせないということが重要なことかわかる。いわゆる「薬害」の被害者は、二度とそうした被害が起こらないように再発防止の活動もおこなってきている。筆者（を交えた研究者グループ）が、サリドマイドなどの被害者と意見交換などをおこなうと、彼ら・彼女らは、しばしば、あるいは必ず、ある言葉（思い）を口にする。それは、後年、「ＨＩＶ感染問題」などの薬害が起こるたびに、「自分たちの活動が無にされてきた」という怒りの感情と、また「もっとしっかり活動をしておくべきだった（自分たちの活動が十分でなかったから、また起こってしまったんだ）」という自責の念である。

[18] ハイリスクＨＰＶに対して、６型や11型などのようなローリスクＨＰＶもある。ローリスクＨＰＶは尖圭コンジローマの原因とされる。

[19] ６型、11型、16型、そして18型に対応した４価ワクチンもある。それは、日本では２０１１年に市販化された。

[20] 若い女性の子宮頸がん発症率は上がる傾向にある（笠原 2010）。20歳代のがん患者では９割、30歳代では８割と、16型・18型への感染が見られる（笹川 2010）。医師（専門家）からするとがん患者数は多いのだろう。ただ、その実数は20歳代では10人、30歳代では39人と、他の年齢層――たとえば40歳代：57人、50歳代：56人――に比べると多いわけではない。つまり、母数が小さいために、結果、感染率の割合が高くなっていると解釈できないわけではない。

[21] ＷＨＯは子宮頸がんを減らすことを目的としている。その目的を達成するために、とくに検診の体制が整っていないいわゆる第三世界の国々においては、とりあえずＨＰＶワクチン接種のほうが効果的でありうるというのが、ＷＨＯの立場である。

あとがき

２０１０年、筆者は関西学院大学より社会学の博士号を賜った（関西学院大学審査、乙社第33号）。博士論文のタイトルは、「「薬害エイズ」の知識社会学的考察――不確実な状況下の医師の「常識」と意思決定」である。タイトル通り、「薬害エイズ」＝「ＨＩＶ感染問題」についての社会学的考察で、「「ＨＩＶ感染問題」の背景」、「非加熱製剤の使用問題」、そして「感染告知問題」の３部構成であった。本書は、前者の２つ、博士論文の第２部までを中心に加筆・修正をおこない（削った章もある）、再構成を施したものである。第３部の論点であった告知問題については、今回、頁数の関係で（大部になるため）、本書の中に盛り込むことを見送った。もし告知問題に関心がおありであれば、考察の一部を科研報告書（２０１０年）に掲載しているので、参照していただきたい。

博士論文の基は、輸入血液製剤によるＨＩＶ感染問題調査研究委員会編各報告書（と科研報告書）に載せた論文である。とくに、『最終報告書』（２００９年）については、「ネットワーク〈医療と人権〉ＭＥＲＳ」の理事でもある兵庫医科大学の日笠聡先生によって医学的に誤りがないかどうかのチェックを受けている。本書の大本は『最終報告書』でもあり、医学的に大きな誤りはないと思われる。しかしながら、もしあるとすれば、当然のことながら、それはすべて筆者の責任である。また、本書における考察の焦点は、あくまでも１９８０年代前半から半ばにかけてである。したがって、本書の血友病ならびにＨＩＶ／

ＡＩＤＳの知識は、最新のものではないことに気をつけて欲しい。

本書は、いわゆる「薬害エイズ」の「正史」を目指したものではない。本書は、非難言説の歴史観をホィッグ史観と批判するつもりもない。また、本書は歴史的修正主義でもなければ、バックラッシュでもない。医師のリアリティの「一端」に光をあてただけであると、筆者は思っている。ひょっとしたら、筆者のこうした姿勢こそが、非難言説の琴線に触れることになってしまっているのかもしれない。周知の通り、Ｍ・ヴェーバーは、現代の宿命として価値秩序の争い＝「神々の闘争」について述べていた。そして、その争いにおいて、学問がなしうることとは、それぞれの秩序において神にあたるのが何かを明らかにすることだけ、としていた。であるから（「はじめに」でも述べたように）、価値自由が要請され、知的誠実性が義務となるのである。筆者は、今後も「神々の闘争」に身を置き、研究者としてただただそれらに従うのみである。本書が、読者の仕える神が何なのかを、またより良い医療とは何かを、考える「きっかけ」になれば幸いである。

本書の基になった博士論文の執筆に対して、関西学院大学名誉教授高坂健次先生にたいへんお世話になった。高坂先生からの発破＝叱咤激励がなければ、書けなかっただろう。今さらになってしまうけれども、お礼申し上げます。

「序論」でも触れているように、「ネットワーク〈医療と人権〉ＭＥＲＳ」の方々や共同研究者の方々がいてくれたことで、本書（ならびに博士論文）の聞き取りデータがある。感謝したします。また、とくにＭＥＲＳの方々からは、血友病、ＨＩＶ／ＡＩＤＳ、そして医療・薬事・血液行政など、多岐にわたってほんとうにたくさんのことを教わった。ＭＥＲＳの方々がいなければ、博士論文どころか各報告書の論文も書けなかった。ありがとうございました。

博士論文は、複数の先生方から「ぜひ本にするように」という助言をいただいていた。しかしながら、こんにちの出版事情などの理由から、なかなか書籍化にはいたらなかった。今回、引き取ってくださった新曜社さんには感謝しかない。また、新曜社さんと引き合わせてくださった松山大学の山田富秋先生に、感謝申し上げます。

今はやっと約束をはたせることができて、少し肩の荷がおりた気持ちである。ただ、心残りがないわけではない。筆者に「ＨＩＶ感染問題」にまつわる多くのことを教えてくれた血友病ＨＩＶ感染者の友人が、２０１７年、肝疾患で亡くなった。彼は本書を楽しみにしてくれていた。生前に刊行が間に合わなかったことが残念でならない。今はただ、感謝と哀悼の意を表することしかできない。

この友人からもわかるように、実は、血友病ＨＩＶ感染者は肝疾患などの「新たな問題」に直面しつつある。また、遺族にとっては、時間は止まったままでもある。このように考えるならば、「ＨＩＶ感染問題」は終わった出来事ではなく、感染者などへの継続的な支援が必要である。上の友人は鬼籍に入る直前まで、支援に尽力していた（彼にとって支援はまさにライフワークであった）。「ＨＩＶ感染問題」を風化させないことも、支援にとって重要であると考える。本書がその一助になることを切に願うばかりである。

筆者

２０１９年６月

青木書店)
Reason, J., 1997, *Managing the Risks of Organizational Accidents*, Ashgate Publishing Limited. (=1999, 塩見弘監訳『組織事故――起こるべくして起こる事故からの脱出』, 日科技連出版社)
Slovic, P., 2000, *The Perception of Risk*, Earthscan Publications Ltd.

輸入血液製剤による HIV 感染問題調査研究委員会編，2009b,『輸入血液製剤による HIV 感染問題調査研究　最終報告書　医師と患者のライフストーリー　第２分冊　資料編　医師の語り』，特定非営利活動法人ネットワーク医療と人権
輸入血液製剤による HIV 感染問題調査研究委員会編，2009c,『輸入血液製剤による HIV 感染問題調査研究　最終報告書　医師と患者のライフストーリー　第３分冊　資料編　患者・家族の語り』，特定非営利活動法人ネットワーク医療と人権

Berger, P.L. and Th. Luckmann, 1966, *The Social Construction of Reality : A Treatise in the Sociology of Knowledge*, Doubleday Anchor Books.（＝1977, 山口節郎訳『日常世界の構成』，新曜社）
Bosk, C. L., 1980, Occupational Rituals in Patient Management, *N. Engl. J. Med.*, Vol.303 No.2, pp.71 ～ 76
Christakis, N. A., 1999, *Death Foretold : Prophecy and Prognosis in Medical Care*, Univ. Chicago Press.（＝2006, 進藤雄三監訳『死の予告 ── 医療ケアにおける予言と予後』，ミネルヴァ書房）
Feldman, E. A. and R. Bayer, (eds.)，1999. *Blood Feuds : AIDS, Blood, and the Politics of Medical Disaster*， Oxford Univ. Press.〔＝2003, 山田卓生他（日本語版編集）・山下篤子訳『血液クライシス ── 血液供給と HIV 問題の国際比較』，現代人文社〕
Fox, R. C., 1959, *Experiment Perilous : Physicians and Patients Facing the Unknown*, Free Press.
Fox, R. C., 1988, *Essays in Medical Sociology : Journeys into the Field, second, enlarged edition*, Transacion Books.
Fox, R. C., 2003, *Conversation in Japan : Interview made on 12 and 27 April 2001 Tokyo ; The Human Condition of Medical Professionals : Lecture made on 26 April 2001 in Tokyo*, Misuzu Shobo Ltd.（＝2003, 中野真紀子訳『生命倫理をみつめて ── 医療社会学者の半世紀』，みすず書房）
Fox, R. C. and J. P. Swazey, 1974, *The Courage to Fail : A Social View of Organ Transplantations and Dialysis*, Univ. Chicago Press.
Fox, R. C. and J. P. Swazey, 1992, *Spare Parts : Organ Replacement in American Society*, Oxford Univ. Press.（＝1999, 森下直貴他訳『臓器交換社会 ── アメリカの現実・日本の近未来』，青木書店）
Keshavjee, S. et al., 2001, Medicine Betrayed : Hemophilia Patients and HIV in the US, *Social Science & Medicine*, 53, pp.1081 ～ 1094
Merton, R. K. ; edited and with an introduction by N. W. Storer, 1973, *The Sociology of Science : Theoretical and Empirical Investigations*, Univ. Chicago Press.
Merton, R. K., 1976, *Sociological Ambivalence and Other Essays*, Free Press.
National Research Council, ed., 1989, *Improving Risk Communication*, National Academy Press.（＝1997, 林裕造他訳『リスクコミュニケーション ── 前進への提言』，化学工業日報社）
Parsons, T., 1951, *The Social System*, Free Press.（＝1974, 佐藤勉訳『社会システム論』，

科学研究費補助金（基盤研究(B)）研究成果報告書，98 ～ 139 頁
種田博之，2010b, 関西学院大学審査　博士学位論文「『薬害エイズ』の知識社会学的考察 ── 不確実な状況下の医師の『常識』と意思決定」
種田博之，2013,「血液事業における社会学的アンビバレンス ── 1970 年代末から 1980 年代半ばの日本赤十字の場合」，種田博之編『「血液の安全性」の社会学的研究 ── 「薬害HIV」の多声的記述』平成 22 年度～平成 24 年度科学研究費補助金（基盤研究(B)）研究成果報告書，9 ～ 40 頁
種田博之編，2013,『「血液の安全性」の社会学的研究 ── 「薬害 HIV」の多声的記述』平成 22 年度～平成 24 年度科学研究費補助金（基盤研究(B)）研究成果報告書
種田博之，2016a,「ある製薬企業（A 社）の 1980 年代前半における加熱製剤と HIV ／ AIDS についての認識」，山田富秋編『「薬害教育」に向けた多声的『薬害』概念の提起』平成 25 年度～平成 27 年度科学研究費補助金・学術研究助成基金助成金（基盤研究(B)）研究成果報告書，17 ～ 43 頁
種田博之，2016b,「ポスト『薬害エイズ』期における血漿ならびに凝固因子製剤に対するリアリティ」，山田富秋編『「薬害教育」に向けた多声的『薬害』概念の提起』平成 25 年度～平成 27 年度科学研究費補助金・学術研究助成基金助成金（基盤研究(B)）研究成果報告書，45 ～ 61 頁
中川米造，1996,『医学の不確実性』，日本評論社
濱嶋朗他編，1997,『【新版】社会学小辞典』，有斐閣
廣野善幸，2005,「薬害エイズ問題の科学技術社会論的分析にむけて」，藤垣裕子編『科学技術社会論の技法』，東京大学出版会，75 ～ 99 頁
藤垣裕子，2003,『専門知と公共性 ── 科学技術社会論の構築へ向けて』，東京大学出版会
藤垣裕子編，2005,『科学技術社会論の技法』，東京大学出版会
薬害 HIV 感染被害者（遺族）生活実態調査委員会，2002,『薬害 HIV 感染被害者遺族への面接調査報告』，薬害 HIV 感染被害者（遺族）生活実態調査委員会
山岸俊男，1998,『信頼の構造 ── こころと社会の進化ゲーム』，東京大学出版会
山田富秋他編，2010,『「薬害 HIV」問題経験の社会学的研究 ── ナラティヴ・アプローチから』平成 19 年度～平成 21 年度科学研究費補助金（基盤研究(B)）研究成果報告書
山田富秋編，2016,『「薬害教育」に向けた多声的『薬害』概念の提起』平成 25 年度～平成 27 年度科学研究費補助金・学術研究助成基金助成金（基盤研究(B)）研究成果報告書
矢守克也，2010,『アクションリサーチ ── 実践する人間科学』，新曜社
矢守克也他編，2011,『防災・減災の人間科学 ── いのちを考える，現場に寄り添う』，新曜社
輸入血液製剤による HIV 感染問題調査研究委員会編，2003,『輸入血液製剤による HIV 感染問題調査研究 ── 第 1 次報告書』，輸入血液製剤による HIV 感染問題調査研究委員会
輸入血液製剤による HIV 感染問題調査研究委員会編，2005,『輸入血液製剤による HIV 感染問題調査研究 ── 第 2 次報告書』，輸入血液製剤による HIV 感染問題調査研究委員会
輸入血液製剤による HIV 感染問題調査研究委員会編，2009a,『輸入血液製剤による HIV 感染問題調査研究　最終報告書　医師と患者のライフストーリー　第 1 分冊　論考編』，特定非営利活動法人ネットワーク医療と人権

社会学などの文献

浅井篤他，2002,『医療倫理』，勁草書房
大林信治，1993,『マックス・ウェーバーと同時代人たち』，岩波書店
大澤真幸他編，2012,『現代社会学事典』，弘文堂
小林傳司，2007,『トランス・サイエンスの時代 ── 科学技術と社会をつなぐ』，NTT 出版
栗岡幹英編，2006,『輸入血液製剤による HIV 感染被害問題の社会学的研究 ── 医師への聞き取り調査を中心に』2002 ～ 2005 年度科学研究費補助金（基盤研究(B)(1)）研究成果報告書
種田博之，2003,「雑誌記事見出しで見るエイズ認識」，輸入血液製剤による HIV 感染問題調査研究委員会『輸入血液製剤による HIV 感染問題調査研究 ── 第 1 次報告書』，75 ～ 82 頁
種田博之，2005,「非加熱製剤の投与継続へと方向づけた医師の『経験・体験の世界』」，輸入血液製剤による HIV 感染問題調査研究委員会『輸入血液製剤による HIV 感染問題調査研究 ── 第 2 次報告書』，107 ～ 150 頁
種田博之，2006,「血友病治療感の社会的構成」，栗岡幹英編『輸入血液製剤による HIV 感染被害問題の社会学的研究 ── 医師への聞き取り調査を中心に』，2002 ～ 5 年度科学研究費補助金基盤研究(B)(1)研究成果報告書，83 ～ 137 頁
種田博之，2009a,「序　『薬害エイズ』の脱常識化を目指して」，輸入血液製剤による HIV 感染問題調査研究委員会編『輸入血液製剤による HIV 感染問題調査研究　最終報告書　医師と患者のライフストーリー　第 1 分冊　論考編』，特定非営利活動法人ネットワーク医療と人権，23 ～ 29 頁
種田博之，2009b,「『薬害エイズ』／非加熱製剤による HIV 感染問題を理解するうえでの基本的な事象」，輸入血液製剤による HIV 感染問題調査研究委員会編『輸入血液製剤による HIV 感染問題調査研究　最終報告書　医師と患者のライフストーリー　第 1 分冊　論考編』，特定非営利活動法人ネットワーク医療と人権，30 ～ 54 頁
種田博之，2009c,「血友病治療することについての認識」，輸入血液製剤による HIV 感染問題調査研究委員会編『輸入血液製剤による HIV 感染問題調査研究　最終報告書　医師と患者のライフストーリー　第 1 分冊　論考編』，特定非営利活動法人ネットワーク医療と人権，55 ～ 70 頁
種田博之，2009d,「1980 年代半ばまでの間の HIV ／ AIDS にまつわる医師の認識枠組み」，輸入血液製剤による HIV 感染問題調査研究委員会編『輸入血液製剤による HIV 感染問題調査研究　最終報告書　医師と患者のライフストーリー　第 1 分冊　論考編』，特定非営利活動法人ネットワーク医療と人権，71 ～ 90 頁
種田博之，2009e,「加熱製剤が認可されるまでの間の HIV ／ AIDS に対する危機感」，輸入血液製剤による HIV 感染問題調査研究委員会編『輸入血液製剤による HIV 感染問題調査研究　最終報告書　医師と患者のライフストーリー　第 1 分冊　論考編』，特定非営利活動法人ネットワーク医療と人権，391 ～ 447 頁
種田博之，2010a,「HIV 感染告知にまつわる医師の『迷い』」，山田富秋他編『「薬害 HIV」問題経験の社会学的研究 ── ナラティヴ・アプローチから』平成 19 年度～平成 21 年度

6-6, 465 ～ 473 頁
吉田邦男他，1968,「ヒト第Ⅷ因子製剤による血友病 A 治療について」，『臨床血液』，9-4, 514 ～ 528 頁
吉田邦男他，1969a,「奈良医大小児科学教室にて観察した血友病患者頻度並びに遺伝的研究」，『奈良医学雑誌』，20, 623 ～ 637 頁
吉田邦男他，1969b,「血友病ならびに類縁疾患」，『臨床科学』，5-2, 217 ～ 230 頁
吉田邦男他，1969c,『血友病』，『綜合臨床』，18-10, 2450 ～ 2454 頁
吉田邦男他，1970a,「血友病」，『綜合臨床』，19-10, 2137 ～ 2141 頁
吉田邦男他，1970b,「出血傾向 ── 血友病と紫斑病」，『小児科臨床』，23-11, 1386 ～ 1388 頁
吉田邦男他，1971,「血友病」，『日本臨床』，29-11, 2730 ～ 2742 頁
吉田邦男他監修，1981,『血友病』，全国ヘモフィリア友の会
吉田元嗣他，1979,「小児科外科診療における第Ⅷ因子濃縮製剤（Conco-eight）の使用経験」，『Medical Postgraduate』，17-6, 359 ～ 361 頁
吉松駿一，1951,「血友病の治療」，『日本医事新報』，1411, 1312 頁
吉矢久人，1969,「血友病 A における第Ⅷ因子補充療法の投与方法に関する研究」，『奈良医学雑誌』，20, 706 ～ 725 頁
若生治友，2003,「血友病治療の歴史と患者をめぐる諸問題」，輸入血液製剤による HIV 感染問題調査研究委員会『輸入血液製剤による HIV 感染問題調査研究 ── 第 1 次報告書』，84 ～ 91 頁
渡辺章，1984,「血友病の家庭治療」，『青森県立中央病院医誌』，29-3, 347 ～ 352 頁

Desfbrge, J. F., 1983, AIDS and Preventive Treatment in Hemophilia, *N. Engl. J. Med.*, Vol.308 No.2, pp94 ～ 95
Grmek,M.D., 1990, *Histoire du sida*, Editions Payot.（＝1993, 中島ひかる他訳『エイズの歴史』，藤原書店）
Institute of Medicine, 1995, *HIV and the Blood Supply* : An Analysis of Crisis Decisionmaking, National Academy Press.（＝1998, 清水勝他訳『HIV と血液供給』日本評論社）
Lederman, M. M. et al., 1983, Impaired cell-mediated immunity in patients with classic hemophilia, *N. Engl. J. Med.*, Vol.308 No.2, pp.79 ～ 83
Menitove, J. E. et al., 1983, T-lymphocyte subpopulations in patients with classic hemophilia treated with cryoprecipitate and lyophilized concentrates, *N. Engl. J. Med.*, Vol.308 No.2, pp.83 ～ 86
Montagnier,L.,1994, *Des Virus et Des Hommes*, Editions Odile Jacob.（＝1998, 小野克彦訳『エイズウイルスと人間の未来』紀伊国屋書店）
National Hemophilia Foundation, 1985, *Hemophilia Information Exchange : AIDS Update / March 1985*

Postgraduate』，8-9, 307 ～ 319 頁
吉岡慶一郎他，1971,「血友病 B 患児に対する濃縮第Ⅸ因子製剤（Konyne ™）の効果」，『小児科臨床』，24-8, 2713 ～ 2714 頁
吉岡慶一郎他，1974,「血友病抜歯時の出血管理」，『小児外科・内科』，6-4, 395 ～ 399 頁
吉川裕之，2010,「ワクチンによるがん予防の進歩――HPV 関連腫瘍」，『Mebio』27-12, 65 ～ 71 頁
吉田邦男，1956,「血友病様の出血素質」，『最新医学』，11-1, 161 ～ 168 頁
吉田邦男，1959,「出血性疾患」，『小児科臨床』，12-10, 928 ～ 935 頁
吉田邦男，1960a,「小児出血疾患の病態生理」，『日本小児科学会雑誌』，64-9, 1515 ～ 1527 頁
吉田邦男，1960b,「小児出血性疾患の病態生理」，『小児科診療』，23-7, 962 ～ 978 頁
吉田邦男，1961,「血友病及び類似疾患」，『日本血液学会雑誌』，24-2・3, 109 ～ 140 頁
吉田邦男，1963,「本邦人の血友病並びに類縁疾患に関する研究」，『昭和 38 年度文部省研究報告集録　医学及び薬学編』，325 ～ 333 頁
吉田邦男，1964a,「本邦人の血友病並びに類縁疾患に関する研究」，『昭和 39 年度文部省研究報告集録　医学及び薬学編』，355 ～ 367 頁
吉田邦男，1964b,「文部省科学総合研究班『本邦人の血友病並びに類縁疾患に関する研究』中間報告（昭和 38 ～ 39 年度）」，『日本血液学会雑誌』，27-4, 522 ～ 524 頁
吉田邦男，1965,「本邦人の血友病並びに類縁疾患に関する研究」，『昭和 40 年度文部省研究報告集録　医学及び薬学編』，405 ～ 416 頁
吉田邦男，1966,「血友病」，『小児科診療』，29-6, 689 ～ 695 頁
吉田邦男，1974,「血友病・類縁疾患」，『日本臨床』，32- 夏季増刊，1833 ～ 1847 頁
吉田邦男，1976,「昭和 50 年度血液凝固研究会記録　司会の言葉」，『日本血液学会雑誌』，39-5, 773 頁
吉田邦男，1978,「日本における血友病の歴史的展望と実態調査」，『日本血液学会雑誌』，41-3, 647 頁
吉田邦男，1979,「血友病の歴史」，『小児科臨床』，32-6, 1006 ～ 1009 頁
吉田邦男，1980a,「血友病治療の最新の進歩」，『Medical Postgraduates』，18-3, 167 ～ 190 頁
吉田邦男，1980b,「凝固 A：血友病とその周辺」，新版日本血液学全書刊行委員会編『新版日本血液学全書 12　出血性素因・臨床』，丸善，161 ～ 223 頁
吉田邦男他，1959a,「血友病並びにその類似疾患の輸血効果」，『小児科診療』，22-4, 538 ～ 542 頁
吉田邦男他，1959b,「血友病とその類似疾患」，『日本臨床』，17-12, 2170 ～ 2181 頁
吉田邦男他，1961,「遺伝性血液疾患」，『小児科診療』，24-9, 1131 ～ 1142 頁
吉田邦男他，1962a,「血友病および類縁疾患（小児科を中心として）」，『内科』，9-2, 269 ～ 280 頁
吉田邦男他，1962b,「輸血の血友病凝固障碍に及ぼす影響について」，『奈良医学雑誌』，13, 173 ～ 181 頁
吉田邦男他，1965,「輸血の各種血友病出血に及ぼす止血効果について」，『臨床血液』，

安原徳政，1980,「血友病ならびに類縁疾患の整形外科的治療」，『Medical Postgraduates』，18-3, 211 ～ 221 頁
矢野孝二，1959,「血友病様疾患の一治験例」，『小児科診療』，22-12, 1502 ～ 1506 頁
山田兼雄，1972,「血友病の生活指導」，『小児外科・内科』，4-9, 975 ～ 979 頁
山田兼雄，1973,「小児の血液凝固障害の最近の問題点」，『小児科』，14-2, 102 ～ 110 頁
山田兼雄，1975,「出血傾向」，『小児科』，16-2, 193 ～ 197 頁
山田兼雄，1981,「家庭療法（home infusion）」，吉田邦男他監修『血友病』，全国ヘモフィリア友の会，297 ～ 298 頁
山田兼雄，1984a,「血友病」，『診断と治療』，72-4, 363 ～ 366 頁
山田兼雄，1984b,「血友病製剤に関する最近の話題」，『日本輸血学会雑誌』，30-5, 437 ～ 438 頁
山田兼雄，1984c,「血液製剤の問題点と対策 ―― 抗血友病製剤を中心として」，『日本小児科学会雑誌』，88-6, 1151 ～ 1155 頁
山田兼雄，1984d,「血友病の自己注射と患者指導」，『月刊薬事』，26-12, 2551 ～ 2555 頁
山田兼雄，1985,「血友病の診断基準・病型分類・重症度」，『内科』，55-6, 1449 ～ 1450 頁
山田兼雄他，1972,「血友病の鼠径ヘルニア手術」，『小児外科・内科』，4-1, 107 ～ 111 頁
山田兼雄他，1979,「血友病の治療」，『内科』，44-3, 377 ～ 383 頁
山田兼雄他，1983,「血友病患者の自己注射・家庭療法」，『小児看護』，6-7, 868 ～ 874 頁
山田兼雄他，1984,「血友病患児とその家族の管理」，『小児科』，25-5, 617 ～ 624 頁
山田外春他，1969,「血友病」，『Medical Postgraduate』，7-1, 1 ～ 12 頁
山中学他，1974,「座談会　血液凝固異常の臨床とその対策」，『内科』，34-1, 70 ～ 85 頁
山本茂他，1984,「血友病における DDAVP 点鼻と黄連解毒湯の効果」，『小児科臨床』，37-11, 2845 ～ 2847 頁
吉井陽子，1984,「第Ⅷ因子療法と AIDS」，『診断と治療』，72-4, 383 ～ 386 頁
吉岡章，1983,「血友病と類縁疾患の検査と診断」，『小児看護』，6-7, 816 ～ 824 頁
吉岡章他，1975,「血友病 A 頭蓋内出血の止血管理」，『小児外科・内科』，7-7, 711 ～ 721 頁
吉岡章他，1976,「血友病 A 患者における扁桃摘出術の経験」，『臨床血液』，17-7, 788 ～ 796 頁
吉岡章他，1977,「第Ⅷ因子濃縮製剤（Koate）の血友病 A に対する凝固補正効果」，『基礎と臨床』，11-10, 3032 ～ 3044 頁
吉岡章他，1979,「（乾燥濃縮第Ⅷ因子製剤）Hemofil-S および-H の使用経験」，『現代の診療』，21-1, 49 ～ 57 頁
吉岡章他，1985,「新しい中間型第Ⅷ因子製剤,『乾燥低フィブリノゲン抗血友病人グロブリン,・RCG-5 日赤』中の第Ⅷ因子／von Willebrand 因子」，『日本輸血学会雑誌』，31-4, 296 ～ 300 頁
吉岡慶一郎，1967,「新生児血液凝固因子の特徴」，『小児科診療』，30-11, 1582 ～ 1592 頁
吉岡慶一郎他，1969,「男児双胎の一児に発現した血友病 A の一例」，『奈良医学雑誌』，20, 667 ～ 670 頁
吉岡慶一郎他，1970,「血友病および von Willebrand 病の診断と治療」，『Medical

三間屋純一，1983,「血友病の出血症状と治療およびその副作用」，『小児看護』，6-7, 825 〜 833 頁
三間屋純一，1985,「血友病」，『小児科診療』，48-10, 1868 〜 1872 頁
三間屋純一他，1973,「血友病の出血管理　第 1 報 ── 抜歯」，『臨床血液』，14-2, 129 〜 135 頁
三間屋純一他，1977,「血友病および von Willebrand 病における最近の知見」，『小児科診療』，40-11, 1715 〜 1721 頁
三間屋純一他，1982,「血友病患児の頭蓋内出血」，厚生省心身障害研究班・小児慢性疾患研究班『昭和 56 年度小児慢性疾患（内分泌，代謝，血液系）に関する研究　研究報告書』，279 〜 281 頁
三間屋純一他，1985,「静岡県における血友病患者の HTLV-Ⅲ汚染時期に関する検討」，『医学のあゆみ』，135-7, 573 〜 574 頁
三間屋純一他，1987,「血友病 ── 補充療法と AIDS」，『小児医学』，20-2, 283 〜 310 頁
宮坂信之，1985,「AIDS」，『看護学雑誌』，49-4, 383 頁
宮地直恒他，1980,「血友病を伴う典型的フォルクマン拘縮の手術経験 ── プロフィレートの使用例」，『Medical Postgraduates』，18-7, 520 〜 524 頁
麦島秀雄他，1980,「血友病患児における B 型肝炎について ── 自験例を中心に」，『小児科』，21-11, 1361 〜 1369 頁
村上文夫，1975,「出血傾向」，『手術』，29-4, 427 〜 433 頁
村川和重他，1979,「虫垂切除術を施行せる血友病 A 患者の麻酔経験」，『Medical Postgraduate』，17-3, 198 〜 201 頁
村瀬正昭他，1984,「人工股関節置換術ならびにアキレス腱延長術を施行した血友病 B の 1 例」，『Medical Postgraduates』，22-10, 636 〜 642 頁
村山英樹他，1985,「血友病患者における一般外科手術」，『外科』，47-4, 358 〜 362 頁
柳冨子，1985,「血友病自己注射療法 ── 血友病患者における出血の早期診断，早期治療，後遺症防止の手段として」，『帝京医学雑誌』，8-4, 411 〜 425 頁
安田佳織他，1984a,「血友病患者のリンパ球に発現する膜表面マーカーの異常」，『臨床血液』，25-12, 1928 〜 1934 頁
安田佳織他，1984b,「後天性免疫不全症候群（AIDS）」，『最新医学』，39-12, 2592 〜 2600 頁
安田佳織他，1985,「血友病患者のリンパ球細胞膜抗原の *In vitro* Study ── (2)活性化 T 細胞膜抗原について」，『臨床血液』，26-8, 1272 〜 1277 頁
安田秀俊他，1983,「大腿神経麻痺を合併した血友病による腸腰筋血腫の 4 例」，『整形・災害外科』，26-11, 1723 〜 1726 頁
安永幸二郎，1968,「Cryoprecipitate：その性状と血友病患者に対する応用」，『日本血液学会雑誌』，31-1, 93 〜 95 頁
安永幸二郎，1972,「出血性素因」，『内科』，29-6, 1310 〜 1315 頁
安永幸二郎，1975,「血友病」，『綜合臨床』，24- 増刊号，1592 〜 1593 頁
安永幸二郎，1981,「西ドイツにおける血友病患者の治療」，『Medical Postgraduates』，19-9, 539 〜 546 頁

根治術，腸管切除吻合術）を中心として」，『奈良医学雑誌』，29, 101 ～ 109 頁
保坂渉，1997,『厚生省 AIDS ファイル』，岩波書店
堀口凞，1976,「神奈川県における血友病の実態とその対策」，『小児科』，17-4, 273 ～ 278 頁
本田英一郎他，1984,「小児血友病を伴う頭蓋内出血── 特に手術例 5 例の検討」，『Medical Postgraduates』，22-9, 566 ～ 575 頁
真壁恭士，1954,「血友病患児に起つた蜘膜下出血疑の一例」，『小児科臨床』，7-5, 391 ～ 393 頁
将守七十六，2006,『血にまつわる病から生まれたメトセトラ』，文芸社
増原建二，1981,「血友病治療の現段階　合併症の対策 ── 関節拘縮と強直について」，『日本臨床』39-12, 3715 ～ 3720 頁
増原建二他，1969a,「血友病 A 患者に対するアキレス腱延長術の経験」，『奈良医学雑誌』，20, 755 ～ 761 頁
増原建二他，1969b,「血友病性関節症に対する理学療法」，『奈良医学雑誌』，20, 762 ～ 772 頁
増原建二他，1975,「血友病性関節症の関節内変化の推移について」，『総合リハビリテーション』，3-1, 25 ～ 30 頁
松岡松三，1962,「血友病および類縁疾患」，『内科』，9-2, 260 ～ 268 頁
松嶋磐根，1978,「血友病家族の家庭治療 ── 患児を持っている，医師でない親としての痛切な祈り」，『Medical Postgraduate』，16-1, 69 ～ 71 頁
松田重三，1985,「血友病と免疫異常」，『臨床血液』，26-7, 1050 ～ 1058 頁
松田重三他，1996,『HIV ／エイズ診療のてびき』，文光堂
松田保，1985,「血友病とその類縁疾患」，『医学のあゆみ』，133-10, 675 ～ 678 頁
松田道生他，1972,「血友病と外科」，『血液と脈管』，3-2, 167 ～ 172 頁
間宮繁夫他，1984,「血友病家庭治療の一年」，『秋田県医師雑誌』，36-1, 43 ～ 45 頁
三浦琢磨他，1984,「血友病の関節および筋肉内出血に対する Prednisolone, Methylprednisolone の効果」，『小児科診療』，47-9, 1372 ～ 1376 頁
見角鋭二，1983,「アメリカを覆う奇病 AIDS」，『科学朝日』，5 月号，63 ～ 66 頁
三上定昭，1981,「血友病治療の現段階　第Ⅷ因子製剤」，『日本臨床』39-12, 3680 ～ 3687 頁
三上貞昭他，1977,「血友病と外科手術」，『小児外科』，9-12, 1333 ～ 1342 頁
三上定昭他，1982a,「血友病とその類縁疾患の治療」，『小児科』，23-13, 1647 ～ 1651 頁
三上定昭他，1982b,「血友病と von Willebrand 病」，『最新医学』，37-12, 2322 ～ 2328 頁
三上定昭他，1983,「血友病の治療・管理の指針」，『綜合臨床』，32-3, 502 ～ 505 頁
皆川公延他，1967,「凝固時間が正常な血友病 A の同胞例」，『小児科臨床』，20-12, 1621 ～ 1624 頁
蓑田裕彰他，1985,「血友病 B の一症例 ── 歯科処置を契機に発見された」，『Medical Postgraduates』，23-2, 110 ～ 114 頁
三間屋純一，1981,「血友病治療の現段階　合併症の対策（肝炎を中心に）」，『日本臨床』39-12, 3707 ～ 3714 頁

浜六郎，2001,「薬害を引き起こす科学者の不正 ── 医学的観点から批判する」，櫻井よし子他『薬害エイズ「無罪判決」，どうしてですか？』，中公公論社，89 ～ 130 頁
浜野雄二他，1982,「5ヶ月間に3回の頭蓋内出血を起こした血友病Aの1症例 ── その管理上の問題点について」，『小児科診療』，45-5, 792 ～ 795 頁
原秀昭他，1984,「血友病Aに合併した頭蓋内出血の2手術例」，『脳と発達』，16, 224 ～ 228 頁
林一他，1966,「抗血友病グロブリン輸注の血友病A患者抜歯に対する効果」，『日本口腔科学会雑誌』，15, 365 ～ 371 頁
判例時報社，2001,「薬害エイズ帝京大学病院事件第一審判決文」，『判例時報』，1763, 17 ～ 194 頁
日笠聡監修，2004,『血友病基礎講座』，バクスター株式会社（非売品）
日笠聡，2009,「加熱後の血友病診療医から見た『薬害エイズ』」，輸入血液製剤によるHIV感染問題調査研究委員会編『輸入血液製剤によるHIV感染問題調査研究　最終報告書　医師と患者のライフストーリー　第1分冊　論考編』，特定非営利活動法人ネットワーク医療と人権，523 ～ 533 頁
広河隆一，1993,『日本のエイズ ── 薬害の犠牲者たち』，徳間書店
広河隆一，1995,『薬害エイズ』，岩波書店
広河隆一，1996,『薬害エイズの真相』，徳間書店
廣瀬俊一監修，1993,『エイズを正しく知りたい人へ』，東洋出版
檜山建宇他，1972,「血友病による関節内および筋肉内出血例の検討」，『整形外科』，23-10, 798 ～ 806 頁
檜山建宇他，1974,「血友病性関節症のレ線学的検討」，『臨床整形外科』，9-4, 331 ～ 339 頁
福井弘，1972,「小児の出血性素因」，『小児外科・内科』，4-10, 1065 ～ 1079 頁
福井弘，1979,「第Ⅷ因子および第Ⅸ因子製剤による血友病の補充療法」，『Medical Postgraduate』，17-9, 569 ～ 584 頁
福井弘，1983,「血友病および類縁疾患」，『日本臨床』41・春季臨時増刊，704 ～ 714 頁
福井弘，1984,「血友病 ── 最近の知見」，『小児内科』，16-1, 105 ～ 113 頁
福井弘，1985,「血友病ならびに出血性疾患の管理」，『日本臨床麻酔学会誌』，5-1, 51 ～ 59 頁
福井弘他，1969,「血友病A硬膜外血腫の一剖検例」，『奈良医学雑誌』，20, 616 ～ 622 頁
福井弘他，1978,「血友病の最近の諸問題」，『小児科』，19-8, 827 ～ 835 頁
福井弘他，1985,「DDAVPの止血効果」，『臨床血液』，26-7, 1069 ～ 1079 頁
福武勝博，1951,「血友病」，『日本医事新報』，1400, 532 頁
福武勝博他，1983,「血友病の手術と止血管理」，『日本医事新報』，1983, 3113, 43 ～ 50 頁
藤野英世他，1976,「血友病Bによる急性硬膜下血腫の1治験例」，『外傷』，7, 415 ～ 421 頁
藤村吉博他，1978a,「第Ⅸ因子濃縮剤Christmassinの使用経験」，『Medical Postgraduate』，16-1, 67 ～ 68 頁
藤村吉博他，1978b,「小児重症血友病A腹部手術時の止血管理 ── 自験例二例（ヘルニア

長尾大，1984b,「血友病のホームテラピー」，『看護　MOOK』，9, 82 ～ 89 頁
長尾大，1985a,「第一回血友病サマーキャンプの報告」，『こども医療センター医学誌』，14-1, 29 ～ 30 頁
長尾大，1985b,「薬物療法の実際　血友病」，『治療』，67-2, 580 ～ 581 頁
長尾大，1985c,「血友病の包括医療」，『医薬ジャーナル』，21-3, 463 ～ 467 頁
長尾大，1985d,「血友病の家庭治療」，『臨床血液』，26-7, 1080 ～ 1085 頁
長尾大，1985e,「血友病 ── AIDS の問題を中心に」，『小児科臨床』，38-12, 2825 ～ 2832 頁
長沢洋他，1985,「濃縮Ⅷ因子製剤持続定量投与法による血中Ⅷ因子濃度の安定化と総投与量削減効果」，『日本輸血学会雑誌』，31-2, 117 ～ 121 頁
中島光生他，1982,「新しい第Ⅸ因子複合体製剤 BENOBIL を使用して，人工膝関節全置換術ならびにアキレス腱延長術を施行した血友病 B 患者の一症例 ── 従来品との比較試験」，『基礎と臨床』，16-14, 7907 ～ 7911 頁
中原保裕，2010,「新薬の光と影　サーバリックス〔子宮頸がん〕」，『ナーシング・トゥデイ』25-13, 49 ～ 51 頁
中村英一他，1985,「血友病における定期的補充療法」，『日本小児科学会雑誌』，89-7, 1545 ～ 1553 頁
永峯博編，1983,『血友病児の教育 ── 病児に接する方々のために』，慶應通信
楢原伸裕他，1984,「血友病」，『臨床看護』，10-7, 985 ～ 989 頁
南山堂，2006,『医学大辞典　改訂 19 版』，南山堂
新宮世三，1984,「AIDS」，『臨床と研究』，61-6, 1851 ～ 1854 頁
西岡久壽彌，1983,『AIDS を知る』，講談社
西田恭治他，1996,「輸入血液製剤による HIV 感染に関する一考察」『日本医事新報』，3775, 53 ～ 55 頁
西田恭治，1997,「輸入血液製剤による HIV 感染に関する一考察（承前） ── ジャーナリズムおよび和解所見の功罪」『日本医事新報』，3802, 57 ～ 60 頁
西村昂三，1976,「血液製剤（AHF を含むガンマグロブリンを除く）」，『小児科診療』，39-6, 737 ～ 739 頁
布引けい子他，1984,「血友病 A 患者における外傷性前房出血の 1 例」，『広島医学』，37-8, 1118 ～ 1121 頁
沼田俊三他，1972,「血友病と手術」，『小児外科・内科』，4-10, 1125 ～ 1133 頁
根岸昌功他編，1993,『エイズ教育テキスト』，学習研究社
野崎幸久，1943,「脳膜出血を來せる血友病患者の一例」，『日本内科学会雑誌』，31, 499 ～ 500 頁
野々口青史他，1982,「血友病に対する手術的療法の検討」，『整形・災害外科』，25-11, 1561 ～ 1566 頁

服部拓哉他，1985,「血友病および類縁疾患の検討」，『小児科診療』，48-3, 438 ～ 442 頁
花野政晴他，1981,「血友病性偽腫瘍，脳血栓症，動静脈瘻を合併した血友病 A の 1 例」，『臨床血液』22-2, 250 ～ 257 頁

津田厳他，1955,「蜘蛛膜下出血をもつて発見された血友病と思われる出血性疾患の一例」，『済生』，331, 22 頁
螺良英郎他，1983,「後天性免疫不全症候群（AIDS）── Opportunistic infection と Kaposi 肉腫」，『感染・炎症・免疫』，13-2, 120 ～ 122 頁
出口克巳，1980,「血友病ならびに類縁疾患の出血管理」，『Medical Postgraduates』，18-3, 203 ～ 210 頁
出口克巳他，1982,「血友病における補充療法の副作用」，『日本血液学会雑誌』，45-5, 962 ～ 974 頁
寺沢敏夫，1958,「血友病に関する凝血学的研究」，『日本臨床』，16-9, 1499 ～ 1512 頁
陶山哲夫他，1985,「血友病性肘関節症に対する外科的処置について」，『整形・災害外科』，28, 1539 ～ 1547 頁
徳田晴厚他，1978,「血友病 A 患者に対する第Ⅷ因子濃縮製剤の輸注効果」，『新薬と臨床』，27-3, 491 ～ 499 頁
殿内力他，1984,「血友病と免疫異常」，『小児科』，25-1, 177 ～ 180 頁
留奥誠他，1983,「血友病手術患者 7 例の臨床的検討」，『臨床血液』，24-3, 232 ～ 241 頁
豊坂比沙子他，1973,「血友病の出血管理　第 2 報── 血尿」，『臨床血液』，14-5, 590 ～ 595 頁
内藤良一，1971,「世界血友病連盟第 7 回国際会議（1971, テヘランで開催）に出席して」，『Medical Postgraduate』，9-7, 302 ～ 310 頁
内藤良一，1972,「血漿蛋白分画製剤の血清肝炎における安全性，とくに最近の Au/SH 抗原の検出と関連して」，『Medical Postgraduate』，10-1, 53 ～ 58 頁
中尾喜久，1953,「血友病の原因と治療法」，『日本医事新報』，1534, 3729 ～ 3730 頁
長尾大，1967,「輸血」，『小児科臨床』，20-4, 591 ～ 594 頁
長尾大，1972,「輸血の免疫学」，『小児外科・内科』，4-1, 43 ～ 50 頁
長尾大，1973,「血友病に於ける輸血後肝炎」，『こども医療センター医学誌』，2-1, 50 ～ 51 頁
長尾大，1974,「血友病および類縁疾患」，『日本臨床』，32-5, 963 ～ 969 頁
長尾大，1975,「血友病の診断と治療」，『総合リハビリテーション』，3-1, 7 ～ 14 頁
長尾大，1978,「神奈川県下の血友病対策」，『こども医療センター医学誌』，7-1, 53 ～ 58 頁
長尾大，1980,「血友病と von Willebrand 病」，『臨床検査』24-11・臨時増刊，1284 ～ 1296 頁
長尾大，1980,「出血傾向」，『小児科』，21-10, 1094 ～ 1097 頁
長尾大，1981,「血友病治療の現段階　家庭療法」，『日本臨床』39-12, 3700 ～ 3706 頁
長尾大，1982,「血友病と類縁疾患」，小林登他編『新小児医学体系　第 23 巻 B 《小児血液病学　Ⅱ》』，中山書店，209 ～ 233 頁
長尾大，1983a,「AIDS－血友病－血液製剤」，『医学のあゆみ』，126-1, 17 ～ 18 頁
長尾大，1983b,「目でみてわかる血友病の出血症状」，『小児看護』，6-7, 769 ～ 776 頁
長尾大，1983c,「血友病の疫学と病態生理」，『小児看護』，6-7, 777 ～ 783 頁
長尾大，1984a,「血友病の家庭治療（自己注射）」，『小児内科』，16-2, 229 ～ 233 頁

陣内一保，1982,「血友病における整形外科治療ならびにリハビリテーション」，『小児外科』，14-6, 749～755頁
陣内一保他，1973,「血友病性膝関節症に対する長下肢装具の応用」，『総合リハビリテーション』，1-8, 829～834頁
陣内一保他，1975,「血友病のリハビリテーション」，『総合リハビリテーション』，3-1, 31～38頁
菅井浩二他，1985,「血友病B型症例に見られた空腸粘膜下出血」，『臨床血液』，26-3, 405～410頁
砂川慶介他，1973,「小児血友病A患者の抜歯について」，『小児科診療』，36-4, 499～503頁
芹沢正見，1984,「後天性免疫不全症候群（Acquired immune deficiency syndrome-AIDS)」，『産婦人科の世界』，36-秋季増刊，183～185頁
高久晃他，1976,「血友病A患児の頭蓋内出血」，『血液と脈管』，7-7, 565～570頁
高瀬俊夫他，1979,「血友病A血尿患者に対する高力価第Ⅷ因子濃縮製剤高単位投与効果」，『小児科診療』，42-11, 1493～1498頁
高瀬俊夫他，1982,「血友病Aおよびvon Willebrand病の虫垂切除術時の止血管理」，『Medical Postgraduates』，20-2, 108～113頁
高田昇他，1983,「血友病」，『綜合臨床』，32-増刊，1321～1325頁
高田三千尋他，1985,「大分県の血友病」，『大分県医学会雑誌』，3-1, 154～159頁
高橋幸博他，1983,「第Ⅷ因子抑制物質発生血友病A患者の頭蓋内出血に対するProplex及びAutoplexの止血効果」，『日本輸血学会雑誌』，29-4, 340～347頁
田川徳治，1971,「診断のすすめ方――紫斑，出血傾向」，『小児科臨床』，24-5, 2287～2301頁
田川徳治他，1969,「血友病A血尿の補充療法」，『奈良医学雑誌』，20, 726～734頁
田口吉孝他，1985,「AIDSウイルス」，『代謝』，22-5, 449～463頁
武富嘉亮他，1985,「血液型同型濃縮製剤を使用し観血的手術を施行した血友病Aの一症例」，『大分県立病院医学雑誌』，14, 172～174頁
竹原和彦，1984,「AIDSの現況」，『皮膚臨床』，26-2, 141～145頁
玉置拓夫他，1969,「血友病性関節症のX線像について」，『小児科診療』，32-6, 749～754頁
田村全他，1963,「血友病A（A. H. G. 欠乏症）の症例」，『小児科臨床』，16-7, 758～761頁
遅塚令二，1985,「加熱処理凝固因子製剤」，『月刊薬事』，27-8, 1577～1579頁
塚田恒安，1968,「血友病Aの出血管理――補充療法」，『日本血液学会雑誌』，31-1, 43～57頁
塚田恒安，1972,「血友病および類縁疾患の補充療法」，『血液と脈管』，3-2, 151～158頁
塚田恒安他，1985,「新潟県における血友病診療の現況」，『新潟医学会雑誌』，99-10, 666～668頁
月本一郎他，1973,「血友病患児のlymphocyte subpopulationと抗Au抗体との関係」，『医学のあゆみ』，84-11, 619～620頁

坂上正道他，1972,「血友病」，『小児科診療』，35-9, 1109 ～ 1117 頁
坂田直美他，1984,「血友病患者における肝障害」，『三重医学』，28, 119 ～ 125 頁
佐久間均一他，1957,「頭蓋内出血により死亡した血友病 A の 1 剖検例」，『臨床小児医学』，5, 371 ～ 374 頁
桜井均，1997,『埋もれたエイズ報告』，三省堂
櫻井よし子，1994,『エイズ犯罪　血友病患者の悲劇』，中公公論社
櫻井よし子他，2001,『薬害エイズ「無罪判決」，どうしてですか？』，中公公論社
桜川信男，1984,「血友病治療薬の経口化」，『綜合臨床』，33-7, 1443 ～ 1444 頁
桜川信男，1985,「血友病の経口化治療」，『臨床血液』，26-7, 1086 ～ 1089 頁
笹川寿之，2010,「HPV ワクチンによる子宮頸癌と撲滅戦略」，『臨床とウイルス』38-3, 179 ～ 187 頁
佐藤千代美他，1982,「血友病における腸腰筋血腫」，『小児外科』，14-6, 741 ～ 747 頁
塩川優一，1985a,「AIDS の診断基準」，『内科』，55-6, 1243 ～ 1245 頁
塩川優一，1985b,「AIDS ── 臨床医のための基礎知識」，『日本医師会雑誌』，94-6, 909 ～ 913 頁
塩川優一，1985c,「後天性免疫不全症候群（AIDS）」，『医学のあゆみ』，135-9, 737 ～ 742 頁
塩川優一，2004,『私の「日本エイズ史」』，日本評論社
塩野隆史，2013,『薬害過失と因果関係の法理』，日本評論社
四家正一郎他，1960,「A. H. G. 欠乏症の 1 例」，『小児科臨床』，13-12, 1316 ～ 1318 頁
四家正一郎他，1968,「歩行障害を主訴とした血友病 A の 1 例」，『臨床血液』，9-5, 619 ～ 622 頁
重戸康雄他，1951,「血友病患児に起つた蜘蛛膜下出血の一例」，『小児科診療』，14, 673 ～ 676 頁
完岡市光，1982,「過去 7 年間観察し得た血友病患者（A 型）5 症例についての臨床経過並びに治療について」，『Medical Postgraduates』20-9, 614 ～ 632 頁
篠沢隆他，1984,「血友病児の治療上の諸問題とサマースクールの意義」，『埼玉医科大学雑誌』，11-4, 387 ～ 391 頁
芝良祐他，1970,「血友病患者での抜歯」，『Medical Postgraduate』，8-3, 126 ～ 130 頁
渋谷温，1979,「Conco-eight による血友病 A 患児の治療経験」，『Medical Postgraduate』，17-6, 362 ～ 363 頁
島田宗明他，1982,「血友病 B 患者の麻酔」，『臨床麻酔』，6-9, 1166 ～ 1168 頁
島袋淳吉，1985,「血友病における家庭輸注療法の経験」，『沖縄医学雑誌』，22-2, 551 ～ 553 頁
島本慈子，1997,『砂時計のなかで』，河出書房新社
清水勉，2001,「専門家の責任 ── 血友病専門医たちの大罪」，櫻井よし子他『薬害エイズ「無罪判決」，どうしてですか？』，中公公論社，166 ～ 220 頁
白川充他，1977,「第Ⅷ因子濃縮製剤 “KOATE” の血友病に対する輸注効果」，『基礎と臨床』，11-10, 3045 ～ 3054 頁
白川茂他，1984,「第Ⅷ因子製剤（抗血友病製剤）」，『臨床と研究』，61-9, 2820 ～ 2827 頁

12, 947 ～ 952 頁
栗村敬，1985,「エイズ（AIDS）ウイルス」,『蛋白質　核酸　酵素』，30-12, 1285 ～ 1289 頁
栗村敬他，1985,「獲得性免疫不全症候群（AIDS）ウイルス」,『日本輸血学会雑誌』，31-3, 223 ～ 229 頁
小出亮，1975,「血友病」,『小児科臨床』，28-12, 1790 頁
厚生労働省，2013a,「予防接種制度について」, http://www.mhlw.go.jp/stf/shingi/2r98520000033079-att/2r985200000330hr_1.pdf（2016 年 7 月 19 日　アクセス）
厚生労働省，2013b,「平成 25 年度第 2 回厚生科学審議会予防接種・ワクチン分科会副反応検討部会議事録」, http://www.mhlw.go.jp/stf/shingi2/0000091965.html（2016 年 4 月 7 日　アクセス）
厚生労働省，2014,「平成 25 年度第 7 回厚生科学審議会予防接種・ワクチン分科会副反応検討部会議事録」, http://www.mhlw.go.jp/stf/shingi2/0000091998.html（2016 年 4 月 7 日　アクセス）
小崎武他，1973,「脳波記録中に意識障害をきたし頭蓋内出血で死亡した血友病 B の 1 剖検例」,『小児科診療』，36-11, 1474 ～ 1478 頁
小島勢二他，1984,「血友病 A 患者における慢性肝機能障害 ── 第Ⅷ因子高単位濃縮製剤導入の影響について」,『臨床血液』，25-1, 31 ～ 36 頁
小島弘敬，1984,「カポジ肉腫と AIDS」,『日本医事新報』，3126, 43 ～ 48 頁
後畠弘他，1971,「血友病 A 患児の頭蓋内出血」,『脳と神経』，23-11, 1423 ～ 1430 頁
小林勲他，1978a,「軽症血友病 A の新しい止血療法に関する研究」,『医学のあゆみ』，104-12, 807 ～ 809 頁
小林勲他，1978b,「軽症血友病 A に対する 1-Deamino-8-D-Arginine Vasopressin の臨床応用」,『臨床血液』，19-12, 1614 ～ 1621 頁
小林勲他，1979,「人血液凝固第Ⅷ因子濃縮製剤 Conco-eight の血友病 A に対する臨床効果」,『Medical Postgraduate』，17-8, 517 ～ 520 頁
小林勲他，1980,「濃縮人第Ⅷ因子製剤コンファクトエイトによる血友病 A の治療効果について」,『基礎と臨床』14-4, 752 ～ 756 頁
小林勲他，1982,「DDAVP の血友病への臨床応用」,『日本血液学会雑誌』，45-5, 975 ～ 986 頁
小林登，1983,「AIDS, 獲得性免疫不全症候群」,『小児科診療』，46-10, 1552 ～ 1553 頁
小林よしのり，1996,『新・ゴーマニズム宣言スペシャル脱正義論』，幻冬舎
斎藤和哉他，1981,「進行胃癌根治手術を施行した血友病 A の 1 例」,『Medical Postgraduates』，19-9, 547 ～ 553 頁
斎藤義一他，1978,「血友病頭蓋内血腫の一治験例」,『Medical Postgraduate』，16-10, 828 ～ 834 頁
財団法人日本公定書協会，2011,『知っておきたい薬害の知識 ── 薬による健康被害を防ぐために』，じほう
酒井晃他，1984,「血友病 A 患者に対する尿管切石術の経験」,『Medical Postgraduates』，22-8, 490 ～ 494 頁

神尾典彦他，1984,「抗血友病製剤輸注患者における免疫異常」，『臨床免疫』，16-7, 584～586頁
神末光隆他，1969,「小児血友病Aの頭蓋内出血の治療」，『奈良医学雑誌』，20, 735～742頁
神谷忠，1980,「血友病ならびに類縁疾患の診断」，『Medical Postgraduates』，18-3, 191～202頁
神谷忠，1984,「血友病の治療－副作用――インヒビター，肝炎，AIDSについて」，『月刊薬事』，26-12, 2545～2549頁
刈米重夫，1985,「他後天性免疫不全症候群（AIDS）を発症した血友病Aについて」，『日本医事新報』，3194, 26～28頁
河崎則之，1977,「血友病性関節症の骨変化――肘関節の骨年齢評価を中心として」，『奈良医学雑誌』，28, 503～515頁
河内護他，1982,「腹部外傷後にイレウスをきたした血友病A患者の手術経験」，『Medical Postgraduates』，20-2, 114～117頁
川名敬，2015,「HPV（子宮頸がん予防）ワクチンの効果と接種の現状，今後」，『日本小児科医会会報』49, 61～66頁
看護技術編集者，1984,「血友病患者の自己注射と包括医療――東京荻窪病院へモフィリアセンター」，『看護技術』，30-16, 4～7頁
神田滋他，1970,「血友病Aの1例」，『小児科診療』，33-1, 67～70頁
菊池白他，1982,「口腔外科手術に対する第Ⅸ因子濃縮製剤プロプレックスの使用経験」，『診療と新薬』，19-11, 3152～3158頁
岸川博隆他，1984,「内視鏡的ポリペクトミー術後に大量下血をきたした血友病Bの治療経験」，『Medical Postgraduates』，22-8, 495～499頁
岸田邦雄他，1984,「小児期血友病A患児に発症した頭蓋内出血4症例について」，『日本小児科学会雑誌』，88-12, 2727～2731頁
木城卓二他，1957,「脊髄麻痺をきたした血友病症例」，『臨床外科』，12-10, 823～826頁
北村晃他，1984,「血友病A患者の抜歯経験」，『九州歯科学会雑誌』，38-4, 743～747頁
北村敬，1985a,「AIDS（後天性免疫欠損症候群）――国際研究会議から」，『日本医事新報』，3189, 27～34頁
北村敬，1985b,「AIDSの病原ウイルス」，『日本臨床』，43-8, 1783～1789頁
北村敬，1996,『HIV感染症の医学』，メディカルレビュー社
草伏村生，1993,『冬の銀河』，不知火書房
橘高英之，1984,「血友病患児の免疫能に関する研究――NK細胞活性の検討を含めて」，『広島大学医学雑誌』，32-5, 905～918頁
木戸友幸，1983,「AIDS――最新の知見」，『medicina』，20-9, 1591～1594頁
木下清二他，1980,「外傷後に脳内血腫をきたした血友病Bの一手術例」，『血液と脈管』，11-4, 605～608頁
工藤雄爾他，1980,「血友病Aの治療成績（頭蓋内出血例を中心として）」，『Medical Postgraduates』，18-7, 525～533頁
久保郁也他，1943,「血友病患者に偶発せる蜘蛛膜下出血の一症例」，『診断と治療』，30-

大野竜三，1983,「Acquired immune deficiency syndrome（AIDS）」，『医学の歩み』，126-7・8, 647 ～ 654 頁
大野竜三，1984,「Acquired immunodeficiency syndrome（AIDS）」，『医学の歩み』，131-13, 890 ～ 894 頁
岡慎一編，2006,『HIV　Q & A　改訂版』，医薬ジャーナル社
緒方完治他，1984,「血友病患者における細胞性免疫異常に関する検討」，『日本輸血学会雑誌』，30-6, 557 ～ 560 頁
岡本博文他，1969a,「血友病 A の 1 例」，『小児科臨床』，22-1, 75 ～ 78 頁
岡本博文他，1969b,「血友病 B（PTC 欠乏症）の 1 例」，『小児科臨床』，22-3, 339 ～ 342 頁
沖野文子他，1985,「血友病患者血清中の抗 HTLV-Ⅲ抗体と AIDS 様症候群」，『医学のあゆみ』，134-8, 565 ～ 566 頁
垣下栄三，1984,「血友病の治療 ── 補充療法」，『月刊薬事』，26-12, 2531 ～ 2536 頁
加来信雄，1976,「血友病」，『Medical Postgraduate』，14-6, 425 ～ 432 頁
笠原英城，2010,「子宮頸がん予防ワクチンサーバリックス」，『調剤と情報』16-6, 759 ～ 763 頁
風間睦美，1972,「血友病患者の管理」，『血液と脈管』，3-2, 159 ～ 166 頁
樫山政宏他，1984,「最近の血友病症例の手術経験」，『関東整形災害外科雑誌』，15-5, 646 ～ 653 頁
片山稔他，1982,「血友病患者の手術 ── 補充療法による大腿切断の 1 例」，『整形外科』，33-7, 769 ～ 775 頁
勝見乙平，1963a,「血友病の止血障碍 ── 特に線溶系との関連において」，『日本血液学会雑誌』，26-7, 788 ～ 797 頁
勝見乙平，1963b,「ITP および血友病の治療に関する新知見について」，『臨床血液』，4-1, 90 ～ 99 頁
加藤良成他，1982,「血友病 A 患者における泌尿器科手術」，『西日本泌尿器科』，44-6, 1477 ～ 1482 頁
金井建郎，1975,「血友病による両下肢機能障害者の一職業更正事例」，『総合リハビリテーション』，3-1, 39 ～ 43 頁
加沼戒三，1998,『薬害エイズ再考 ── 医師から見た薬害エイズの真実』，花伝社
金田敏郎，1970,「血友病に対する Cryoprecipitate 輸注による口腔出血管理について」，『Medical Postgraduate』，8-6, 232 ～ 236 頁
金田敏郎，1980,「血友病ならびに類縁疾患の口腔外科的治療」，『Medical Postgraduates』，18-3, 222 ～ 234 頁
金田敏郎他，1978,「血友疾患における口腔出血管理に関する研究　第 10 報，血友病顎関節出血の 1 例」，『Medical Postgraduate』，16-1, 60 ～ 66 頁
加納正，1983a,「Acquired Immunodeficiency Syndrome（AIDS）」，『臨床免疫』，15-7, 505 ～ 516 頁
加納正，1983b,「Acquired Immunodeficiency Syndrome（AIDS）補遺」，『臨床免疫』，15-11, 843 ～ 851 頁

3-1, 15 ～ 23 頁
井沢淑郎，1983,「包括医療における整形外科的アプローチ」,『小児看護』，6-7, 834 ～ 848 頁
井沢淑郎，1984,「血友病 —— 遺伝と四肢機能障害並びにそのリハビリテーションアプローチ」,『総合リハビリテーション』，12-5, 393 ～ 400 頁
石田吉明他，1993,『そして僕らはエイズになった』，晩聲社
一瀬白帝他，1979,「濃縮第Ⅷ因子投与下で硬膜下血腫剔出に成功した血友病 A の 1 例」,『Medical Postgraduate』，17-8, 509 ～ 516 頁
伊藤正一，1976a,「血友病の病態・診断・治療」,『日本内科学会雑誌』，65-6, 543 ～ 559 頁
伊藤正一，1976b,「血友病における最近の問題点」,『臨床血液』，17-6, 580 ～ 589 頁
伊藤暢生，1983,「世界に広がる AIDS の恐怖」,『科学朝日』，9 月号，60 ～ 62 頁
伊藤豊他，1982,「血友病 A における下腿骨開放性骨折の治療経験」,『整形・災害外科』，25-13, 1995 ～ 1998 頁
稲垣稔他，1983a,「血友病治療における包括医療と心理学的ケア」,『小児看護』，6-7, 849 ～ 856 頁
稲垣稔他，1983b,「血友病児の心理的問題と生活指導 —— 心理学的ケアと慢性疾患の関わり方について」,『小児の精神と神経』，23-3・4, 153 ～ 158 頁
井原章裕，1982,「血友病類似疾患」,『広島医学』，35-11, 1484 ～ 1486 頁
岩井和夫他，1984,「血友病性腸骨偽腫瘍 —— 軽症血友病 A の死亡までの 16 年」,『別冊整形外科』，5, 149 ～ 156 頁
岩垣克己他，1977,「出血性素因」,『小児科』，18-12, 1341 ～ 1348 頁
上田泰，1983,「Acquired Immunodeficiency Syndrome（AIDS）」,『日本臨床』，41-9, 2185 ～ 2190 頁
上田泰，1985,「Acquired Immunodeficiency Syndrome（AIDS）」,『日本臨床』，43- 春季臨時増刊号，1004 ～ 1010 頁
上田一博他，1985,「第Ⅷ因子 Inhibitor 保有血友病 A 患児における頭蓋内出血の止血管理」,『広島医学』，38-2, 127 ～ 131 頁
植田穣，1973,「出血傾向」,『小児科臨床』，26-4, 434 ～ 438 頁
内田立身他，1985,「血友病と AIDS」,『医学のあゆみ』，135-11, 937 ～ 943 頁
宇根岡啓基他，1974,「血友病 A 患児に伴った急性硬膜下血腫の 1 手術治験例」,『小児外科・内科』，6-6, 583 ～ 587 頁
宇野伝治他，1978,「脳出血に対し外科的処置の奏効した血友病 A の 1 例」,『Medical Postgraduate』，16-10, 824 ～ 827 頁
大久保慶二他，1985a,「血友病患者のリンパ球細胞膜抗原の動態」,『日本血液学会雑誌』，48-5, 1221 ～ 1228 頁
大久保慶二他，1985b,「血友病の免疫動態の異常 —— OKT4 ／ OKT8 比とインターフェロンの活性」,『医学のあゆみ』，133-5, 323 ～ 324 頁
大久保慶二他，1985c,「血友病患者のリンパ球細胞膜抗原の *In vitro* Study ——（1）OKT4 抗原の動態について」,『臨床血液』，26-8, 1265 ～ 1271 頁

安部英他，1981,「血友病とその周辺　血友病」，『日本臨床』39-12, 3647 ～ 3656 頁
安部英他，1983,「血友病『自己注射療法』の実際」，『日経メディカル』，4 月号，100 ～ 105 頁
安部英他，1985a,「加熱第Ⅷ因子濃縮製剤（コンコエイト-HT）の臨床試験成績 ―― 加熱第Ⅷ因子の生体内動態と急性副作用ならびに長期多回投与による臨床効果」，『臨床と研究』，62-11, 3729 ～ 3748 頁
安部英他，1985b,「加熱第Ⅷ因子濃縮製剤（CP-8）の多施設血友病 A 患者に対する臨床的効果」，『臨床と研究』，62-11, 3640 ～ 3659 頁
安部英他，1985c,「加熱第Ⅷ因子濃縮製剤，BI8.021 の臨床第 I 相試験」，『診療と新薬』，22-8, 1861 ～ 1888 頁
安部英他，1985d,「加熱第Ⅷ因子濃縮製剤，BI8.021 の臨床評価」，『診療と新薬』，22-8, 1889 ～ 1916 頁
飯塚敦夫，1981,「頭部外傷と頭蓋内出血　a　内科的治療」，吉田邦男他監修『血友病』，全国ヘモフィリア友の会，397 ～ 408 頁
飯塚敦夫，1982,「血友病の治療（補充療法と包括医療）」，『小児外科』，14-6, 733 ～ 740 頁
飯塚敦夫他，1978,「血友病における頭蓋内出血」，『血液と脈管』，9-2, 248 ～ 251 頁
飯塚敦夫他，1985,「血友病患児の退院に向けてのアプローチ」，『臨床看護』，11-2, 274 ～ 286 頁
飯塚哲司，1983,「AIDS」，『看護』，35-11, 92 ～ 93 頁
五十嵐滋他，1985,「新しい中間型第Ⅷ因子製剤『乾燥低フィブリノゲン抗血友病人グロブリン・RCG-5』の調製」，『日本輸血学会雑誌』，31-4, 290 ～ 295 頁
井口晶雄他，1984,「血友病性偽腫瘍に伴う左大腿骨病的骨折の治験例」，『臨床整形外科』，19-9, 1013 ～ 1017 頁
池上信子，1985,「AIDS」，『臨床病理』，33-11, 1230 ～ 1241 頁
池上信子，1986,「AIDS 研究の世界的動向」，『Pharma Medica』，4-5, 15 ～ 20 頁
池田匡一他，1982,「左大腿血腫摘出手術を行った血友病 B の 1 例」，『愛媛医学』，1-3, 260 ～ 266 頁
池田正一，1982,「血友病の歯科治療」，『小児外科』，14-6, 757 ～ 765 頁
池田毅，1969,「小児血友病の症候学的特徴」，『奈良医学雑誌』，20, 671 ～ 705 頁
池田房雄，1985,『白い血液』，潮出版
池田房雄，1996,「薬害エイズの構造」『現代思想』24-6, 181 ～ 191 頁
池松正次郎，1985a,「血友病患者の免疫異常」，『血液と脈管』，16-1, 1 ～ 12 頁
池松正次郎，1985b,「血友病 ―― 血液凝固因子製剤」，『月刊薬事』，27-2, 267 ～ 271 頁
池松正次郎他，1981,「高度濃縮Ⅷ因子製剤長期連用の追跡調査」，『血液と脈管』，12-4, 648 ～ 650 頁
池松正次郎他，1983,「血友病の自己注射療法の実際」，『臨床看護』，9-12, 1828 ～ 1833 頁
池松正次郎他，1984,「血友病 A 患者における OKT4 ／ 8 比の検討（第Ⅱ報）」，『血液と脈管』，15-5, 487 ～ 489 頁
井沢淑郎，1975,「血友病の整形外科的諸問題とその処置」，『総合リハビリテーション』，

文献表

医学関連文献ならびに「薬害エイズ」関連文献

青木忠夫他，1985,「ATL と AIDS」，『臨床免疫』，17-1, 30 ～ 40 頁
赤塚順一，1973,「出血に対する治療」，『小児科診療』，36-10, 1252 ～ 1257 頁
赤塚順一，1985,「血友病」，『治療』，67-1, 135 ～ 140 頁
赤羽太郎，1972,「止血剤の使い方」，『小児外科・内科』，4-10, 1109 ～ 1116 頁
東音高他，1966,「血友病患児の止血管理」，『小児科』，7-7, 674 ～ 683 頁
足立豊彦他，1969,「血友病性関節症の穿刺療法」，『奈良医学雑誌』，20, 743 ～ 754 頁
阿部正昌他，1961,「血友病性脊髄出血の一例について」，『臨床血液』，2-3, 162 ～ 165 頁
安部英，1960,「血友病患者に対する手術」，『医学のあゆみ』，32-9, 504 ～ 508 頁
安部英，1964,「血友病に対する emotional stress の影響」，『医学のあゆみ』，50-8, 319 頁
安部英，1973,「血友病および類似疾患」，『治療』，55-9, 1787 ～ 1794 頁
安部英，1982,「血友病について」，『保健の科学』，1982, 24-11, 763 ～ 766 頁
安部英，1983a,「血友病因子阻害物質生成患者に対する FEIBA（Factor Eight Inhibitor Bypassing Activity）の効果」，『臨床と研究』，60-7, 2331 ～ 2338 頁
安部英，1983b,「AIDS の現状と問題点」，『帝京医学雑誌』，6-4, 339 ～ 345 頁
安部英，1983c,「AIDS（後天性免疫不全症候群）」，『公衆衛生情報』，10 月号，5 ～ 9 頁
安部英，1983d,「血液濃縮製剤治療中の血友病患者における細胞性免疫機能に関する検討」，『血液と脈管』，14-3, 290 ～ 295 頁
安部英，1984a,「AIDS（後天性免疫不全症候群）」，『呼吸』，3-1, 30 ～ 37 頁
安部英，1984b,「AIDS（後天性免疫不全症候群）」，『日本薬剤師会雑誌』，36-1, 33 ～ 41 頁
安部英，1984c,「AIDS ── その後の進展と問題点」，『医学のあゆみ』，129-13, 1084 頁
安部英，1984d,「Autoplex 治療成績 ── 多施設総合評価」，『臨床と研究』，61-2, 672 ～ 685 頁
安部英，1985,「AIDS」，『代謝』，22-5, 眼で見るページ 254
安部英他，1967,「血漿 Cohn 分屑 I の血友病および類似患者に対する輸注効果」，『日本臨床』，25-10, 2381 ～ 2391 頁
安部英他，1972,「プロトロンビン複合体製剤の血友病 B 患者に対する治療効果」，『臨床血液』，13-4, 535 ～ 539 頁
安部英他，1977a,「新しい高単位第Ⅷ因子製剤 Kryobulin の臨床治験」，『現代の診療』，19-11, 1691 ～ 1703 頁
安部英他，1977b,「乾燥濃縮第Ⅷ因子製剤『Hemofil』臨床治験報告」，『現代の診療』，19-12, 1855 ～ 1863 頁
安部英他，1978,「新しい第Ⅷ因子濃縮製剤 Conco-eight の臨床治験」，『基礎と臨床』，12-2, 265 ～ 284 頁

■さ　行

事項索引

人名索引

著者紹介

種田博之（たねだ　ひろゆき）
関西学院大学大学院社会学研究科博士課程後期課程社会学科専攻単位取得退学。博士（社会学）。現在，産業医科大学医学部講師。専門は知識社会学，医療社会学，科学社会学。共著に輸入血液製剤による HIV 感染問題調査研究委員会編『輸入血液製剤による HIV 感染問題調査研究最終報告書　医師と患者のライフストーリー　第 1 分冊　論考編』（2009 年，ネットワーク医療と人権），論文に「証明としての〈粋に生きる〉――ある血友病 HIV 感染者のライフストーリー」『関西学院大学社会学部紀要』第 128 号（2018 年）など。

パラドクスとしての薬害エイズ
医師のエートスと医療進歩の呪縛

初版第 1 刷発行　2019 年 7 月 19 日

著　者　種田博之
発行者　塩浦　暲
発行所　株式会社　新曜社
〒 101-0051　東京都千代田区神田神保町 3-9
電話（03）3264-4973（代）・FAX（03）3239-2958
E-mail：info@shin-yo-sha.co.jp
URL：http://www.shin-yo-sha.co.jp/

印　刷　長野印刷商工（株）
製　本　積信堂

ISBN978-4-7885-1633-5　C3036